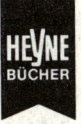

HEYNE
BÜCHER

ESOTERISCHES
WISSEN

Robert Sachs leitete nach seiner Ausbildung zum Sozialpädagogen Arbeitsgruppen für Streßbewältigung und Gesundheitsvorsorge. Seit über zwanzig Jahren studiert er intensiv die Tradition und die Anwendungsmöglichkeiten der tibetischen Medizin. Er hat mit einigen der berühmtesten spirituellen Lehrer und Ärzte zusammengearbeitet, darunter Dr. Lobsang Rapgay. Heute lebt er mit seiner Familie in New Mexico, wo er eine Ayurveda-Praxis führt. Robert Sachs hat bereits mehrere Bücher über die Anwendung und Nutzung fernöstlicher Heilweisen veröffentlicht.

Robert Sachs

Tibetisches Ayurveda

Gesundheit zum Leben

Mit einem Geleitwort von
Lobsang Rapgay

Aus dem Amerikanischen
von Karin Bechtold

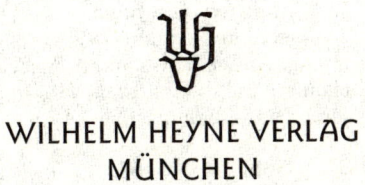

WILHELM HEYNE VERLAG
MÜNCHEN

HEYNE ESOTERISCHES WISSEN
Herausgegeben von Michael Görden
13/9779

Titel der amerikanischen Originalausgabe
Health for Life – Secrets of Tibetan Ayurveda
erschienen bei Clear Light Publishers, Santa Fe, USA

Umwelthinweis:
Dieses Buch wurde auf
chlor- und säurefreiem Papier gedruckt.

INHALT

GELEITWORT

Kenntnisse über die Heilkunde Tibets gelangen derzeit allmählich in den Westen, da nun immer mehr Veröffentlichungen in westlichen Sprachen für Leser zugänglich gemacht werden, die das Tibetische nicht verstehen. Das vorliegende Buch von BOB SACHS stellt einen wichtigen Fortschritt in bezug auf diese Veröffentlichungen dar, nicht nur weil sein Schwerpunkt auf der praktischen Seite der tibetischen Medizin liegt, sondern auch, weil in diesem Buch ebenfalls Aspekte anderer verwandter Wissenschaften Tibets, wie zum Beispiel Yantra-Yoga, der Meditation und der spirituellen Lebensweise, in einer Weise integriert werden, die ein zutreffendes Bild der ganzheitlichen Natur der tibetischen Medizin vermittelt.

Die tibetische Medizin war wahrscheinlich das erste integrierte System alter Heilwissenschaften. Vom siebten bis zum zehnten Jahrhundert luden die tibetischen Könige Ärzte aus Indien, China, Nepal, Persien und Griechenland nach Tibet ein, damit diese Ärzte ihre traditionelle medizinische Wissenschaft den tibetischen Ärzten lehrten, die damals in erster Linie von den schamanischen und ayurvedischen Systemen der Medizin beeinflußt waren. Im elften Jahrhundert hat als Folge der berühmte tibetische Arzt YUTOK YONTEN GONPO die vier Tantras der Heilkunde erstellt, die ersten bedeutenden Texte über tibetische Medizin, die Ayurveda, chinesische Medizin sowie persische und griechische Medizin aus einer buddhistischen philosophischen und psychologischen Perspektive darstellen.

Leider hat sich die tibetische Medizin im letzten Jahrhundert in Wissenschaft und Praxis in erster Linie auf die Kräuterheilkunde und auf einen begrenzten Einsatz der Akupunktur konzentriert und andere Formen der Behandlung, wie zum Beispiel *Pancha Karma*, Änderungen der Lebensweise und Yantra-Yoga, ignoriert. In den letzten Jahren habe ich versucht, diese Aspekte der tibetischen Medizin wiederzubeleben, und Bob Sachs war mir hierbei eine wertvolle Hilfe.

Bob Sachs hat mehrere Jahre lang tibetische Medizin bei mir und bei anderen Ärzten studiert. Aufgrund seiner Kenntnisse und seiner Vertrautheit mit anderen Systemen der medizinischen Wissenschaft, wie zum Beispiel der chinesischen Medizin und der naturheilkundlichen Medizin, geht er in seinem Buch noch ausführlicher auf diese kleineren, aber ebenso wichtigen Bereiche der tibetischen Medizin als zuvor ein. Daher fühle ich mich geehrt, sein Buch über tibetisches Ayurveda vorstellen zu dürfen, und hoffe, daß Bob sich weiterhin mit der für buddhistische Heiler charakteristischen Kraft und Klarheit für die Lehren des Buddha der Heilkunde und die tibetische Medizin einsetzen wird.

Wenn wir in ein neues Zeitalter des Heilens gehen, in dem wir uns nicht nur auf die Ärzte und die Apparatemedizin verlassen dürfen, sondern auch auf unsere eigenen Heilfähigkeiten vertrauen müssen, sollten wir die Beziehung zwischen Geist, Körper und Seele als letztendliche Basis für echtes Heilen immer stärker anerkennen. Dieses Buch bietet einen Weg für die Integration tibetischer Heilungskonzepte in unser tägliches Leben, und zwar nicht nur als Maßnahme gegen Krankheiten, sondern auch zur Förderung unseres allgemeinen Wohlergehens.

Dr. LOBSANG RAPGAY

DANKSAGUNG

Ich bin zahlreichen Autoren östlicher und westlicher Traditionen zu Dank für ihre sorgfältige Arbeit verpflichtet. Die Werke dieser Autoren habe ich in den Literaturhinweisen am Ende des vorliegenden Buchs aufgeführt.

Außerdem habe ich im Laufe der Jahre auch viele Lehrer unterschiedlicher Traditionen kennengelernt, denen ich meinen Dank aussprechen möchte. An erster Stelle stehen hierbei die spirituellen Lehrer, mit denen ich mich am engsten verbunden fühle; mein Dank gilt dem Ehrwürdigen KHENPO KARTHAR RINPOCHE und CHIME RINPOCHE, die mich jahrelang durch Meditationsunterricht und ihren Rat unterstützten. Zusammen mit Khenpo Rinpoche und Chime Rinpoche ist außerdem der Ehrwürdige CHOGYAM TRUNGPA RINPOCHE zu nennen, dessen Shambhala-Unterricht einen großen Einfluß auf meine Meditationen und auf die Achtsamkeit hatte, die ich bei allen Aktivitäten meines Lebens pflege. Weiterhin ist mein lieber Freund, der großartige Lama OLE NYDAHL, zu nennen, der den tibetischen Buddhismus so auf die heutige Zeit anzuwenden wußte, daß er sich auch für westliche Menschen eignet. Diesen vier Lehrern danke ich. Von ihnen stammt das Quellenmaterial für viele der spirituellen Dialoge im ganzen Buch und für die vorgestellten Meditationsübungen und die Erläuterung ihrer Relevanz für das tägliche Leben.

Ich möchte meinem engen Freund und Lehrer, REX LASSALLE, dafür danken, daß er mir ein Vorbild für die Integration von Gesundheitsvorsorgemaßnahmen in das alltägliche Leben war. Seine Kurse in Kampfsport und Shiatsu bereiteten mich für meine Ausbildung bei dem inzwischen verstorbenen Meister des tibetischen Tai-chi, LIU SIONG, vor, dem ich ebenfalls danke. Rex Lassalle hat mir Unterstützung bei dieser Ausbildung gegeben. Er regte mich auch dazu an, Makrobiotik bei MICHIO KUSHI zu lernen, der für mich der Buddha des Essens ist. Meine makrobiotische Ausbildung bei Michio Kushi hat es mir ermöglicht, die Lehren über Ernährung in der tibetischen Medizin zu verstehen und zu modernisieren. Ich möchte Michio auch dafür danken, daß er mich in die Lehren der Neun-Stern-Ki-Astrologie eingeführt hat, ein System, das unter verschiedenen Namen in der japanischen, chinesischen und tibetischen Astrologie zum Ausdruck kommt. Informationen zu diesem System, das im Tibetischen das System der *Mewas* genannt wird, enthält das Kapitel »Meditation und spirituelle Lebensweise«, und das Kapitel »Zeit und Ort« am Schluß des Buchs enthält Informationen darüber, wie und wann diese Aspekte des Systems in das tägliche Leben integriert werden sollen. Ich danke Rex Lassalle auch dafür, daß er mich dazu gebracht hat, mich tiefergehend mit dem Neun-Stern-Ki-System zu befassen.

Von 1981 bis 1986 hatte ich das große Privileg, mit Dr. WALT STOLL vom damaligen Holistic Medical Center in Lexington im US-Bundesstaat Kentucky zusammenzuarbeiten. Als ein hervorragender allopathischer Arzt mit einem tiefen Respekt für natürliche und holistische Therapien war Walt Stoll in der Lage, mir zu zeigen, wie divergierende medizinische Methoden und Philosophien integriert werden können. Walt Stoll ist ein Pionier und ein guter Freund. Ich danke ihm für sein Beispiel, für seine Betreuung, die es mir ermöglicht hat, die Lehren und Methoden des Buddha der Heilkunde zu lernen, und nicht zuletzt für seine nicht nachlassenden Bemühungen, bessere Methoden zum Nutzen seiner Patienten zu finden – auch wenn dies bedeutet, von den derzeit geltenden Konventionen abzuweichen.

Mein Dank gilt auch den verschiedenen Lehrern der tibetischen Medizin, die ich kennengelernt habe: Dr. YESHE DONDEN, dem Ehrwürdigen TROGAWA RINPOCHE, dem Osteopathen TOM DUMMER und insbesondere Dr. LOBSANG RAPGAY. Unter der direkten Führung von Dr. Rapgay habe ich nicht nur Material aus dem *Gyud-Zhi* studiert, sondern bin auch mit anderen Werken tibetischer Lehrer und deren Schüler in Kontakt gekommen; außerdem konnte ich andere Kenntnisse im Bereich der Gesundheit, die ich mir in den Jahren mit Khenpo Karthar Rinpoche und anderen Meistern aneignen konnte, integrieren und Kenntnisse aus einer jahrelangen Ausbildung in alternativer Medizin so umformulieren, daß sie im Rahmen der tibetischen Medizin verwendet werden können. Daher bin ich Dr. Rapgay zu besonderem Dank verpflichtet. Er ist ein ausgezeichneter Lehrer und ein guter Freund.

Vielen Dank und viele »*Namastés*« auch an die Ayurveda-Ärzte VASANT LAD, PAKANJ NARAM und insbesondere an SUNIL JOSHI.

Dr. Joshi hat mein Wissen über die ayurvedischen Entgiftungs- und Verjüngungsmethoden vertieft, die sowohl im indischen als auch im tibetischen Ayurveda bekannt sind, und er inspiriert mich auch weiterhin durch sein Engagement für seine Patienten.

Besonderer Dank gilt auch meiner Lebensgefährtin MELANIE SACHS. Aufgrund ihrer Pionierarbeit und ihrer originellen Denkweise war sie häufig sozusagen der Kapitän, der unseren Kurs steuerte. Ihr Interesse an Ayurveda hat uns an einen Ort gebracht, an dem wir mehr über die praktische Seite der tibetischen Medizin gelernt haben. Ihr theoretisches Wissen ist sehr umfassend, und ihre Arbeit im Bereich der Schönheit und Verjüngung hat Ayurveda im westlichen Bewußtsein auf eine neue Stufe gebracht. Bei diesem Buch hat sie sowohl beratend als auch unterstützend mitgewirkt. Ich danke ihr für ihre Unterstützung als Expertin und als Ehefrau, der ich offen meine Liebe und meine Bewunderung für sie als Partnerin zum Ausdruck bringen möchte. Ich bin stolz darauf, sie als Partner auf unserem Lebensweg begleiten zu dürfen.

Außerdem möchte ich THOMAS BONNER für die Fotografien danken, die die Grundlage für viele der Zeichnungen in diesem Buch sind, sowie PAT HANAWAY für das Durchsehen des ganzen Textes und ihre Vorschläge dafür, grundlegende Begriffe der tibetischen Medizin für die Leser verständlicher zu machen.

Schließlich möchte ich noch darauf hinweisen, daß ich kein Arzt bin und daß die Informationen, die ich in diesem Buch vorgestellt habe, zwar das Ergebnis einer jahrelangen Ausbildung sind, aber nicht mit der Arbeit von jemandem verglichen werden können, der die zehn- bis zwanzigjährige Ausbildung eines tibetischen Arztes absolviert hat.

Dieses Buch ist nur für die Gesundheitsvorsorge gedacht. Methoden zur Gesundheitsvorsorge können zwar in hohem Maße dazu beitragen, Schmerzen und Leiden zu lindern, sie können jedoch die Diagnose und die Behandlung unter der Aufsicht und der Betreuung durch einen kompetenten Arzt oder Heilkundigen irgendeiner Tradition nicht ersetzen. Deshalb möchte ich Sie, meine Leserinnen und Leser, dazu auffordern, die beschriebenen Methoden gegebenenfalls mit Ihrem Arzt oder Heilpraktiker zu besprechen, damit sich ein umfassenderes und nützlicheres Wissen über Gesundheitspflege und Behandlung zum Nutzen aller ergibt.

VORWORT

Mein Interesse für die tibetische Medizin erwachte im Jahre 1972, als ich mich mit tibetischem Buddhismus, das heißt mit Vajrayana-Buddhismus beschäftigte. Aber erst im Jahre 1977 konnten meine Frau Melanie und ich dieses Interesse weiterverfolgen, als wir an einem Kurs über tibetische Medizin unter der Leitung von Dr. TOM DUMMER in London teilnahmen. Außer den Informationen über die Philosophie der tibetischen Medizin gab es kaum übersetztes Material über die alltäglichen Gesundheitspraktiken im System der tibetischen Medizin. Aufgrund meiner Studien anderer medizinischer Traditionen und Kampfkünste des Ostens war ich jedoch überzeugt, daß solche Alltagspraktiken auch im System der tibetischen Medizin vorhanden sein mußten.

Kurz nachdem wir von England wieder zurück in die Vereinigten Staaten umgezogen waren, traf ich den Ehrwürdigen KHENPO KARTHAR RINPOCHE, der Abt von Karma Triyana Dharmachakra in Woodstock im US-Bundesstaat New York war. Khenpo Rinpoche ist ein ausgezeichneter Lehrer mit einem feinen Gespür für das, was über die eigentliche Frage hinaus noch erläutert werden muß, und so beantwortete er alle meine Fragen zur asiatischen Medizin und erklärte gleichzeitig, warum eine bestimmte Frage nicht richtig gestellt war. Dieser Prozeß des Neudefinierens und Verfeinerns setzte sich zwischen Khenpo Rinpoche und mir fünf Jahre lang fort. Wenn ich rückblickend an diese Zeit denke, sehe ich, daß mein Verständnis der Medizin und des Heilens mit großer Feinfühligkeit auf eine tiefere Ebene der Bewußtheit geführt wurde.

Im Jahre 1984 wurde angekündigt, daß Khenpo Rinpoche ein einmonatiges Seminar über die Methoden des Buddha der Heilkunde geben würde. Ich sah dem Seminar mit großer Erwartung entgegen und glaubte, ich könne nun endlich die Antworten auf alle meine Fragen zur tibetischen Medizin bekommen.

Das Seminar lief jedoch ganz anders ab, als ich erwartet hatte. Es gab keine Vorträge über Anatomie oder Physiologie, und es wurde auch kein theoretischer Unterricht über Ernährung, Arzneien oder Medizin abgehalten. Statt dessen erhielt unsere Gruppe eine ausführliche Erklärung der Meditationsübung über den

Buddha der Heilkunde. Tagein und tagaus lernten wir Einzelheiten über Visualisierung und über die Bedeutung der Symbolik. Tagein und tagaus rezitierten wir stundenlang Mantras des Buddha der Heilkunde. Tagein und tagaus formte Khenpo Rinpoche unsere Wahrnehmung der Realität neu, enthüllte uns die erleuchtete Natur aller Aspekte unserer Existenz und führte uns über das hinaus, was wir für möglich hielten. Am Ende des Seminars hatte ich etwas weitaus Wichtigeres gelernt, als ich erwartet hatte, etwas, das sich auf alle meine zukünftigen Studien der Medizin und des Heilens auswirken sollte.

Bei der Meditation über den Buddha der Heilkunde visualisiert man, wie die Lehren dieses Buddha in Form von Farben, Klängen und Eindrücken in einen einströmen. Während man die Visualisierung durchführt und das Mantra rezitiert, kann man ein gesundheitliches Problem für einen selbst oder für jemand anderen betrachten. Alles, was man wissen muß, strömt in gleicher Weise in einen ein.

Wenn man Meditation nach einem spirituellen Weg praktiziert, kommt man an einen Punkt, an dem man weiß, daß die Welt viel größer ist, als man sie normalerweise wahrnimmt. Daher ist ein Sprung im Glauben notwendig. Dieser Sprung soll auf Vertrauen gegründet sein, und zwar sowohl auf das Vertrauen in die Übung als auch auf das Vertrauen in den Lehrer, der einen in die Lage versetzt, die Übung durchführen zu können. Die Visualisierung ist im Kontext des tibetischen Buddhismus nicht nur ein kreatives bildliches Vorstellen oder eine reine Bestätigung dessen, was man sehen möchte. Die Tradition lehrt, daß das, was visualisiert wird, die Realität ist, die wir kennen würden, wenn wir nicht durch unsere vorgefaßten Meinungen geblendet wären.

In diesem Kontext wurde mir seit der Zeit, als ich diese Unterweisungen von Khenpo Karthar Rinpoche erhalten hatte und damit begann, täglich die Übung des Buddha der Heilkunde zu praktizieren, ein kontinuierlicher Strom an Informationen sowohl über indische als auch über tibetische ayurvedische Medizin übermittelt, so daß ich in der Lage war, diese Informationen in mein tägliches Leben zu integrieren. Die Lehrer und die veröffentlichten und unveröffentlichten Quellen, die ich seit damals gefunden habe, haben nicht nur meine Kenntnisse der tibetischen Medizin und Heilkünste vertieft, sondern mir auch zu Erkenntnissen in den früher von mir studierten alternativen und traditionellen medizinischen Verfahren verholfen.

EINLEITUNG

Das vorliegende Buch über *Gesundheitsvorsorge* in der tibetischen Medizin hat zwei Zielsetzungen. In erster Linie soll es – in einer Zeit, in der die Gesundheitspflege ein wichtiges persönliches, gesellschaftliches und politisches Anliegen geworden ist – nützliche Informationen für eine ausgewogene Lebensweise geben, die die Gesundheit fördert und Krankheiten vorbeugt. Die traditionelle tibetische Medizin verfügt über ein umfassenderes Gesundheitsvorsorgesystem als die heutige Schulmedizin oder Alternativmedizin in der westlichen Welt. Die als Voraussetzung für die Förderung der Gesundheit und des persönlichen Wachstums bekannten Faktoren Ernährung, Körpertraining, Entspannung, Umweltbewußtsein, Meditation, Verjüngung und spirituelles Wachstum sind Bestandteile der traditionellen tibetischen Medizin. Außerdem ist die Gesundheitsvorsorge der tibetischen Medizin den heutigen holistischen Gesundheitskonzepten, bei denen es sich um eine Kombination aus Erkenntnissen und Praktiken verschiedener Systeme handelt, dadurch überlegen, daß sie ein in sich geschlossenes System ist, das auf einer einzigen gut formulierten Philosophie basiert. In der tibetischen Medizin ergänzen sich die angewendeten Methoden gegenseitig, und sie basieren auf einer besonderen Philosophie des Lebens und der Gesundheit, bei der das Gleichgewicht als Voraussetzung für ein gesundes, produktives und sinnvolles Leben im Vordergrund steht.

Die zweite Zielsetzung dieses Buchs ist mit der ersten eng verknüpft. Die Vertreter der tibetischen Medizin haben bisher noch nicht vollständig gezeigt, wie sich diese Medizin in die westliche Kultur und in die moderne Welt einfügen könnte. Bedeutende tibetische Ärzte sind in den Westen gekommen, und ihr Austausch mit den Vertretern der westlichen Medizin wurde in medizinischen Fachzeitschriften dokumentiert. Diese Ärzte wurden von Hunderten, wenn nicht sogar Tausenden von Menschen konsultiert, sie haben Diagnosen erstellt und Heilmittel verordnet. Dadurch konnten einige Menschen zwar von dem Rat dieser Ärzte profitieren, sie haben jedoch keine umfassende Unterweisung in den tibetischen Methoden zur täglichen Gesundheitspflege und in richtiger Lebensführung erhalten. Entsprechende Anleitungen sollen nun in diesem Buch gegeben werden. Im Sinne der großen Tradition der tibetischen Medizin werden deren Methoden der Gesundheitsvorsorge in einer für die westliche Leserschaft angepaßten Form vorgestellt. Leser, die sich mit ihrer Lebensweise auseinandersetzen und ihr Leben auf der Grundlage der tibetischen Tradition richtig gestalten möchten, werden in diesem Buch gleichermaßen einfache wie nützliche Anleitungen finden.

Die Informationen dieses Buchs stammen zum größten Teil aus den vier großen Tantras der Heilkunde, dem *Gyud-Zhi*. Dieser Name ist eine Kurzform des Titels, der folgendermaßen übersetzt wird: »Das Ambrosia-Herz-Tantra: Die geheimen mündlichen Lehren der acht Zweige der Heilkunde«.[1] Die wörtliche Übersetzung des Wortes *Tantra* ist »Kontinuität«.[2] Hiermit ist eine Lehre gemeint, die seit dem Zeitpunkt, an dem sie von einer erleuchteten Wesenheit übermittelt wurde, ohne Unterbrechung in einer Linie bis zumindest dem Zeitpunkt weitergegeben wurde, an dem sie »offiziell« in der schriftlichen oder mündlichen Form festgehalten wurde, die seither verwendet wird. In den religiösen historischen Texten Tibets heißt es, daß diese Tantras auf BUDDHA VAIDURYA, den »Buddha des aquamarinen Lichts«, zurückgehen, der sie als erster in einem Paradies mit dem Namen »Tanatuk« vorstellte. In diesem himmlischen Paradies gingen aus dem Buddha der Heilkunde (wie er allgemein genannt wird) zwei Wesen hervor: der Weise YILE KYE und der Weise RIGPE YESHE. Wie bei vielen Lehren des Buddha fand die Übermittlung in Form eines Dialogs statt. Der Weise Yile Kye stellte relevante Fragen, und der Weise Rigpe Yeshe beantwortete sie.[3] Eine Darstellung der historischen Ereignisse enthält TERRY CLIFFORDs Buch *Tibetan Buddhist Medicine and Psychiatry*[4], in dem ausführlich beschrieben ist, wie das *Gyud-Zhi* von Indien nach Tibet gelangte und welchen Einfluß die tibetischen schamanischen und medizinischen Traditionen sowie die Kenntnisse, die entlang der Seidenstraße nach Tibet gelangten, auf die Anwendung und Interpretation der Tantras hatten. Erwähnenswert sind die medizinischen Kongresse, die im achten Jahrhundert von König STRONGTSAN GAMPO abgehalten wurden. Es wurden Ärzte aus Persien, Indien, China und anderen Teilen Asiens eingeladen, um ihre Kenntnisse der Heilkunde auszutauschen. Dieser Wissensaustausch bereicherte die praktische Medizin Tibets, und *Tibet wurde das asiatische Zentrum der holistischen (ganzheitlichen) Medizin.*

Sowohl die religiöse als auch die geschichtliche Schilderung der Entwicklung der tibetischen Medizin bezeugen, daß Umfang und Niveau des Wissens über Anatomie und Physiologie, Diagnose und Behandlung, das im *Gyud-Zhi* weitergegeben wird, auch nach dem Maßstab der westlichen medizinischen Wissenschaft beeindruckend sind. Wichtig für westliche Leser ist es, die vier Ebenen der tibetischen Medizin unterscheiden zu können, die in den Texten des *Gyud-Zhi* erwähnt werden.

Die *erste Ebene* der Medizin beschäftigt sich mit Änderungen in der Lebensweise: Ernährung, Körpertraining, Entspannung, Verhaltensweisen entsprechend der Tageszeit und der Jahreszeit sowie gelegentliche Verhaltensweisen. Es heißt, daß der tibetische Arzt zunächst Veränderungen dieser Art empfiehlt, sofern keine einschneidenderen Maßnahmen erforderlich sind. Dieses Prinzip stimmt weitgehend mit den Prinzipien der modernen ganzheitlichen Medizin überein. Gesundheitsfördernde Veränderungen der Lebensweise tragen bereits in hohem Maße dazu bei, den Körper wieder in ein lebensnotwendiges Gleichgewicht zu bringen, damit er der Krankheit, die ihn befallen hat, nicht mehr als Wirt dient. Westliche Schulmediziner gehen dieses Thema jedoch eher zögerlich an, da eine Änderung der Lebensweise eine mit sozialen und psychologischen Auswirkungen verbundene Änderung der persönlichen Gewohnheiten bedeutet. Dabei müßte der Patient in die Behandlung einbezogen werden. Fragen nach dem Lebensstil des Patienten werden in der westlichen Welt möglicherweise als ein Eindringen in die Privatsphäre des Patienten betrachtet. Wenn die Fragen nach der Lebensweise aber erst gestellt werden, nachdem andere Behandlungsmethoden fehlschlugen, ist die Erkrankung möglicherweise bereits so weit fortgeschritten, daß Änderungen der Lebensweise, die zu einem früheren Zeitpunkt bedeutende Auswirkungen und einen großen Nutzen gehabt hätten, entweder wirkungslos oder sinnlos sind.

Tibetische Heiler betrachten Änderungen der Lebensweise als weniger einschneidende Maßnahmen, da sie nicht mit radikalen Veränderungen der Körperchemie verbunden sind und auch keine Verfahren darstellen, die den Körper selbst verändern, wie dies zum Beispiel bei chirurgischen Eingriffen der Fall ist. Der tibetische Arzt/Heiler schlägt also zuerst Verfahren und Heilmittel vor, die das köperliche und energetische Gleichgewicht des Patienten möglichst wenig stören.

Die *zweite Ebene* der tibetischen Medizin umfaßt die Verwendung von Kräutern und bestimmten medizinischen Zubereitungen, Massagen und Techniken, die den Körper reinigen und verjüngen. In Asien war Tibet als das Land der Heilkräuter bekannt, und tibetische Arzneien waren sehr teuer. Einer der Grundsätze der traditionellen tibetischen Pharmazie ist, daß die verordnete Arznei (in der Regel eine Kräutermischung) nach einer richtigen Diagnose keine Nebenwirkungen haben darf. Massage und verschiedene Methoden zur Körperreinigung, wie zum Beispiel Kräuter-Brechmittel, Klistiere und Abführmittel, werden gemäß der Körperkonstitution und der bestehenden Beschwerden durchgeführt. Die Massage wird als Behandlung der zweiten Ebene betrachtet und stellt eine einschneidendere Maßnahme als Änderungen in der Lebensweise dar, da die Energie der Person, die massiert wird, durch die Berührung verändert wird. Für Tibeter ist es wichtig, daß der Masseur medizinisch und ethisch kompetent ist, damit er durch die Berührung positive Veränderungen bewirken kann.

Die *dritte Ebene* der tibetischen Medizin umfaßt Maßnahmen, die im Hinblick auf die physische Wirkung auf den Körper am einschneidendsten sind. Zu dieser Ebene gehören Akupunktur, Moxibustion (eine Art der Akupunktur, bei der Hitze anstelle von Nadeln an bestimmten Punkten eingesetzt wird), Aderlaß und Chirurgie. Die Tibeter beanspruchen für sich, die Erfinder der Akupunkturmethoden der goldenen Nadel zu sein. Sie gaben diese Behandlungsmethode jedoch auf, während die Chinesen sie fortführten. Chirurgische Methoden – die in tibetischen medizinischen Texten grafisch dargestellt waren – wurden verboten, nachdem ein Mitglied der tibetischen Königsfamilie während einer Operation verstorben war. Von den Methoden der dritten Ebene werden heute nur noch der Aderlaß und die Moxibustion aktiv angewendet.

Die *vierte Ebene* der tibetischen Medizin ist die spirituelle Medizin, bei der der Heiler bestimmte Rituale unter Einbeziehung des Patienten vollzieht. Diese Ebene durchdringt sozusagen alle anderen Ebenen der tibetischen Medizin. Die Patienten werden aufgefordert, über ihren Zustand nachzudenken und ihre Gedanken und Handlungen nach religiösen und ethischen Grundsätzen auszurichten. Hierdurch sollen die negativen Eindrücke des Geistes und die Aktivitäten ausgeschaltet werden, die so häufig die Ursache der Erkankung oder des Ungleichgewichts sind.

In dem vorliegenden Buch beschäftigen wir uns in erster Linie mit den ersten beiden Ebenen der tibetischen Medizin, das heißt mit den Änderungen der Lebensweise, mit Kräuteranwendungen, mit Methoden zur Reinigung und Verjüngung sowie den grundlegenden Prinzipien der Meditation und der spirituellen Übungen, die Teil der vierten Ebene sind.

Zusätzlich zu den Informationen, die aus dem *Gyud-Zhi* stammen, enthält dieses Buch Informationen aus verschiedenen Quellen, die meiner Beurteilung nach alle authentisch sind. Es ist zu berücksichtigen, daß die Medizin- und Heiltraditionen Tibets nicht nur durch die Einführung des *Gyud-Zhi*, durch den einheimischen Bonpo-Schamanismus und den Austausch mit anderen Kulturen beeinflußt wurden. Auch durch das gesellschaftliche und kulturelle Erbe Tibets wurden diese Traditionen in unterschiedlicher Weise geprägt, so daß lokale und regionale Variationen bei den Methoden der Medizin und der Heilmethoden entstanden.

Wichtigste Quelle für alle Elemente der tibetischen Medizin, wie sie heute praktiziert wird, war die angesehene Schule für Medizin, Chakpori, in Lhasa. Außerhalb Lhasas mit seiner weltoffenen Atmosphäre war Tibet jedoch zum größten Teil von wandernden Nomadenstämmen und autarken Bauerndörfern geprägt, die verschiedenen Klöstern angeschlossen waren. Diese Klöster gaben den Menschen nicht nur spirituelle Anregungen, sondern bildeten auch Mönche und Lamas als Ärzte und Heiler für die Bevölkerung aus. Da es nur wenige größere Straßen gab, war das Reisen langwierig und recht gefährlich. Dies führte dazu, daß in den verschiedenen Gegenden das grundlegende Wissen aus den Tantras der Heilkunde zwar gleich war, die Ärzte und Heiler jedoch ein eigenes Verständnis dieser Lehren entwickelten und gemäß den Erfordernissen ihrer Umgebung und den Bedürfnissen der Menschen, denen sie halfen, häufig eigene Methoden erarbeiteten. Demzufolge kann es sein, daß auch heute noch manche Lehrer beispielsweise mit den tibetischen Verjüngungsübungen, mit Tai-chi, *Kum-Nye* oder mit einzelnen speziellen Varianten oder einer unterschiedlichen Umsetzung der gleichen Lehren oder Methoden nicht vertraut sind.

Dr. LEON HAMMER weist in seinem Buch *Dragon Rises, Red Bird Flies* über chinesische Medizin auf die falsche Auffassung hin, alle bekannten und angewendeten Methoden seien Bestandteile eines vereinheitlichten Systems und allen im Bereich der

Medizin und der Heilkunde Tätigen bekannt.[5] Diese falsche Auffassung trifft nicht nur für China, sondern auch für Tibet zu. In
denjenigen Fällen, in denen ich über keine eigenen Erfahrungen
mit einer bestimmten Technik oder Methode verfügte, habe ich
von dem Nutzen berichtet, den andere erfahren haben, indem sie
als tibetisch bezeichnete Methoden anwandten. Die Tibeter vertreten eine pragmatische Einstellung gegenüber dem Leben und
gegenüber Erfahrungen: Sie beurteilen eine Methode danach, ob
sie wirkt oder nicht. In diesem Sinne habe ich Aspekte von meiner Meinung nach relevanten modernen natürlichen Behandlungsmethoden aufgenommen. Aufgrund von Unterschieden in
der Kultur und der Umgebung müssen bestimmte tibetische Heilmethoden ein wenig angepaßt oder »modernisiert« werden. Die
Tradition ist in dem Maße von Bedeutung, in dem sie für das heutige Leben relevant ist. Wenn sich die Zeiten und die Umstände
ändern, müssen sich auch alle Traditionen zwangsläufig so wan-
deln, daß sie in die Gegenwart passen, damit sie von Nutzen sind.
Den Lesern dieses Buchs empfehle ich ebenfalls eine pragmatische
Einstellung: Lesen Sie die Beschreibungen, wenden Sie die dargestellten Methoden an und überprüfen Sie selbst, ob diese Methoden zur Gesundheitsvorsorge für Sie wirksam sind. Dies ist die
richtige Einstellung gegenüber wahrer Gesundheitsvorsorge und
insbesondere gegenüber der tibetischen Medizin und ihren Vor-
sorgemethoden.

Erstes Kapitel

ERMITTLUNG DES EIGENEN KONSTITUTIONSTYPS

Grundlage des tibetischen Ayurveda und der tibetischen Heilmethoden ist das Wissen um unsere Beziehung zu der uns umgebenden Welt. Es besteht keine Trennung zwischen uns und den kosmischen und natürlichen Kräften, die in allem vorhanden sind, das in diesem Universum entsteht. An diese Beziehung möchte uns das tibetische Ayurveda behutsam erinnern. Wenn wir uns nämlich mit den Kräften in und um uns eins fühlen, schaffen wir die optimalen Voraussetzungen für ein gesundes Leben, für die persönliche Transformation und für die Fähigkeit, anderen helfen zu können.

Das tibetische Ayurveda geht gemäß seinen buddhistischen philosophischen Grundlagen davon aus, daß wir mit der Möglichkeit geboren werden, einem Buddha gleich zu sein. Mit Buddha ist in diesem Fall die Buddha-Natur und nicht der Titel gemeint. Wir haben die Möglichkeit, vollkommen erwacht und lebendig zu sein. In Wirklichkeit gleicht unser Körper einem Regenbogen: Er ist transparent und doch zu Leistungen in der Lage, die wir heute nur aus der Geschichte, aus Mythen und aus der religiösen Literatur kennen. Unser Körper erscheint in seiner größten Schönheit nicht lediglich als Hülle, die von Krankheiten befallen wird und dem Zerfall unterliegt, sondern als physische Struktur, die in der Lage ist, das Leben anderer Menschen zu inspirieren und zu berühren. Wir besitzen die Fähigkeit, bei unseren Worten und Taten spontan, direkt und fröhlich zu sein. Unsere tiefe Sehnsucht nach Selbsterfüllung und der Wunsch nach einer besseren Welt für uns und für andere zeugen davon, daß wir diese Fähigkeit wirklich haben. Aus Erzählungen anderer oder aus unserem eigenen Leben kennen wir Menschen, die nicht unter der Last des Lebens und des Daseins auf dieser Welt zu leiden scheinen. Und nicht nur von diesen Vorbildern, sondern auch aus unserem eigenen Leben wissen wir, daß uns und unseren Mitmenschen sehr viel Energie

zufließt, wenn unsere Gefühle eindeutig sind und wir wahrhaftig
reden und handeln.

Unser Körper und unsere Aktivitätspotentiale sind von unserem Geist abhängig. In Wahrheit ist unser Geist leuchtend, klar
und nicht durch Zeit und Raum eingeschränkt. Er ist nicht an
eine bestimmte Größe, Form oder Farbe gebunden. Die Beschränkungen, die wir unserem Geist auferlegen – wie scheinbar unumstößlich oder überzeugend diese auch sein mögen –, sind nur
ephemere Trugbilder. Wenn wir erfahren, wie unser Geist wirklich
arbeitet, erkennen wir, daß alle Gedanken und Gefühle kommen
und gehen, und daß die festen Vorstellungen, die wir von unserem
physischen Körper und von der Welt und den Gegenständen darin
haben, uns daran hindern, die leuchtenden Lichtwesen zu sein, die
wir eigentlich sind. Unabhängig davon, welche Grenzen wir uns
setzen, es gibt immer noch Raum jenseits dieser Grenzen. Dies
bedeutet, daß wir immer noch Raum haben, um zu wachsen, uns
auszudehnen, mehr und mehr von der Welt zu umfassen, bis wir
letztendlich zu der Feststellung gelangen, daß wir in keiner Weise
von unserer Welt getrennt sind. Unser Geist, unser Körper und
unsere Handlungen kommen in ein vollkommenes Gleichgewicht
und in vollkommene Harmonie mit der uns umgebenden Welt.
Und da unsere Wahrnehmung von Illusionen befreit wurde, sehen
wir die Welt in einem neuen Licht. Die Vollkommenheit ist immer
da, wir müssen uns ihrer nur bewußt werden.

Die drei Gifte   Was uns daran hindert, uns dieser Vollkommenheit bewußt zu
sein, ist unsere Blindheit oder die Tatsache, daß wir unsere Potentiale hemmen, indem wir sie mißbrauchen. Fehlgeleitete Gedanken und Taten führen zu all dem Leid, das wir in unserem Leben
erfahren. Die Tantras der Heilkunde lehren, daß unser ganzes
Leid – sei es körperlicher, emotionaler oder geistiger Art – von
dem verursacht wird, was im Buddhismus als die drei Gifte
bezeichnet wird: Verhaftetsein, Aggression und Unwissenheit[1]. Da
wir nicht erleuchtet sind, wissen wir nicht wirklich, was
geschieht. Wir klammern uns an unsere falschen Wahrnehmungen
und sind leicht irritiert und beleidigt, wenn andere uns sagen, daß
unsere Version der Realität vielleicht nicht ganz korrekt sei. Also
reagieren wir in unangemessener Weise, so daß die Verwirrung
noch verstärkt und unser Gefühl der Entfremdung von uns und

anderen aufrechterhalten wird. In diesem Zustand der Entfremdung verlieren wir den Kontakt zu den Naturgesetzen und wählen unbegründete, sogar chaotische Lebensweisen. Diese Entfremdung betrifft sogar grundlegende lebensnotwendige Fähigkeiten, etwa wie man richtig ißt, wie man seinen Körper trainiert, wie man sich entspannt, wie man sich richtig verhält, wie man kommuniziert und dergleichen. Durch die falschen Lebensweisen verstärken wir unsere Verwirrung und deren Ergebnis, so daß unweigerlich geistige und körperliche Erkrankungen entstehen.

Jeder Mensch besitzt eine grundlegende – wenn auch vielleicht sehr vage – Ahnung davon, daß irgend etwas nicht ganz stimmt. Aber da wir unserer Sichtweise verhaftet sind, verleugnen wir möglicherweise dieses instinktive Wissen. Der Grad der Verleugnung dessen, von dem wir in unserem tiefsten Herzen wissen, daß es wahr ist, ist proportional zu dem Ausmaß des Leids und der Krankheit, das wir erfahren werden. Hierbei kann es sich um eine Verleugnung in der Gegenwart oder um noch bestehende Auswirkungen der drei Gifte aus früheren Leben handeln. Wir können den Konsequenzen aus früheren Leben nie ganz entkommen. Sich unserer vom Ego bestimmten Version der Welt bewußt zu werden, Illusionen aufzugeben und die Potentiale anzunehmen, von denen wir nur vage Ahnungen haben, stellt normalerweise den ersten Schritt in unserer Transformation und Heilung auf allen Ebenen dar. Der erste Schritt der Heilung ist also ein spiritueller Schritt. Als Teil der Heilungsreise, die wir unternehmen müssen, um uns unserer Potentiale bewußt zu werden, brauchen wir Methoden, die dazu beitragen, die drei Gifte zu beseitigen.

Wenn wir unser Leben genau betrachten, können wir leicht erkennen, daß jeder von uns die drei Gifte der Unwissenheit, des Verhaftetseins und der Aggression in sich trägt. Aufgrund unserer Erfahrungen und der Art und Weise, wie wir auf diese reagiert haben, werden jedoch ein oder zwei der Gifte in unserer Psyche und unserem Wesen stärker ausgeprägt sein. Manche Menschen werden mehr durch Verhaftetsein, manche mehr durch Aggression und andere wiederum mehr durch Unwissenheit dominiert. Manche werden vielleicht durch eine Kombination aus Unwissenheit und Aggression, manche durch Verhaftetsein und Aggression und andere wiederum durch eine Kombination aus Aggression und Unwissenheit dominiert. Sie dürfen jedoch nicht vergessen, daß jedes der Gifte, unabhängig davon, wie tief es in uns verwurzelt ist, vergänglich ist. Jedes der Gifte kann transformiert werden. Wenn man die Ursache transformiert, von der alle Krankheiten ausgehen, besiegt man in der Tat die Ursache allen Leids. Verhaftetsein kann transformiert werden, so daß der Geist vollständig mitfühlend wird und seine Eigenschaft, leuchtend, klar und grenzenlos zu sein, zum Ausdruck bringt. Aggression kann in freudiges und spontanes richtiges Handeln verwandelt werden. Unwissenheit kann in eine umfassende Bewußtheit transformiert werden, die es uns ermöglicht, unseren Regenbogen-Körper und die regenbogenhafte Natur aller Erscheinungen zu erfahren. Dies sind einige der Potentiale, die sich hinter den drei Giften verbergen.

Die drei »Temperamente« (tibetisch: NYEPAS)

Welches Gift oder welche Gifte vorherrschend sind, bestimmt nicht nur, wie wir hinsichtlich der Wahrnehmung der Welt programmiert sind, sondern auch, wie wir uns fühlen und welche Erwartungen wir darüber haben, wie unser Körper sein sollte und welche Funktion er in der Welt haben sollte. Somit werden wir zu bestimmten Beschwerden stärker neigen als zu anderen. Wenn die drei Gifte sich in körperlichen, psychischen und geistigen Tendenzen ausdrücken, werden sie als *Nyepas* (Aussprache: Naei-Pah) und bei uns am besten mit »Temperamente« bezeichnet. In Sanskrit heißen diese Temperamente *Doshas*. Die Namen der drei Nyepas und die zugehörigen Gifte sind in der folgenden Übersicht aufgeführt.

GIFT:	Verhaftetsein	Aggression	Unwissenheit
NYEPA:	LUNG	TrIPA	BEKAN
Aussprache	(lung)	(tii-pah)	(bei-gahn)
DOSHA:	Vata	Pitta	Kapha

Im tibetischen Ayurveda sind alle kosmischen und natürlichen Kräfte gemäß den drei Nyepas eingeteilt. Die drei Nyepas bilden also das Fundament unserer Existenz, und sie sind in jedem von uns in unterschiedlichen Mengen enthalten. Aufgrund der verschiedenen Anteile der Nyepas in den Menschen hat jeder Mensch eigene einzigartige Eigenschaften. Die Anteile der Nyepas beeinflussen die Statur, den Körperbau, die Neigung zur Gewichtszunahme oder Gewichtsabnahme, die Verdauung, die Form der Augen, der Hände und anderer Körperteile, sie entscheiden, wel-

che Organe leistungsfähig sind und welche eher schwach sind
oder zu Störungen neigen, sie beeinflussen Gefühle und bestimmen, welche Illusionen wahrscheinlich auftreten werden, wenn
wir aus dem Gleichgewicht geraten, und welches der Gifte in
erster Linie bei unserer geistigen Entwicklung und bei unserer täglichen Körperpflege angegangen werden muß, damit unser Wohlbefinden und unser spirituelles Wachstum gefördert werden.[2]

UNSER KONZEPT FÜR DAS WOHLBEFINDEN

Die einzigartige Mischung der Nyepas in jedem Menschen
bestimmt dessen grundlegende Konstitution, die im Tibetischen
als *Rang-Zhin* bezeichnet wird. Der Rang-Zhin entspricht unserem Konzept für dieses Leben. Wenn wir wissen, welche Gifte in
unserer Konstitution vorherrschen, haben wir einen Bezugspunkt,
von dem aus wir eine gesunde Lebensweise aufbauen können, die
uns dabei helfen wird, unsere Lebenskraft effektiv auf wahres
Glück und wahre Erleuchtung auszurichten. Eine eher theoreti-
sche Beschreibung des Systems der drei Nyepas und eine
Erklärung, wie psychische Zustände und die drei Gifte sich auf
unseren Körper und unsere Psyche auswirken, enthalten die
Anhänge 1 und 2.

Im tibetischen Ayurveda werden sieben grundlegende Konstitutionstypen unterschieden. Drei Konstitutionstypen werden jeweils
von einem Nyepa dominiert, drei werden von zwei Nyepas dominiert, und bei einem Konstitutionstyp sind alle drei Nyepas in
vollkommenem Gleichgewicht enthalten. Bei diesem ausgewogenen Konstitutionstyp ist die Bedingung erfüllt, daß alle Gifte
transformiert wurden. Dieser Typ ist die Manifestation eines Heiligen oder eines Buddha.

Dieses Kapitel ist vorwiegend der Ermittlung des Konstitutionstyps durch den Leser gewidmet, daher werden die drei von
einem Nyepa dominierten Konstitutionstypen im folgenden allgemein beschrieben. Diese Beschreibungen sollen den Leserinnen
und Lesern einen Eindruck davon vermitteln, in welcher Weise sie
ihre Eigenschaften insgesamt von einem ganzheitlichen Standpunkt aus betrachten sollen.

LUNG-Typ: Der von LUNG dominierte Konstitutionstyp entsteht durch ein Vorherrschen des Verhaftetseins mit dieser Welt.
Ein Mensch mit diesem Konstitutionstyp hat einen agilen, brillan-

**Die
Konstitution
(tibetisch:
Rang-Zhin)**

ten Geist, der bei Ungleichgewicht unbeständig, sogar entrückt oder obsessiv werden kann. Diese Menschen können unentschlossen und ängstlich sein. Körperlich sind sie dem leptosomen Typ der westlichen physiologischen Einteilung ähnlich. Sie können groß und dünn sein, sie können aber auch sehr klein sein. Auch wenn sie von normaler Statur sind, wird ihr Körper ungleichmäßige Proportionen aufweisen. Möglicherweise erscheinen die Hände, die Füße, der Kiefer, der Rumpf oder die Augen im Verhältnis zum übrigen Körper zu groß oder zu klein. Sie fühlen sich in einer friedlichen Umgebung mit warmem, feuchtem Klima wohl, und in einer kalten, trockenen und chaotischen Umgebung geht es ihnen schlecht. Sie können stark unter windigem Wetter leiden. Sie haben in der Regel dunkles, möglicherweise sprödes Haar, das meist von normaler Dicke ist, und sie neigen von allen Konstitutionstypen am stärksten zu trockener Haut. Typische gesundheitliche Probleme sind Blähbauch, Winde, Verstopfung, Schmerzen, die von einem Körperteil in einen anderen wandern, und eine Tendenz zu Gelenkproblemen und Gelenkschmerzen. Sie neigen von allen Konstitutionstypen am stärksten zu psychischer Unausgeglichenheit. Diese Menschen können sehr viel Energie verbrauchen. Durch ständige Veränderungen und anregende Ereignisse werden sie gestört. Ihr Energieniveau schwankt. Es kann sein, daß es ihnen heute gut geht, sie am nächsten Tag jedoch mit dem Gefühl aufwachen, nicht in der Lage zu sein, überhaupt aufzustehen. Am folgenden Tag geht es ihnen dann wieder gut – und dies alles ohne ersichtlichen Grund.

Wenn sich der LUNG-Konstitutionstyp im Gleichgewicht befindet, ist er einfallsreich, mitfühlend, und seine Gegenwart wirkt auf andere inspirierend.

TrIPA-Typ: Der von TrIPA dominierte Konstitutionstyp entsteht durch ein Vorherrschen von Aggression. Menschen dieses Typs sind kritische Denker und entscheidungsfreudig. Sie möchten wissen, was vor sich geht, können dies jedoch übertreiben, indem sie alles steuern wollen. Sie werden häufig als Persönlichkeit des Typs A eingestuft. Diese Menschen entsprechen am ehesten dem athletischen Typ der westlichen physiologischen Einteilung. Sie sind gut proportioniert, haben häufig helle Haut, helle Augen und blondes, rotes oder frühzeitig ergrautes oder weißes Haar. Sie neigen zu Sommersprossen und sind möglicherweise sehr empfindlich gegenüber hellem Licht. Da sie nicht heißblütig sind, fühlen sie sich in gemäßigtem, kühlerem Klima wohl. Es geht ihnen schlecht bei sehr heißem, feuchtem Wetter, mitunter genießen sie es jedoch, bei starker Hitze zu schwitzen. Diese Menschen neigen meist dazu, alles bis ins Extreme zu treiben. Sie möchten Dinge genau dann tun, wann ihnen selbst danach ist, daher können sie sehr bestimmend sein und sich einer sinnvollen Routine widersetzen. Sie bevorzugen häufig Speisen, die ihnen am wenigsten bekommen, wie zum Beispiel sehr scharfe Gerichte, Kaffee, Alkohol, Fleisch und stark gewürzte Speisen. Der TrIPA-Typ kann große körperliche Belastungen aushalten, aber wenn er zusammenbricht, können große körperliche Schäden entstehen, da er frühe Warnzeichen entweder nicht wahrgenommen oder ignoriert hat. Migräne, Durchfallneigung, Probleme mit den Fortpflanzungsorganen und verschiedene entzündliche Erkrankungen können solche Warnzeichen sein.

Wenn sich der TrIPA-Konstitutionstyp im Gleichgewicht befindet, ist er fröhlich, dynamisch und begeistert andere Menschen.

BEKAN-Typ: Der von BEKAN dominierte Konstitutionstyp entsteht durch ein Vorherrschen von Unwissenheit über diese Welt. Menschen dieses Typs sind langsam, methodisch und gründlich. Wenn sie nicht im Gleichgewicht sind, können sie lustlos und träge werden. Treibt man es mit ihnen zu weit (was nicht leicht der Fall ist, da sie sehr tolerant sind), können sie aufgrund ihrer starken psychischen Energie sehr ärgerlich werden und sehr nachtragend sein. Körperlich gehören sie zum pyknischen Typ – rundliche, stämmige Menschen mit schweren Knochen, dickem Gewebe, großen Augen und einer Art, sich zu bewegen, die den Eindruck entstehen läßt, als seien ihre Gelenke alle gut geschmiert. Diese Personen gleiten nahezu durch den Raum. Somit sind sie der Konstitutionstyp, der die größten körperlichen Belastungen aushalten kann und sich im großen und ganzen durch seine Mitmenschen nicht körperlich bedroht fühlt. Allerdings neigen diese Menschen zu Faulheit, das heißt, daß sie weniger Anregungen oder körperliche Betätigung haben, als sie eigentlich bräuchten. Möglicherweise essen sie gerne Süßes und neigen eindeutig eher zur Gewichtszunahme als andere Konstitutionstypen. Sie nehmen bereits zu, wenn sie das Essen nur ansehen. Bei diesen Menschen können gesundheitliche Probleme entstehen, die durch eine Überlastung des Magens und als Folge durch eine Blockierung des lymphatischen Systems verursacht werden. Übermäßiger Schleim und Katarrhe sind klassische BEKAN-Symptome. Diesen Menschen geht es in Umgebungen gut, die ihnen Anregungen bieten, sich zu bewegen.

Wenn sich der BEKAN-Konstitutionstyp im Gleichgewicht befindet, ist er großzügig, freundlich, tolerant und vermittelt ein Gefühl von Sicherheit.

Diese Beschreibungen sind natürlich stark vereinfachend, sie werden jedoch sicher denjenigen Lesern als Ausgangspunkt dienen, die anhand der Tests in diesem Kapitel genauer herausfinden möchten, welcher Nyepa bei ihnen vorherrscht.

In der tibetischen Medizin ist es für die Festlegung einer Behandlung von Symptomen jeglicher Art von wesentlicher Bedeutung, die Konstitution, das heißt den Rang-Zhin, des Patienten zu kennen. Der holistische Ansatz dieser Medizin bietet verschiedene Ebenen von heilenden Maßnahmen an, abhängig davon, wie akut oder chronisch die betreffenden Symptome sind. Die Rolle eines tibetischen Arztes besteht darin, den Rang-Zhin des Patienten wiederherzustellen, wenn ein Ungleichgewicht besteht und Krankheiten vorhanden sind, und den Zustand eines ausgewogenen Rang-Zhin zu erhalten. Je stärker wir uns an unserem ursprünglichen Konzept orientieren, das heißt, je mehr wir in Übereinstimmung mit unserem Rang-Zhin leben, um so schneller lernen wir uns kennen – was wir verbessern müssen und welche Mittel für uns am wirksamsten sind. Dies ebnet den Weg für die Transformation unserer einschränkenden Realität und für die Freilegung unserer Potentiale, und unsere Bemühungen werden effektiver. Aus diesem Grund wurden die tibetischen Ärzte nicht nur in der Medizin, wie wir sie im Westen verstehen, geschult, sondern mußten sich auch einer spirituellen Ausbildung unterziehen. Der Arzt muß die Sichtweise eines Bodhisattva, eines Heiligen, haben und es als sein Ziel ansehen, Leiden zu lindern und sowohl die Gesundheit als auch gesunde Bedingungen zu fördern, damit der Patient den optimalen Gesundheitszustand erreichen kann: die Erleuchtung.

Bestimmung Ihres Rang-Zhin

Eine zutreffende genaue Bestimmung des Konstituionstyps ist in der tibetischen Medizin eine hohe Kunst und erfordert eine umfangreiche Vorbereitung seitens des Patienten und großes

Können seitens des Arztes.[3] In einem Selbsthilfebuch wie dem vorliegenden kann von den Lesern jedoch nicht erwartet werden, daß sie ihren Konstitutionstyp so gründlich und genau bestimmen. Dennoch liefern die Ergebnisse der Tests eine recht gute Einschätzung, die als Ausgangspunkt dafür dient, die richtige Ernährung, die richtigen Übungen, Methoden der Lebensführung und Kuren auszuwählen, die in diesem Buch empfohlen werden.

Die Informationen in diesem Buch sollten nicht dazu verwendet werden, bestehende Krankheiten zu behandeln. Im Falle einer Erkrankung wenden Sie sich bitte an einen kompetenten Heilkundigen, der tibetisches Ayurveda oder indisches Ayurveda praktiziert, sowie an die zuständigen Ärzte Ihres Gesundheitswesens. Ich habe jedoch festgestellt, daß man bereits durch Änderungen gemäß dem eigenen Rang-Zhin, entsprechend den eigenen Stärken und Schwächen, viele der akuten und chronischen Symptome körperlicher und psychischer Erkrankungen lindern kann. Diese Änderungen können uns auch aus einem Zustand der Abhängigkeit von anderen hinsichtlich unseres Wohlbefindens befreien und zu einem Zustand der Selbstbestimmung führen, in dem wir lernen, biologisch, psychologisch und spirituell mehr Verantwortung für unser Leben und für die Richtung zu übernehmen, die unser Leben nimmt. In diesem Sinne sollten Mediziner und kompetente Heilkundige und spirituelle Lehrer als Verbündete zusammenarbeiten, mit dem Ziel, das Wohlbefinden der Menschen sicherzustellen.

Es ist hilfreich, wenn Sie den folgenden Fragebogen zur Konstitution ausfüllen, während Sie sich relativ gut fühlen. Sie sollten entspannt und in einer Stimmung sein, in der Sie über sich selbst nachdenken, aber nicht mißmutig sind. Versuchen Sie, Ihren Tagesablauf für ein paar Tage möglichst ruhig zu gestalten, das heißt, Sie sollten die üblichen Schlafengeh- und Aufstehzeiten einhalten und die übliche Arbeitsmenge und die üblichen alltäglichen Tätigkeiten verrichten. Da wir westlichen Menschen dazu neigen, Essen als Unterhaltung zu betrachten, müssen wir uns in diesem Bereich vielleicht etwas mehr einschränken: Vermeiden Sie Speisen, die sehr scharf oder stark gewürzt sind; vermeiden Sie übermäßig heiße oder kalte Getränke; nehmen Sie keinen Alkohol zu sich und nehmen Sie keine Drogen. Koffeinhaltige Getränke sollten Sie wie bisher üblich konsumieren, damit es nicht zu Entzugssymptomen kommt. Wenn Sie diese Lebensweise und diese Ernährungsmaßnahmen drei Tage lang angewendet haben, können Sie mit der Selbstdiagnose beginnen.

Die Tests umfassen Fragen aus vier Bereichen und werden einzeln bewertet. Bei einigen der Fragen dieser Tests werden sich im Laufe der Zeit andere Antworten ergeben, bei anderen wiederum nicht. Die Antworten zu den Fragen des Tests über die Statur und die Körpermerkmale werden gleich bleiben, während sich körperliche Symptome und psychische Einstellungen verändern können. Bei dem Test über die körperlichen Symptome sollten Sie sowohl Ihre momentanen Erfahrungen als auch diejenigen Symptome berücksichtigen, die Sie im Laufe Ihres Lebens als Ihre allgemeinen Symptome kennengelernt haben. Die psychologischen Fragen im Test für das tibetische Persönlichkeitsprofil sollten im Abstand von jeweils drei Monaten insgesamt dreimal beantwortet werden. Der Grund hierfür ist, daß sich unsere psychischen Einstellungen und Meinungen über uns selbst abhängig von Faktoren unserer körperlichen Gesundheit und je nach Lebensweise und Streßbedingungen ändern können. Wenn Sie den Test für das tibetische Persönlichkeitsprofil dreimal durchführen, erhalten Sie ein viel genaueres Ergebnis. Dies bedeutet nicht, daß der Test für das tibetische Persönlichkeitsprofil das Gesamtergebnis aus den verschiedenen Tests stark verzerren würde. Die Veränderungen während des Zeitraums von neun Monaten sind nicht so extrem, und beim Addieren der Ergebnisse wird Schwankungen bereits Rechnung getragen, indem manche Tests stärker gewichtet werden. Ihr erstes Ergebnis bei den Diagnosetests wird Ihnen also ein ausreichend genaues Bild Ihrer Konstitution geben, auf dessen Grundlage Sie Änderungen vornehmen können. Wenn Sie die neuen Verhaltensweisen neun Monate lang angewendet haben, werden Sie nach dem erneuten Test feststellen, daß Ihre Antworten zu besseren Ergebnissen führen, so daß Sie Ihrem exakten Konstitutionstyp immer näher kommen.

SO GEHEN SIE BEI DEN VIER TESTS VOR

1. Bei Test 1, »Statur und Körpermerkmale«, und Test 2, »Allgemeine Symptome«, kreuzen Sie alle Merkmale oder Symptome an, die auf Sie zutreffen, und zwar in allen Spalten. Anschließend addieren Sie für jede Spalte die Anzahl der Kreuze.

Bei den einzelnen Tests müssen Sie diese Ergebnisse in der Zeile *Summen* eintragen.

2. Bei Test 3, »Tibetisches Persönlichkeitsprofil«, und Test 4, »Spezifische Symptome«, sind unterschiedliche Antworten möglich. Geben Sie für die einzelnen Eigenschaften oder Symptome die folgenden Zahlen an:

TIBETISCHES PERSÖNLICHKEITSPROFIL
3 = Eigenschaft, die am stärksten auf Sie zutrifft
2 = Eigenschaft, die Sie manchmal aufweisen
1 = Eigenschaft, die Sie selten aufweisen

SPEZIFISCHE SYMPTOME
3 = ständige oder häufige Beschwerden
2 = manchmal auftretende Beschwerden
1 = selten oder nie auftretende Beschwerden

Addieren Sie nach jedem Test für jede einzelne Spalte die angegebenen Zahlen und tragen Sie die Ergebnisse in der Zeile *Summen* ein.

3. Rechnen Sie die Ergebnisse der einzelnen Tests so um, daß das Ergebnis jeder Spalte einen Prozentsatz von 100 ergibt. Das folgende Beispiel soll veranschaulichen, wie die Umrechnung anhand der folgenden Summen für die einzelnen Spalten am Ende von Test 3 vorgenommen wird:
$$95 \quad 75 \quad 45$$
Addieren Sie diese drei Zahlen, so daß Sie eine Gesamtsumme bzw. einen gemeinsamen Nenner erhalten:
$$95 + 75 + 45 = 215$$
Multiplizieren Sie nun die einzelnen Summen mit 100 und dividieren Sie jedes einzelne Ergebnis durch die Gesamtsumme bzw. den Nenner:
$$\frac{9500}{215} \quad \frac{7500}{215} \quad \frac{4500}{215}$$

Tragen Sie die Prozentzahlen unter den Zwischensummen in der Prozentzeile ein.

4. Test 1 und Test 4 bilden bei diesen Berechnungen eine Ausnahme. Nachdem die Prozentsätze für die einzelnen Spalten

bei Test 1 ermittelt wurden, multiplizieren Sie diese Werte mit 2 und tragen die Ergebnisse in der Zeile *Ergebnisse in Prozent* für Test 1 ein. Dieser Test hat die größte Bedeutung für die Bestimmung Ihres Rang-Zhin. Für Test 4 multiplizieren Sie die Prozentsätze für die einzelnen Spalten mit 0,75. Dieser Test zählt nur zu drei Vierteln. Warum dies so ist, erfahren Sie im folgenden Text dieses Kapitels.

5. Nehmen Sie die Zahlen, die Sie in der Zeile *Ergebnisse in Prozent* (mit entsprechender Anpassung der Ergebnisse bei Test 1 und Test 4) für die einzelnen Tests eingetragen haben, und tragen Sie diese Zahlen nach den vier Tests an der Stelle ein, die mit *Addition der Ergebnisse* bezeichnet ist. Wie Sie Ihren speziellen konstitutionellen Mischtyp ermitteln, erfahren Sie in den Erläuterungen, die sich an die Tests anschließen.

TEST 1: STATUR UND KÖRPERMERKMALE

	SPALTE 1 (LUNG)	SPALTE 2 (TrIPA)	SPALTE 3 (BEKAN)
KNOCHENBAU:	( ) leicht (leptosom)	(X) mittel (athletisch)	( ) schwer (pyknisch)
PROPOR-TIONEN:	( ) unregelmäßig (d. h. Hände, Füße, Gesicht, Kiefer oder Augen zu groß oder zu klein)	(X) gleichmäßig (klassisch athletischer Körperbau)	( ) rundlich
GEWICHT:	( ) unterschiedlich (geringes Gewicht oder schwammiges Übergewicht)	(X) mittel	( ) Übergewicht (oder Neigung zu Übergewicht)
AUGEN:			
Größe	( ) klein (oder im Verhältnis zu groß)	(X) mittel	( ) groß (aber nicht unverhältnismäßig)
Aussehen	( ) wechselnd, trüb (herunterhängende Lider)	(X) scharf, glänzend	( ) schön und feucht
Wimpern	( ) spärlich, trocken	( ) spärlich, aber fettig	( ) dick, fettig
Iris	( ) dunkel, graubraun oder schwarz	( ) helle Augen (blau oder grün) mit gelblich rotem Anteil	( ) blaß, blau oder schwarz
Weißes	( ) gerötet, trüb (rote Äderchen)	( ) gerötet (stärker, auch mit Äderchen)	( ) sehr weiß
Sonstiges	( ) hohe Augenbrauen	(X) lichtempfindlich	( ) hervortretende Augen

HAUT:

Textur	( ) rauh	( ) weich	( ) dick
Hauttyp	( ) trocken	( ) leicht fettig	( ) fettig
Temperatur	( ) kühl	( ) warm	( ) kühl/feucht
Farbe	(X) unterschiedlich, braun, schwarz	( ) hell (rosa, gelblich, Sommersprossen, sehr sonnenempfindlich)[1]	( ) blaß, weiß

MUND:

Lippen	( ) dünn (Unterlippe kann größer sein)	(X) gleichmäßig (mittlere Dicke)	( ) breit
Zähne	( ) vorstehend, unterschiedlich groß (zu groß oder zu klein für den Mund), schief	(X) mittelgroß	( ) groß, sehr weiß
Kiefer	( ) zuviel oder zuwenig Spannung im Kiefer	(X) stark, prägnant	( ) stark

Zunge

Farbe	( ) rötlich	(X) gelblich	( ) blaß, nahezu farblos
Tektur	( ) rauh	(X) leicht glitschig	( ) dick, klebrig
Belag	( ) minimal	(X) leichter Belag	( ) starker Belag
Allgemeine Symptome	( ) Punkte am Rand, Linien und Risse auf der Zunge	(X) gelb unter der Zunge, wo Blau sein sollte	( ) allgemein dick und klebrig
Sonstiges	( ) vibriert; evtl. häufiges Schlucken notwendig, damit die Zunge feucht bleibt	(X) morgens entsteht durch die Zunge nach dem Schlucken ein bitterer Geschmack im Mund	( ) dicker Belag am Morgen

HAAR:

Farbe	(X) dunkelbraun, schwarz	( ) blond, rot, frühzeitig grau oder weiß	( ) dunkle oder helle Farbtöne
Fettigkeit	( ) trocken	(X) leicht fettig	( ) stark fettig
Tektur	( ) spröde, wellig	( ) weich, glatt	(X) gewellt
Menge	( ) normal, mittel	( ) schütter, Tendenz zur Glatzenbildung	(X) dick

ZWISCHEN-SUMME   _____   _____   _____

IN PROZENT   _____   _____   _____

(Multiplizieren Sie die Prozentzahlen jeweils mit 2)

GESAMTSUMME   _____   _____   _____

TEST 2: ALLGEMEINE SYMPTOME

Die ersten bei diesem Test erfaßten Symptome müssen eine Zeitlang sorgfältig beobachtet werden. Wenn Sie diesen Symptomen bisher noch keine Beachtung geschenkt haben, so sollten Sie dies während der nächsten Tage tun, während Sie die oben erwähnten Anweisungen für die Lebensführung weiterhin befolgen.

PULS: Die Pulsdiagnose ist eine Kunst, die der tibetische Arzt erst nach jahrelanger Erfahrung beherrscht. Am Handgelenk können Pulstöne festgestellt werden, die Auskunft über die Gesundheit der einzelnen Organe, über die allgemeine Konstitution, unseren momentanen Zustand und unsere Zukunft geben. Der Puls wird sogar für Weissagungen herangezogen. Die Pulsarten werden nach der Ebene der Informationen eingeteilt, die man erhalten möchte: Konstitutionspulse, jahreszeitliche Pulse und Weissagungspulse, wobei bei den letzteren der Ton, die Geschwindigkeit und die Art des Pulses verwendet werden, um die Lebensdauer, bestimmte Beschwerden, die von verschiedenen Ursachen herrühren (Ernährung, Umgebung, Geister), und sogar den Zeitpunkt des Todes zu bestimmen.

Dr. YESHE DONDEN gibt eine präzise Beschreibung dafür, wie der Puls gefühlt werden soll (Sie können den Puls zwar selbst nach dieser Methode fühlen, es ist jedoch hilfreich,

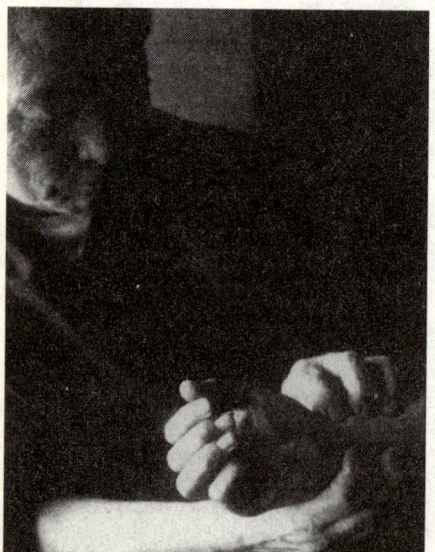

wenn ein Freund oder eine Freundin dies macht, um die von Ihnen ermittelten Ergebnisse zu überprüfen):

Die beste Stelle zum Fühlen des Pulses befindet sich etwas mehr als einen Zentimeter von der Falte am Handgelenk entfernt an der Speichenschlagader (auf der Daumenseite des Handgelenks, an der Vorderseite, nicht an der hinteren Seite des Unterarms). Der Zeigefinger, der Mittelfinger und der Ringfinger (der anderen Hand, falls Sie es selbst machen) werden (behutsam) in einer geraden Linie auf die Speichenschlagader gelegt, und zwar etwas mehr als einen Zentimeter von der Falte des Handgelenks entfernt. Die Finger sollten sich nicht berühren, sie sollten aber auch

Der tibetische Arzt Choje Lama bei der Pulsdiagnose

nicht zu weit voneinander entfernt sein, wobei der richtige Abstand der Breite eines Korns (zum Beispiel eines Reiskorns oder Gerstenkorns) entspricht.[4]

Bei einer vollständigen Pulsdiagnose wird ein leichter veränderlicher Druck angewandt, bei diesem Test werden jedoch alle drei Finger behutsam auf die Speichenschlagader gedrückt. Warten Sie ungefähr 15 Sekunden, bis sich Ihr Puls an den Druck angepaßt hat. Achten Sie anschließend darauf, wie sich der Puls anfühlt. Denken Sie daran, daß Sie hierbei ungefähre Ergebnisse erhalten. Da exakte Konstitutionspulse gemessen werden, während man sich allgemein in einem guten Gesundheitszustand befindet, sollten Sie beachten, daß es für Ihre eigene Messung von Vorteil ist, wenn Sie bei relativ guter Gesundheit sind, wenn Sie den Puls messen. In seinem Buch *Health Through Balance* gibt Dr. Donden eine ausgezeichnete Beschreibung der Bedeutung des Konstitutionspulses, die über die Klassifizierung entsprechend der drei Nyepas noch hinausgeht.[5]

Fühlen Sie den Puls wie beschrieben an beiden Handgelenken.

Wenn Sie glauben, den Puls nicht exakt genug fühlen zu können, überspringen Sie diesen Teil des Tests und beantworten Sie die restlichen Fragen.

PULSART	(LUNG)	(TrIPA)	(BEKAN)
	( ) dick, massig, fühlbar auf der Haut. Bei etwas stärkerem Druck bricht der Puls ab (stoppt), wenn der Druck wieder nachläßt, setzt sich der Pulsschlag wie zuvor fort. Die Anzahl der Pulsschläge ist veränderlich, jedoch eher langsam – 5 bis 6 Schläge pro Atemzyklus. Vibrierend	( ) dünn, schnell und fest. Eher 7 Pulsschläge pro Atemzyklus. Wenn stärker auf die Ader gedrückt wird, ist der Puls weiterhin fühlbar	langsam, schwach fühlbar. Man muß mit den Fingern tiefer hineindrücken, bis man den Puls fühlt. Weniger als 4 Pulsschläge pro Atemzyklus

Manchmal kann es sein, daß Ihr Puls keiner dieser Beschreibungen entspricht. Da bei vielen Menschen mehr als ein Nyepa ausgeprägt ist, ist es sogar sehr wahrscheinlich, daß eher eine der folgenden Beschreibungen auf den Puls zutrifft.

GEMISCHTER PULS	(LUNG/BEKAN)	(LUNG/TrIPA)	(BEKAN/TrIPA)
	( ) tief, lang und langsam, stoppt jedoch bei Druck (kreuzen Sie in diesem Fall die Spalten 1 und 3 an)	( ) an der Oberfläche, schnell und dünn, stoppt jedoch bei Druck (kreuzen Sie in diesem Fall die Spalten 1 und 2 an).	( ) langsam, tief und ein bißchen dick, wird bei stärkerem Druck fester und schlägt weiterhin (kreuzen Sie in diesem Fall die Spalten 2 und 3 an)

URIN:

Für diesen Test wird der Mittelstrahlurin vom ersten Wasserlassen am Morgen untersucht. Der Urin kann zwar auch in einem Nachttopf untersucht werden, besser ist es jedoch, die Probe in ein durchsichtiges Gefäß zu geben, damit sie genauer betrachtet werden kann.

	(LUNG)	(TrIPA)	(BEKAN)
Viskosität	( ) wäßrig	(X) ölig, vielleicht mit Schaum an der Oberfläche	( ) milchig, leicht dick
Temperatur	( ) mäßiger Dampf	(x) dampfend (am heißesten)	( ) minimaler Dampf
Geruch	( ) leicht riechend	( ) stechend	( ) geruchlos
Farbe	( ) bläulichweiße Färbung	( ) rötlich oder dunkles Gelb	( ) farblos
Blasen (Probe schütteln)	( ) große Blasen, die sich auflösen, während kleine Blasen bestehen bleiben	( ) viele kleine Blasen, die fast sofort verschwinden	( ) viele kleine Blasen, die aneinander und an der Wand des Gefäßes hängen und lange bestehen bleiben

SYMPTOME:

Physiologische Vorgänge, bei denen allgemeine Schwächen beobachtet werden:

	(LUNG)	(TrIPA)	(BEKAN)
	( ) neurologische Vorgänge ( ) psychische Vorgänge	( ) endokrine Vorgänge ( ) Gefäße	( ) Verdauung ( ) Körperfluide (d. h. Urin, Sperma, Chylus, Stuhl, Knochenmark)

ORGANE UND BEREICHE, IN DENEN HÄUFIGER SYMPTOME AUFTRETEN:

Betrachten Sie Ihr bisheriges Leben und geben Sie so genau wie möglich die Bereiche aller Symptome an, die in Ihrem Leben vorherrschen oder immer wiederkehren.

(LUNG)	(TrIPA)	(BEKAN)
( ) Nervensystem	( ) Dünndarm	( ) Magen
( ) Herz	( ) Leber	( ) Milz/Pankreas
( ) Lunge	( ) Gallenblase	( ) Nieren
( ) Dickdarm	( ) Venen, Arterien und Kapillaren	( ) Blase
( ) Haut	( ) endokrine Drüsen und Fortpflanzungsorgane	( ) Lunge
( ) Gelenke	( ) sekretorische Organe (Schweißdrüsen, Tränenkanäle)	( ) Lymphe und Lymphknoten

Die allgemeinen Symptome, die Sie beobachten, können über alle drei Spalten verteilt sein. Sie sollten alle Symptome und Organe ankreuzen, bei denen Sie eine Störung oder Krankheit erlebt haben. Hierfür gibt es drei Gründe. Der erste Grund ist, daß die Menschen im Westen meist gemischte Nyepa-Konstitutionstypen sind. Aus spiritueller Sicht könnte man sagen, daß die westlichen Menschen ein breiteres Spektrum an geistigen Giften angehen müssen. Aus einer eher weltlichen Perspektive könnte man sagen, daß viele ethnischen und rassischen Linien im Laufe der Zeit verwischt wurden. Dadurch wurde die Dominanz der Nyepas der jeweiligen Rassen oder Kulturen verändert. Der zweite Grund ist, daß unsere Mobilität dazu geführt hat, daß wir anders essen und in anderen Umgebungen leben als unsere Vorfahren. Der dritte Grund ist, daß bei westlichen Menschen radikalere medizinische Maßnahmen durchgeführt werden, als die Tibeter sie kannten oder erlebt haben. Daher kann es sein, daß unsere Gesundheit insgesamt und unsere Funktionen soweit beeinträchtigt wurden, daß sich unsere Potentiale hinsichtlich unserer Konstitution verändert haben. Aus diesem Grund wird dieser Test nicht doppelt gewertet.

	(LUNG)	(TrIPA)	(BEKAN)
SUMMEN:	_____	_____	_____
ERGEBNISSE IN PROZENT:	_____	_____	_____

TEST 3: TIBETISCHES PERSÖNLICHKEITSPROFIL

Der folgende Test wurde in seiner englischen Form ursprünglich von Dr. LOBSANG RAPGAY vorgestellt. Ich habe ihn sprachlich abgeändert, damit er für westliche Menschen besser verständlich ist. Einige der Fragen waren bereits in den vorausgegangenen Tests enthalten. Sie sind dennoch aufgeführt, damit der Test vollständig ist, und sie sollten beantwortet werden.

Geben Sie die folgenden Zahlen für Ihre Antworten an: **3 = trifft am stärksten auf mich zu, 2 = trifft manchmal auf mich zu, 1 = trifft selten auf mich zu.** *In diesem Test muß in jedem Feld in alle Spalten eine Zahl eingetragen werden.*

Ich habe diesen Test mit Einzelpersonen und Gruppen durchgeführt und dabei die Erfahrung gemacht, daß es bei diesem Test besonders schwierig ist, objektiv zu antworten, und zwar einfach deshalb, weil wir zumeist projizieren bzw. es uns nicht bewußt ist, in welcher Beziehung wir zu unserer Umwelt stehen. Aus diesem Grund möchte ich Sie bitten, in sich zu gehen und ehrlich zu sein und den Test mindestens dreimal durchzuführen, damit Sie das zutreffendste Ergebnis erhalten. Wird der Test für das tibetische Persönlichkeitsprofil mit dieser Einstellung durchgeführt, stellt er ein exaktes und ausgezeichnetes Hilfsmittel dar.

Antworten: 3 = trifft am stärksten auf mich zu, 2 = trifft manchmal auf mich zu, 1 = trifft selten auf mich zu.

(LUNG)	(TrIPA)	(BEKAN)
I. Welcher der folgenden Wesenszüge gilt grundsätzlich für Ihre Persönlichkeit?		
(2) reagiere auf Situationen emotional	(3) reagiere auf Situationen rational	(1) überdenke meine Reaktion auf Situationen gründlich
(2) besitzergreifend, an andere anklammernd	(3) stolz/streberisch	(1) bescheiden
(2) veränderlich/ allgemein gedankenverloren	(3) selbstsüchtig	(1) mich selbst einschränkend/ altruistisch
( ) kann nur schwer direkt sein	( ) fordernd/direkt	( ) offen und bemüht, andere nicht zu verletzen
( ) unberechenbar	(berechenbar	( ) ruhig und passiv
( ) kreativ	( ) erfolgsorientiert	( ) zufrieden damit, wie die Dinge sind

( ) ideenreich   ( ) wenige, aber   ( ) nur wenige
                         gute praktische   Ideen
                         Ideen

**SUMMEN FÜR
DIESEN
ABSCHNITT**   _____   _____   _____

II. In welcher Beziehung stehen Sie zu anderen Menschen?

( ) fühle mich nur   ( ) suche die   ( ) fühle mich am
unter günstigen   Gesellschaft   wohlsten, wenn
Umständen wohl   Gleichgesinnter   ich andere
                                                   glücklich mache

( ) von anderen   ( ) selbständig   ( ) fühle mich
abhängig   (verlasse mich auf   sowohl alleine als
                         mich selbst)   auch in
                                                   Gesellschaft
                                                   anderer wohl

( ) inkonsequent,   ( ) am zuverlässigsten,   ( ) stets
daher   wenn es um die   zuverlässig
unzuverlässig   eigenen Interessen geht
( ) streitsüchtig   ( ) kritisch   ( ) verständnisvoll
                         gegenüber anderen

**SUMMEN FÜR
DIESEN
ABSCHNITT**   _____   _____   _____

III. Welche Einstellung haben Sie zu materiellem Besitz?

( ) ambivalent;   ( ) strebe   ( ) strebe zwar
lege allgemein   materiellen Luxus   keine materiellen
Wert auf Besitz   und Reichtum an   Reichtümer an,
(komfortorientiert)   (machtorientiert)   erlange sie jedoch
                                                   problemlos
                                                   (allgemein
                                                   zufrieden)

**SUMMEN FÜR
DIESEN
ABSCHNITT**   _____   _____   _____

IV. Welche Einstellung haben Sie gegenüber Spiritualität?

( ) sehr wichtig	( ) nicht unbedingt notwendig	( ) wichtig
( ) praktiziere hin und wieder intensiv	( ) sehe keine Notwendigkeit (andere Prioritäten)	( ) praktiziere, jedoch unregelmäßig
( ) schwankender Glaube	( ) falls praktizierend, starker Glaube (eifrig)	( ) fester Glaube

**SUMMEN FÜR
DIESEN
ABSCHNITT**   _____   _____   _____

V. Wie verhalten Sie sich bei Problemen?

( ) suche Rat bei mehreren Menschen und vertraue denen, die am beruhigendsten erscheinen	( ) suche Rat nur bei denen, die ich bewundere	( ) suche keinen Rat
( ) bin pessimistisch und ängstlich	( ) will das Problem sofort lösen (d. h. jetzt gleich)	( ) bin optimistisch, unabhängig davon, ob ich mich mit dem Problem beschäftige oder nicht
( ) beschäftige mich mit vielen Gedanken und Aktivitäten (d.h. lenke mich ab)	( ) arbeite an dem Problem, bis es gelöst ist	( ) zögere die Bearbeitung des Problems in der Hoffnung hinaus, daß es sich von selbst lösen wird
( ) brüte viel über ein Problem	( ) betrachte die Dinge pragmatisch	( ) mache mir gar keine Gedanken über das Problem

**SUMMEN FÜR
DIESEN
ABSCHNITT**   _____   _____   _____

VI. Welche Beziehung haben Sie zu neuen Situationen und neuen Menschen?

( ) bin immer in vielen Situationen mit vielen vorgefaßten Meinungen

( ) ängstlich und voller Befürchtungen

( ) sehr wählerisch, mit eindeutigen, vorgefaßten Meinungen

( ) erwartungsvoll auf eine aggressive Weise (möchte, daß jetzt sofort etwas geschieht)

( ) habe selten mit neuen Situationen oder neuen Menschen zu tun

( ) langsam und ruhig (am Lauf der Dinge kann man nichts ändern)

SUMMEN FÜR DIESEN ABSCHNITT _____ _____ _____

VII. Welche Haltung nehmen Sie gegenüber Situationen in Ihrem Leben ein, die Ihrem Leben einen Sinn/Zweck verleihen?

( ) häufiges Infrage-stellen und Zweifel

( ) impulsiv

( ) Stolz und Zufriedenheit

( ) immer auf der Suche nach neuen Gelegenheiten

( ) zufrieden mit der momentanen Situation

( ) vermeide neue Herausforderungen

SUMMEN FÜR DIESEN ABSCHNITT _____ _____ _____

VIII. Wie reagieren Sie normalerweise auf Belastung?

( ) ängstlich und besorgt
( ) unsicher

( ) aggressiv
( ) wütend

( ) lethargisch
( ) verleugnend (ignoriere die Situation)

( ) besorgt
( ) Stimmung-schwankungen
( ) verspannte Muskeln

( ) reizbar
( ) Mißgunst (gerechte Entrüstung)
( ) Kopfschmerzen

( ) zögerlich
( ) lasse die Dinge auf sich beruhen
( ) Trägheit und Schwere

( ) Hyperventilation
( ) häufiges Seufzen

( ) Übelkeit
( ) Sodbrennen und Magenübersäuerung

( ) Frieren
( ) Gefühl, als ob nichts verdaut würde

SUMMEN FÜR DIESEN ABSCHNITT _____ _____ _____

IX. Welches Maß an Körpertraining/körperlicher Anstrengung bevorzugen Sie?

( ) unterschiedlich, je nach Stimmung	( ) anstrengend, auch bis zur Erschöpfung	( ) minimal
( ) leichtes Körpertraining	( ) leistungs-orientiertes Körper-training und Wett-kampfsportarten	( ) minimale Anstrengung

**SUMMEN FÜR
DIESEN
ABSCHNITT**   _____   _____   _____

X. Wie ist Ihr Schlaf?

( ) leicht und unterbrochen	( ) brauche wenig Schlaf	( ) tief und lange

**SUMMEN FÜR
DIESEN
ABSCHNITT**   _____   _____   _____

XI. Wie ist Ihr Hunger?

( ) plötzlicher quälender Hunger	( ) herzhafter Appetit ohne quälenden Hunger, mag es aber nicht, noch warten zu müssen, wenn ich essen will	( ) esse auch ohne großen Appetit

**SUMMEN FÜR
DIESEN
ABSCHNITT**   _____   _____   _____

XII. Wie erfolgt Ihre Nahrungszufuhr normalerweise?

( ) unterschiedlich	( ) regelmäßig, reglementiert	( ) häufige kleine Mahlzeiten (esse gerne zwischendurch eine Kleinigkeit)

**SUMMEN FÜR
DIESEN
ABSCHNITT**   _____   _____   _____

XIII. Welche Art von Nahrung mögen Sie?

( ) süß und sauer;   ( ) salzig, süß und   ( ) scharf, sauer und
Kraut, Blumenkohl,   scharf; Broccoli,   bitter; Knoblauch,
Milch, Kekse,   Vollkornreis, Eier,   Ingwer, Essig, Miso
Weizen, Joghurt   Bohnen, Pfirsiche

**SUMMEN FÜR
DIESEN
ABSCHNITT** _____   _____   _____

XIV. Wie lange nach dem Essen fühlen Sie sich ein wenig unwohl?

( ) 2 bis 4 Stunden später   ( ) 1/2 bis 2 später   ( ) sofort danach

**SUMMEN FÜR
DIESEN
ABSCHNITT** _____   _____   _____

XV. Fühlen Sie sich in den folgenden Umgebungen unwohl?

( ) große Höhe   ( ) niedrige Höhenlagen, ( ) naß und feucht
und bei Wind   heiß und trocken

**SUMMEN FÜR
DIESEN
ABSCHNITT** _____   _____   _____

XVI. Welcher Bereich Ihres Körpers ist am schwächsten und am anfälligsten für Unwohlsein und Beschwerden?

( ) unterhalb des Nabels,   ( ) zwischen Nabel   ( ) oberhalb des
bis zu den Füßen   und Herz   Herzens

**SUMMEN FÜR
DIESEN
ABSCHNITT** _____   _____   _____

XVII. Wie sprechen Sie normalerweise?

( ) schnell, schrill,   ( ) klar, deutlich,   ( ) langsam und
etwas weitschweifig   etwas zu direkt   monoton

**SUMMEN FÜR
DIESEN
ABSCHNITT** _____   _____   _____

XVIII. Ist Ihr Körperbau eher

( ) dünn und gebeugt   ( ) mittel und muskulös   ( ) groß und schwer

**SUMMEN FÜR
DIESEN
ABSCHNITT** _____   _____   _____

GESAMTERGEBNISSE FÜR ALLE ABSCHNITTE

	(LUNG)	(TrIPA)	(BEKAN)
I.			
II			
III.			
IV.			
V.			
VI.			
VII.			
VIII.			
IX.			
X.			
XI.			
XII.			
XIII.			
XIV.			
XV.			
XVI.			
XVII.			
XVIII.			
SUMMEN			
ERGEBNISSE IN PROZENT			

TEST 4: SPEZIFISCHE SYMPTOME ÜBER LÄNGERE ZEIT

Als die Kulturen und die Völker noch homogen waren und die Ernährungs- und Lebensweisen stärker an die unmittelbare Umgebung angepaßt waren, handelte es sich bei den Krankheitssymptomen der Menschen meist um Anomalien, die auf ungewöhnliche Ereignisse, psychische oder geistige Störungen, eine ausschweifende Lebensweise oder auf Mangelzustände zurückzuführen waren. Daher war es mehr als wahrscheinlich, daß die spezifischen Symptome ziemlich genau mit den Symptomen übereinstimmten, die man für die jeweilige Konstitution erwarten würde.

Heute sind die Bedingungen nicht so einheitlich. Die Kulturen und Nationen vermischen sich. Immer mehr Menschen reisen. Ernährung und Lebensweise beruhen im Westen mehr auf individuellen Vorlieben als auf Notwendigkeit oder Logik. Unser Verbrauch an elektrischer und nuklearer Energie hat zahlreiche unterschiedliche elektromagnetische und radioaktive Reize geschaffen, denen wir ständig ausgesetzt sind. Die Tatsache, daß wir Giftmüll und Chemikalien in der Luft und im Trinkwasser ausgesetzt sind, verschlimmert diese Faktoren noch. Insgesamt kann man sagen, daß unsere Umwelt heute belastender ist als jemals zuvor in der Geschichte der Menschheit.

Laut Vorhersagen des vierten historischen Buddha, SAKYAMUNI, befinden wir uns in einer Zeit, in der die auftretenden Erkrankungen auf eine Unausgewogenheit des LUNG-Nyepa zurückzuführen sind. In einer Zeit, in der auf globaler Ebene umfassende Veränderungen sehr schnell stattfinden, müssen wir uns anpassen können und dürfen nicht unseren gewohnten Denk- und Seinsweisen verhaftet sein. Wie bereits erwähnt, wird LUNG dem Gift des Verhaftetseins zugeordnet. LUNG-Symptome können sogar unsere durch die Konstitution bedingten Tendenzen überlagern. Daher ist der sowohl im indischen als auch im tibetischen Ayurveda geltende Grundsatz durchaus sinnvoll, daß zur Linderung von Leiden und zur Förderung der Gesundheit bei einem selbst oder bei anderen Menschen zuallererst LUNG ausgeglichen werden muß.

Krankheitssymptome sind uns zwar am stärksten bewußt, doch eigentlich sind sie die unzuverlässigsten Hinweise auf unseren Konstitutionstyp. Daher werden die Ergebnisse dieses Tests nur zu drei Vierteln in die Endberechnungen eingehen.

Bei diesem Test sollen nicht nur spezifische Symptome angegeben werden, sondern auch deren Häufigkeit. Deswegen werden Sie gebeten, für jedes Symptom eine Zahl anzugeben. 3 = häufig, 2 = manchmal, 1 = selten. Wenn das betreffende Symptom bei Ihnen nie auftritt, geben Sie an der entsprechenden Stelle keine Zahl an.

TEST 4: SPEZIFISCHE SYMPTOME ÜBER LÄNGERE ZEIT

(LUNG)	(TrIPA)	(BEKAN)
( ) Zittern	( ) trockener Mund	( ) kalte Hände/Füße
( ) Benommenheit und Schwindel	( ) Mundgeruch (bitterer Geschmack)	( ) schwere/schwache Hände oder Füße
( ) verschwommene Sicht, Ohrgeräusche oder Störungen des Geruchssinns	( ) Augen werden rot oder gelblich (Gelbsucht)	( ) Verdauungsstörungen
( ) Extreme Gesprächigkeit	( ) ungutes Gefühl/ Schmerzen im Bereich Leber/Gallenblase	( ) zuviel Schleim
( ) Diffus (wandernde Schmerzen)	( ) Rückenschmerzen (lokalisiert)	( ) Lethargie
( ) Frieren	( ) starker, spezifischer Schmerz, der sich rasch verschlimmert	( ) leichter Schmerz, allmählich einsetzend und eher konstant
( ) Spannungskopfschmerzen	( ) Migräne	( ) Stauungskopfschmerzen
( ) Winde und Blähbauch	( ) Übelkeit	( ) ständiges Völlegefühl
( ) Verstopfung	( ) Durchfall	( ) Erbrechen
( ) Ängste, Delirium	( ) stark riechender Urin	( ) häufiges Aufstoßen
( ) Vergeßlichkeit, Geistesabwesenheit		( ) Gesicht blaß und/oder aufgedunsen
( ) Schlaflosigkeit		
( ) trockenes Gesicht	( ) schmieriges Gesicht	
( ) trockene, gerötete Haut	( ) fettige Haut	( ) feuchte Haut
( ) trockene Zunge	( ) Gefühl der Überhitztheit	( ) Appetitverlust
( ) Herzklopfen	( ) starker Körpergeruch	( ) Verlust des Geschmackssinns

Schmerzen oder Symptome verschlimmern sich:

( ) bei Hunger	( ) während des Essens	( ) nach dem Essen

Momentane Faktoren der Umwelt und des Lebensstils:

( ) leichte, rohe und grobe Speisen	( ) scharfe, würzige Speisen und Genußmittel	( ) schwere, fettige Speisen
( ) viele emotionale Störungen, insbesondere Kummer	( ) heftiges Verhalten oder aggressive Stimmung	( ) feuchte, kühle Umgebung (insbesondere beim Schlafen)

DAS ALTER ALS FAKTOR: Bei den spezifischen Symptomen muß das Alter berücksichtigt werden, insbesondere wenn Sie bemerken, daß manche Symptome mit der Zeit
auffälliger wurden. Unabhängig von dem jeweiligen Rang-Zhin ist BEKAN von der
Kindheit bis zur Pubertät in der Konstitution und in den daraus resultierenden
Beschwerden stärker ausgeprägt. Von der Pubertät bis ungefähr zum Alter von 55 Jahren besteht eine Neigung zu TrIPA und ab 55 zu LUNG. Um die Auswirkung des Alters
auszugleichen, sollte für Kinder bis zur Pubertät 3 Punkte von der Spalte BEKAN abgezogen werden, für Menschen zwischen 13 und 55 Jahren sollten 3 Punkte von der Spalte TrIPA abgezogen werden, und bei Menschen, die über 55 Jahre alt sind, sollten
3 Punkte von der Spalte LUNG abgezogen werden.

SUMMEN   _____   _____   _____
ERGEBNISSE
IN PROZENT   _____   _____   _____

(Multiplizieren Sie die Prozentzahlen mit 0,75 und tragen Sie die Ergebnisse in der folgenden
Zeile ein.)

_____   _____   _____

ADDITION DER ERGEBNISSE

Nehmen Sie die prozentualen Ergebnisse der einzelnen Tests und tragen Sie sie in den entsprechenden Spalten ein:

Staturtest   _____   _____   _____
Persönlich-
keitstest   _____   _____   _____
Allgemeine
Symptome   _____   _____   _____
Spezifische
Symptome   _____   _____   _____

SUMMEN   _____   _____   _____

Dividieren Sie die Summen der einzelnen Spalten durch 4,75.

SUMMEN   (LUNG)   (TrIPA)   (BEKAN)
(nach der
Division)   _____   _____   _____

Diese Endergebnisse sind die Prozentsätze, die Ihre konstitutionelle Mischung darstellen,
das heißt, zu welchen Anteilen LUNG, TrIPA und BEKAN bei Ihnen vorhanden sind.
    Weitere Informationen enthält das Buch *Prakruti* von Dr. ROBERT SVABODA. Seine
Beschreibungen der Konstitutionstypen sind gleichermaßen unterhaltsam wie informativ.

DER KONSTITUTIONSTYP ALS WEGWEISER

Wie bereits erwähnt wurde, ist das Leben einfacher, wenn Sie gemäß Ihrem Konstitutionstyp leben. Wenn Sie beim Essen, Schlafen und in Ihrem Verhalten das berücksichtigen, das Ihnen guttut und ein gesundes Funktionieren fördert, so können Sie zentrierter, entspannter und erfolgreicher sein. Wenn Sie Ihre Mischung der drei Gifte Verhaftetsein (LUNG), Aggression (TrIPA) und Unwissenheit (BEKAN) kennen, werden Sie sich selbst besser kennenlernen und dadurch in der Lage sein, sich mit psychologischen und spirituellen Techniken zu befassen und diese zu praktizieren, um zu einem stärker erwachten Seinszustand zu gelangen.

Wenn der Prozentsatz für eine der Testspalten sehr viel größer ist als der Prozentsatz der anderen Spalten, weist dies auf eine Ein-Nyepa-Konstitution hin (LUNG, TrIPA oder BEKAN), wobei die jeweils anderen Nyepas hinsichtlich der Gesundheit weniger bedeutend sind. Wenn die Prozentsätze in zwei der Spalten der Endergebnisse nahe beieinander liegen, bedeutet dies, daß Sie ein Zwei-Nyepa-Konstitutionstyp sind: LUNG-TrIPA, TrIPA-BEKAN oder LUNG-BEKAN. Die Prozentsätze weichen vielleicht leicht voneinander ab, so daß eine geringfügige Variation entsteht (TrIPA-LUNG, BEKAN-TrIPA oder BEKAN-LUNG). Der siebte Typ ist derjenige, bei dem alle drei NYEPAS im Gleichgewicht sind: LUNG-TrIPA-BEKAN.

Bei den ersten sechs erwähnten Konstitutionstypen sind Unterschiede bei den Symptomen und daher auch bei den empfohlenen Therapien auf die Wechselwirkung zwischen dem weniger dominanten und dem dominanteren Nyepa oder auf die Konkurrenz zwischen zwei dominanten Nyepas zurückzuführen. Für Menschen, bei denen in erster Linie ein Nyepa dominiert, sind die Empfehlungen für diesen Nyepa am hilfreichsten. Für Menschen mit zwei dominanten Nyepas bestehen Kombinationsempfehlungen, die wirksam sind. In bestimmten Zeiten und unter bestimmten Umständen werden die Symptome eines Nyepa stärker vorherrschen. In diesem Fall sind die Empfehlungen zu befolgen, die die Symptome für diesen Nyepa verbessern; anschließend sollten wieder die allgemeinen Empfehlungen berücksichtigt werden. (Ein einfaches Beispiel: Wenn Sie ein LUNG-TrIPA-Typ sind und bei Ihnen TrIPA-Symptome auftreten, befolgen Sie die Empfehlungen zur Verbesserung von TrIPA-Zuständen, bis das Gleichgewicht wiederhergestellt ist.)

Der an letzter Stelle erwähnte Konstitutionstyp, bei dem LUNG, TrIPA und BEKAN gleichermaßen dominant sind, ist selten. Wie bereits erwähnt wurde, ist dies die Konstitution eines Bodhisattva, eines Heiligen. Es heißt, daß ein solches Wesen die drei Gifte Unwissenheit, Verhaftetsein und Aggression besiegt hat. Als Heilige setzen sie in ihrem erwachten Zustand die Elemente nach ihrem Ermessen ein, um das Leid anderer zu lindern.

Wenn wir gesunde und heilende Methoden anwenden, die auf unseren jeweiligen Rang-Zhin zugeschnitten sind, können wir laut dem tibetischen Ayurveda gewiß sein, daß wir die besten Ergebnisse erzielen. Dr. VASANT LAD, einer der bedeutendsten Vertreter des Ayurveda in USA, stellt in seinen Vorträgen über Ayurveda stets die Frage: »Aber für wen?«[6], wenn Vorzüge oder Folgen von verschiedenen Methoden oder Produkten betrachtet werden sollen. Anders ausgedrückt: Was für den einen gut ist, kann für den anderen Gift sein.

Im Einklang mit unserer Konstitution zu leben trägt erheblich dazu bei, unsere alltäglichen Leiden und unsere Verzweiflung zu lindern. Dies bedeutet jedoch nicht, daß wir symptomfrei leben werden oder stets glücklich sein werden. TAI SITU RINPOCHE erinnert uns in seinem Buch *Relative World, Ultimate Mind* daran, daß Medizin zusammen mit anderen Wissenschaften und Methoden wie zum Beispiel Kunst, Astrologie, Geomantie und Sprache dazu dient, unser Leben ausgewogener zu gestalten und uns das Leben zu erleichtern.[7] Durch richtiges Essen, Körpertraining, Entspannungsübungen, die Einnahme von Kräutern oder medizinischen Zubereitungen und durch das Bewußtsein, mit unserer Umwelt verbunden zu sein, schaffen wir einen guten biologischen und psychologischen Zustand, der als Grundlage für unseren Weg hin zum spirituellen Erwachen dient – unabhängig davon, ob wir diesen erst beginnen oder ihn noch vertiefen möchten. Auf unserem Weg werden wir mit Unwissenheit, Aggression und Verhaftetsein konfrontiert und dadurch zwangsläufig Belastungen erleben, die als körperlicher oder emotionaler Schmerz zum Ausdruck kommen werden. Zu diesem Zeitpunkt mag eine Änderung der Lebensweise notwendig sein. Meine Erfahrung hat jedoch gezeigt, daß bei einer konstitutionsgerechten Ernährung und Lebensweise die spirituelle Arbeit, die erforderlich ist, um die auftretenden Gifte zu transformieren, leichter zu bewältigen ist. Man macht nicht den Fehler, daß man Symptome zu ernst nimmt und dadurch kostbare Zeit und Energie ver-

liert. Dieser Ansatz geht auf den großen tibetischen Arzt und Heiligen GAMPOPA zurück. Gampopa war ein hervorragender Arzt und
ein Schüler von Tibets größtem Yogi, MILAREPA. In spirituellen
Retreat-Situationen, das heißt beim Rückzug in die Abgeschiedenheit, erlebte Gampopa häufig, daß Symptome auftraten, von denen
er glaubte, es handle sich um eine körperliche oder geistige Krankheit, die behandelt werden sollte. In diesen Fällen riet ihm Milarepa, sich wieder in die Zurückgezogenheit zu begeben, weiter zu
meditieren und sich keine Sorgen zu machen. Die Symptome gingen
zwangsläufig vorüber, und Gampopa konnte sehen, daß es sich bei
den Symptomen nur um den somatischen oder emotionalen Ausdruck der drei Gifte handelte. Dies bedeutet natürlich nicht, daß
wir unsere Symptome und Krankheitszustände ignorieren sollten.
Aber es weist auf eine Einstellung hin, die meiner Meinung nach
wichtig ist, damit wir den Stürmen des Lebens gewachsen sind.

Wir sollten die Änderungen, die wir zur Linderung unserer alltäglichen körperlichen oder emotionalen Schmerzen vornehmen,
als ein Mittel zur Vorbereitung auf die tiefergehende Arbeit
betrachten, die erforderlich ist, damit wir erwachen und das sein
können, was uns von Geburt an zusteht: die Buddha-Natur. Wenn
wir diese tieferen spirituellen Dimensionen unseres Wesens nicht
wertschätzen und uns nur auf die Bemühungen um Heilung konzentrieren, damit der Schmerz aufhört, werden wir uns zwar vielleicht vorübergehend besser fühlen, vielleicht sogar so lange, bis
wir in einem »ansehnlichen« hohen Alter sterben werden. Aber
wir werden uns nicht in einer Weise bemüht haben, die die Ursache unseres Leidens – unser menschliches Dilemma – in einer
bedeutenden oder dauerhaften Weise durchbrechen wird. Aus diesem Grund sind die letzten Kapitel des vorliegenden Buchs der
Meditation und der spirituellen Übung gewidmet. Für diejenigen
Leser, die bereits einen spirituell ausgerichteten Lebensstil pflegen,
werden die in diesem Buch enthaltenen Empfehlungen für den
Körper ein größeres Bewußtsein der Einheit von Geist, Körper
und Seele schaffen.

Meine große Hoffnung ist, daß Sie durch die Empfehlungen in
diesem Buch nicht nur Ihr Wohlbefinden verbessern können, sondern Ihre neugefundene Energie auf Ziele konzentrieren und richten werden, die Ihnen und Ihren Mitmenschen dauerhaft Frieden
und Freude bringen.

Zweites Kapitel
ERNÄHRUNG

In Tibet heißt es, daß die erste Krankheit, die jemals registriert wurde, die Verdauungsstörung war. Das Heilmittel hierfür war warmes Wasser. Somit wurde ein kausaler Zusammenhang zwischen der Gesundheit und unserer Nahrung hergestellt.

Die richtige Ernährungsweise gehört zur ersten Ebene der tibetischen Medizin, die – wie bereits in der Einleitung dargelegt – Änderungen in der Lebensweise zum Inhalt hat. Diese Änderungen werden als am wenigsten einschneidend betrachtet und daher zuerst oder – bei einer Erkrankung, die einschneidendere Maßnahmen erfordert – zusätzlich zu anderen Behandlungsmethoden empfohlen. Die Betonung der richtigen Lebensweise erinnert die Menschen daran, daß sie hinsichtlich Krankheiten selbst auch Verantwortung tragen.

Obwohl der Ernährung in unserer Kultur heute mehr Aufmerksamkeit geschenkt wird als früher, ist die Bedeutung der richtigen Ernährung für die Gesunderhaltung den meisten Menschen nicht vollständig bekannt. Zumeist wird in der modernen klinischen Ernährungslehre das Modell der »vier Grundnahrungsmittelgruppen« und ein modernes medizinisches Modell verwendet, bei dem die Nahrungsmittel nach ihrer biochemischen Zusammensetzung beurteilt werden. Im Mittelpunkt stehen die aktiven Inhaltsstoffe, wie zum Beispiel Vitamine und Mineralien, und die spezifischen Wirkungen, die diese Substanzen auf den Körper haben. Die Modelle der alternativen Medizin, die auf dem herkömmlichen biochemischen Wissen beruhen und gleichzeitig die Vorzüge von vollwertiger, weniger stark verarbeiteter Nahrung in den Vordergrund stellen, sind inzwischen stärker anerkannt und haben sich auf die Methoden der Schulmedizin ausgewirkt. Dennoch stellen die Ernährungsempfehlungen der Schulmedizin und auch der alternativen Medizin im großen und ganzen einen zu stark vereinfachten Ansatz dar: »Brokkoli ist gut.« »Was Sie brauchen, sind Vollkornreis und mehr Ballaststoffe.« »Eier enthalten Cholesterin, sind also tabu.« Was diesem Ansatz fehlt, ist ein Verständnis für konstitutionelle Unterschiede und deren Auswirkungen auf Gesundheit und Krankheit. So werden in der ayurvedischen Tradition beispielsweise mehr als ein Dutzend Formen von Arthritis unterschieden. Je nach Gleichgewicht der Nyepas, das zu der Erkrankung geführt hat, und je nach dem Rang-Zhin des Patienten werden unterschiedliche Nahrung, Arzneimittel und Therapien empfohlen.

In den frühen Jahren der Medizin in der westlichen Welt, als die Allopathie ein jüngerer Bruder der Naturheilkunde und der Homöopathie war, bestand vielleicht noch ein Verständnis für diese Unterschiede, und das Diktum »Eure Nahrung soll Eure Medizin sein, und Eure Medizin Eure Nahrung« wurde in dieser Zeit noch ernstgenommen. Damals war die westliche Kultur noch ländlicher, das heißt stärker von der Landwirtschaft geprägt. Als immer mehr Menschen in den Städten lebten und wir den Kontakt zu unserer natürlichen Umwelt verloren, verloren wir auch den Respekt für die Elemente, deren Teil wir sind. Durch diese Entfremdung hat die Allopathie eine nahezu unangefochtene Machtstellung erlangt. Da wir den Kontakt zu unserer natürlichen Umwelt, zu den Rhythmen des Lebens und der Bedeutung von Ernährung und von bestimmten Verhaltensweisen im Alltag verloren haben, betrachten wir Beschwerden wie Erkältungen und Grippe als Unannehmlichkeiten in unserem hektischen Leben. Die Natur wird zum Feind, und die Allopathie ist der Held, der durch den Einsatz von Antibiotika, Antihistaminika usw. die Natur in Schach hält, damit sie ihr rechtmäßiges Territorium nicht einnehmen kann. Ironischerweise triumphiert die Natur letztendlich, da unsere Symptomatik immer komplexer und schwerwiegender wird. Chronische degenerative Krankheiten sind das Kennzeichen der modernen Industriegesellschaft. Dies führt unvermeidlich zu einer Kostenexplosion im Gesundheitswesen, da immer schwerere Eingriffe nötig sind und die Konvaleszenz einen längeren Zeitraum in Anspruch nimmt. Wir denken zwar, daß die Lebenserwartung in der heutigen Zeit aufgrund besserer medizinischer Versorgung gestiegen sei, aber dies ist ein Märchen. Verbesserungen bei der Hygiene haben weitaus größere Auswirkungen auf die Gesundheit gehabt als die moderne Medizin.[1] Außerdem wurde die Säuglingssterblichkeit gesenkt, was sich in einer höheren durchschnittlichen Lebenserwartung niederschlägt. Gleichzeitig haben wir weniger gesunde Achtzig- und Neunzigjährige; die Senioren der heutigen Zeit sind zum großen Teil gebrechlicher als in der Vergangenheit. Vielleicht haben wir dies zu schnell als normal akzeptiert.

Die Grundidee der tibetischen Medizin und der alternativen Gesundheitsmethoden der heutigen Zeit ist die Verantwortung des Einzelnen. Diese Verantwortung sollte nicht als eine Belastung betrachtet werden. Verantwortlich zu sein bedeutet auch, fähig zu sein, zu reagieren, aufmerksam zu sein und sich darüber Gedanken zu machen, was im eigenen Leben in Ordnung ist und was nicht.

Die richtige Ernährungsweise bietet sich hierbei als ein Bereich an, in dem mit Veränderungen begonnen werden sollte. Warum? Da das Auswählen, Zubereiten und Essen der Nahrung Vorgänge sind, die wir jeden Tag durchführen, stellen sie wichtige Faktoren für das Funktionieren unseres Körpers dar. Demzufolge ist eine gute Ernährungsweise die erste Maßnahme der Gesundheitsvorsorge, die wir anwenden können.

Für die richtige Ernährungsweise sind mehrere Faktoren von Bedeutung:

1. Ihr jeweiliger Rang-Zhin, das heißt Ihr Konstitutionstyp
2. Ihr derzeitiger Gesundheitszustand
3. Ihre Tätigkeit (körperliche Arbeit, sitzende Tätigkeit)
4. Umgebungsfaktoren

Diese grundlegenden Aspekte müssen berücksichtigt werden, wenn die Art der Nahrung, die Qualität der Nahrung und Nahrungsmittelkombinationen gewählt werden sowie Zeitpunkt und Art und Weise des Essens bestimmt werden.

Im folgenden werden Leitlinien für grundlegende Überlegungen und für Ernährungsweisen mit Ernährungsempfehlungen für die sechs Konstitutionstypen gegeben. Im Anschluß an diese Leitlinien wird näher auf die Faktoren eingegangen, von denen abhängt, ob diese Ernährungsweisen für Sie geeignet sind.

GESCHMACKSRICHTUNGEN

Das Leben bietet mehr Geschmacksrichtungen als nur süß und salzig. Im Ayurveda wie auch allgemein in der asiatischen Heilkunde werden fünf Geschmacksrichtungen unterschieden: süß, sauer, scharf, bitter und salzig. Wenn ein Nahrungsmittel zu keiner dieser fünf Geschmacksrichtungen gerechnet werden kann, wird es als herb (zusammenziehend) betrachtet.

Die Geschmacksrichtungen wirken sich auf die Nyepas aus. Sie führen zu einer unterschiedlichen Ernährung der Organe. Daher

sind bestimmte Geschmacksrichtungen bei den Ernährungsempfehlungen für die einzelnen Rang-Zhins und bei spezifischen Organ-
störungen besonders wichtig. Die folgende Übersicht zeigt, welche
Geschmacksrichtungen den einzelnen Nyepas zugeordnet werden.

**EMPFOHLENE GESCHMACKSRICHTUNGEN (in der Rei-
henfolge, in der sie bevorzugt werden sollten):**

> **LUNG** – süß, salzig, sauer, scharf
> **TrIPA** – bitter, süß, herb
> **BEKAN** – scharf, sauer, salzig

Menschen mit einem Nyepa-Mischtyp müssen diese Angaben entsprechend den jeweils bestehenden Krankheitssymptomen
berücksichtigen. Wenn beispielsweise ein LUNG-TrIPA-Typ
TrIPA-Symptome aufweist, sollte er den Schwerpunkt auf die
Geschmacksrichtungen für TrIPA legen.

Die Nahrungsmittellisten, die weiter hinten in diesem Kapitel
folgen, sind zwar sehr umfassend, Sie können Ihren Speiseplan
jedoch erweitern, wenn Sie sich bei der Wahl von Nahrungsmitteln für Ihren Rang-Zhin, die nicht in den Listen aufgeführt sind,
an die empfohlenen Geschmacksrichtungen halten.

NAHRUNGSMENGEN

Mit der Nahrungsmenge ist hier das Volumen gemeint. Generell
sollte die Menge an fester Nahrung, die Sie zu sich nehmen, die
Hälfte Ihres Magens füllen. Wenn Sie Ihre Hände so aneinander-

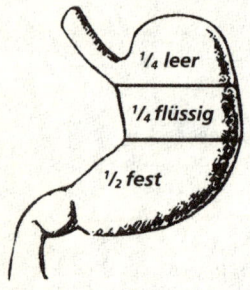

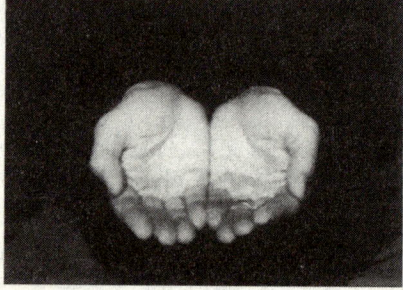

halten, daß sie eine Schüssel bilden, erhalten Sie eine Vorstellung davon, wie groß diese Menge ist: Die Menge an Nahrung, die in Ihre Hände passen würde, ist die Menge an fester Nahrung, die Sie zu sich nehmen sollten.

Ein Viertel des Magenvolumens sollte zur Aufnahme von Flüssigkeit dienen, und ein Viertel sollte leer sein. Dieser leere Raum dient dazu, daß die Nahrung leichter vermischt werden kann und dadurch effizienter im Stoffwechsel umgesetzt wird. Wenn der leere Raum weniger als ein Viertel des Magenvolumens ausmacht, kann es sein, daß die Nahrung verdirbt und dadurch ein Übergewicht an BEKAN in Form von übermäßigem Schleim entsteht.

Die Mengen bestimmter Nahrungsmittel, die Sie zu sich nehmen sollten, richten sich danach, wo Sie leben und welche Arten von Nahrungsmitteln in Ihrer Region vorhanden sind:

1. Nahrungsmittel aus feuchten oder humiden Regionen (Küstenregionen und tropische Regionen), wie zum Beispiel Meeresfrüchte sowie Obst und Gemüse mit hohem Wassergehalt, sind meist schwer verdaulich und stauen sich beim Verdauungsvorgang, wenn zuviel davon gegessen wird.

2. Gemüse, Obst und Fleisch von hochgelegenen und trockenen Regionen sind leicht und warm und können daher in größeren Mengen gegessen werden.

ERNÄHRUNG GEMÄSS DEN JAHRESZEITEN

Während des Sommers sollten die oben beschriebenen Anweisungen strikt eingehalten werden, während im Winter mehr Hitze zur Verfügung steht und mehr verbrannt werden kann, da sich die Poren schließen und Wärme gespeichert wird. Daher können Sie im Winter herzhafter essen. Kapitel 14 des Ambrosia-Herz-Tantra befaßt sich mit empfohlenen Änderungen in der Ernährung bei Jahreszeitenwechseln. Diese Empfehlungen basieren auf den Geschmacksrichtungen, mit denen Stärke und Kraft während der gesamten Zeit gefördert werden:

Es kann zusammengefaßt werden, daß während der Regenzeit und des Winters warme Speisen und Getränke empfohlen werden, während im Frühjahr grobe (Nahrung) und im Frühsommer und im Herbst kühle (Speisen) vorteilhaft sind. Während der Regen-

zeit und des Winters sollten die (Nahrungsmittel der) ersten drei
Geschmacksrichtungen (sauer, salzig und süß) gegessen werden;
im Frühjahr sind die letzten drei Geschmacksrichtungen (bitter,
scharf und herb) zu verwenden; und im Herbst sollten süße, bit-
tere und herbe (Nahrungsmittel) gegessen werden.[2]

Die üblichen Empfehlungen der makrobiotischen Ernährung sind
zwar nicht so ausführlich, stimmen aber mit der tibetischen Medizin insofern überein, als Sie diejenigen Nahrungsmittel essen sollten, die in der jeweiligen Jahreszeit in Ihrer Klimaregion wachsen.
Inzwischen sind mehrere Bücher über makrobiotische Ernährung
erschienen; sie werden zusätzlich zu den Büchern über tibetische
Medizin und Ernährung empfohlen.

DAS KAUEN

LINO STANCHICH, ein international anerkannter Berater für
makrobiotische Ernährung, hat ein hervorragendes Buch mit dem
Titel *The Power Eating Program* geschrieben, in dem er auf die
Bedeutung des Kauens bei den Ernährungsgewohnheiten eingeht.
    Das Kauen wirkt sich in unterschiedlicher Weise auf unseren
Stoffwechsel und die richtige Nutzung der Nahrung aus.
Zunächst trägt die im Speichel enthaltene Amylase im Mund dazu
bei, daß die Stärke im Getreide, im Gemüse und im Obst in Ein-
fachzucker gespalten wird. Hierdurch kann die in den Kohlenhydraten enthaltene Energie effizienter genutzt werden. Außerdem
können der Magen und der Dünndarm sich dadurch auf den
Eiweißstoffwechsel konzentrieren, und werden nicht mit der Verdauung der Stärke belastet. Ferner bewirkt das Kauen, daß sich
die Knochen des Schädels stärker bewegen. Die Schläfenlappen
des Schädels machen eine Pumpbewegung, während sich die Kiefer rhythmisch auf und ab bewegen. Dies hat eine positive Wirkung auf den Hypothalamus, so daß das endokrine Gleichgewicht
verbessert und das Nervensystem gestärkt wird.
    Stanchich empfiehlt, jeden Bissen mindestens 75mal zu kauen,
oder besser sogar 150mal. Dies gilt insbesondere für schwache
oder kranke Menschen. Die beim Vorgang des Kauens ver-
brauchte Energie verhindert, daß der Körper Wärme und Energie
im Verdauungstrakt verliert, und trägt dadurch zum Erhalt und
der effizienten Nutzung der Stoffwechselhitze bei, die im Tibeti-

schen *Pho thut* und in Sanskrit *Agni* genannt wird. Darüber hinaus verlangsamt das Kauen den Eßvorgang, so daß das Essen eher zu einem Vorgang der bewußten Nahrungsaufnahme wird und nicht als etwas betrachtet wird, das in der Hektik des Alltags schnell zwischendurch gemacht werden muß.[3]

AUSWAHL UND ZUBEREITUNG DER NAHRUNGSMITTEL

Kochen ist Alchimie. Dabei nimmt man die Elemente, die sich in der Natur in Form von Nahrungsmitteln anbieten, und schafft durch Auswahl, Zubereitung und Kochmethoden bestimmte Geschmacksrichtungen und Beschaffenheiten, die sowohl köstlich für den Gaumen als auch stärkend für den Körper sein können.

Wenn Sie das Kochen gemäß den Konstitutionstypen erlernen möchten, so ist hierfür insbesondere das ayurvedische Kochbuch von AMADEA MORNINGSTAR empfehlenswert (deutschsprachige Ausgabe im Windpferd Verlag erschienen). Die nützlichsten Bücher hinsichtlich Nahrungsmittelqualität und -auswahl, Zubereitungs- und Kochmethoden stammen von Makrobiotikautoren, wie zum Beispiel ANNEMARIE COLBIN und REBECCA WOOD – um zwei hervorragende Autorinnen zu nennen. Die im folgenden dargelegten Anleitungen für die Ernährungsweise sind effektiver, wenn Sie Anweisungen und Inspirationen aus den genannten Büchern übernehmen.

Bisher gibt es kaum Bücher über tibetische Kochkunst. Und bei vielen Menschen, die mit Tibetern in Kontakt kommen, besteht der Eindruck, daß die Menschen in Tibet nur *Tsampa* (geröstete Gerste), Fleisch, Käse und tibetischen Tee zu sich nähmen. Diese Nahrungsmittel stellen zwar für viele Menschen tatsächlich die übliche Kost dar, sie entsprechen jedoch nicht der Küche der Privilegierten oder der Vielfalt der Nahrungsmittel und Zubereitungsmethoden, die in den Tantras der Heilkunde erwähnt werden. Eine weitere Frage zur tibetischen Ernährung, die viele Menschen stellen, ist, warum in Tibet soviel Fleisch gegessen wird, obwohl die tibetische Kultur den Buddhismus übernahm. Die Antwort kann man von den geographischen Gegebenheiten Tibets entsprechend einer makrobiotischen Perspektive ableiten.

In diesem trockenen Gebirgsklima gab es nur sehr wenige Gemüseprodukte, lediglich einige Getreide, wie zum Beispiel Gerste und Weizen. Außerdem stellt der Verzehr von Nahrungsmitteln tierischen Ursprungs, wie zum Beispiel Milchprodukte und Fleisch, in einem Klima, in dem der Körper derart extremen Naturkräften ausgesetzt ist, eine Möglichkeit dar, den Körper gegenüber den Einflüssen der Umgebung zu isolieren. Leider waren sich die Tibeter, die als Flüchtlinge in ein weniger rauhes Klima kamen, nicht über dieses makrobiotische Prinzip im klaren. Diese Flüchtlinge haben die Kost unverändert beibehalten, die sie auch in Tibet zu sich nahmen, so daß vermehrt Verdauungs-, Kreislauf- und Atemprobleme auftraten. Die Ernährungsempfehlungen in der tibetischen medizinischen Literatur enthalten auch Elemente aus der chinesischen und der indischen Küche, und derzeit kommt die ayurvedische Küche, wie sie in der westlichen Welt eingeführt wird, der tibetischen Küche am nächsten.

Bei der Auswahl von Nahrungsmitteln sollten Sie wenn möglich in Naturkostläden oder bei örtlichen Erzeugern einkaufen, damit Sie die beste Qualität erhalten. Viele der unten aufgeführten Gewürze und Kräuter können Sie in normalen Supermärkten finden. Alle anderen Zutaten, die ungewöhnlich oder nicht bekannt sind, finden Sie wahrscheinlich in einem Geschäft, das auf asiatische Lebensmittel spezialisiert ist. Außerdem können Sie einige spezielle Produkte bei den Quellen beziehen, die am Ende dieses Buchs im Adressenteil aufgeführt sind.

NAHRUNGSMITTELEMPFEHLUNGEN FÜR DIE SECHS KONSTITUTIONSTYPEN

Ernährungsweise für den LUNG-Konstitutionstyp

ART DER NAHRUNG: Da die körperliche Stärke bei den LUNG-Typen unterschiedlich ist und sich auch häufig ändern kann, brauchen diese Typen eine Kost, die sowohl *wärmend* als auch *nahrhaft* ist. Die Kost sollte reich an komplexen Kohlenhydraten und Proteinen sein. Kalte und rohe Nahrung sollte auf ein Mindestmaß reduziert werden.

ESSENSZEITEN: Das Frühstück sollte möglichst in der Morgendämmerung eingenommen werden, und es sollte reichhaltig und herzhaft sein. Das Mittagessen sollte leicht sein, vielleicht eine

Suppe oder ein leichtes Nudelgericht. Das Abendessen sollte möglichst in der Abenddämmerung eingenommen werden, und es sollte nahrhaft und eiweißreich sein. Wichtig ist, daß die Mahlzeiten möglichst immer zur gleichen Zeit eingenommen werden.

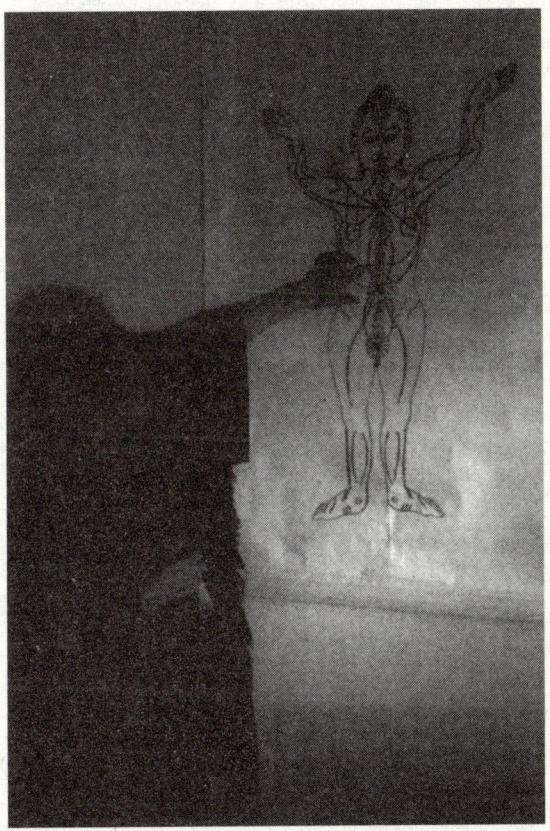

Ein tibetischer Arzt, der eine Zeichnung erklärt, auf der Chakras und der Energiefluß dargestellt sind.

Foto ©Marica Keegan

EMPFOHLEN	GELEGENTLICH	NICHT EMPFOHLEN

GETREIDE (ungefähr 50 Prozent der Kost)

EMPFOHLEN	GELEGENTLICH	NICHT EMPFOHLEN
Amaranth	Mais	Buchweizen
gekochte Hafer-		normaler weißer Reis
flocken		trockene Haferflocken (zum
Gerste		Beispiel Müsli)
Hirse		Weißbrot
Naturreis		
Quinoa		
weißer Basmati-Reis		
Weizen		

EIWEISS (ungefähr 20 Prozent der Kost)
Hülsenfrüchte:

EMPFOHLEN	GELEGENTLICH	NICHT EMPFOHLEN
Anasazi-Bohnen	keine	chinesische rote Bohnen
Azuki-Bohnen		getrocknete Erbsen
braune Linsen		rote Linsen
Garbanzo-Bohnen		
Kidney-Bohnen		
Lima-Bohnen		
Mungo-Bohnen		
Pinto-Bohnen		
schwarze Bohnen		
Sojabohnen		
Tempeh		
Tofu		

TIERISCHE NAHRUNGSMITTEL

EMPFOHLEN	GELEGENTLICH	NICHT EMPFOHLEN
Eier	Ente	Schwein
Fisch (alle Sorten)	frische Butter	Ziege
Geflügel (alle Sorten)	frische Kuhmilch	
gereifte Butter	frisches Dörrfleisch	
(ungesalzen)		
gereiftes Ghee	Hammel	
Käse	Joghurt	
Molke	Kaninchen	
	Rind	

NÜSSE UND SAMEN

EMPFOHLEN	GELEGENTLICH	NICHT EMPFOHLEN
Cashew-Kerne	Eßkastanie	keine
Kürbiskerne	Haselnüsse	
Leinsamen	Mandeln	
Sesamsamen	Kokoßnuß	
Sonnenblumenkerne		
Walnüsse		

EMPFOHLEN	GELEGENTLICH	NICHT EMPFOHLEN
GEMÜSE (nur gekocht)		
Angelikawurzel	Aubergine	Blattsalat (roh)
Artischocke	Blattsalat	Bok Choy
Broccoli	grüner Paprika	Klette
Cilantro	Grünkohl	Kohl (roh, allgemein)
Erbsen	Ingwer	Löwenzahnblätter
Karotten	Pastinaken	
Kartoffeln	Pilze	
Meeresgemüse	Rosenkohl	
Pfeilwurz	Rote Bete	
Rotkohl	scharfer Paprika	
Spinat	Senfblätter	
Süßkartoffeln	Speiserüben	
Tomaten		
Winterkürbis		
Zuckermais		
Zwiebeln		
OBST (Zimmertemperatur oder gekocht)		
Ananas	Birne	Aprikose
Apfel	Erdbeere	Dörrobst
Banane	Heidelbeere	Granatapfel
Grapefruit	Kirsche	Honigmelone
Mango	Pfirsich	Preiselbeere
Orange	Pflaume	Wassermelone
Papaya	Weintrauben	Zitrone
ÖLE, FETTE, SALZE UND WÜRZMITTEL		
Erdnußöl	Maisöl	Senföl
gereifte Butter	Saffloröl	
Ghee	Sonnenblumenöl	
Ingwerbutter		
Knoblauchbutter		
Miso		
Olivenöl		
Salz (Meersalz,		
Steinsalz, rotes		
und schwarzes Salz)		
Sesamöl		
Tamari		
Umeboshi		

EMPFOHLEN	GELEGENTLICH	NICHT EMPFOHLEN
GETRÄNKE		
Kuhmilch	Wein	Kaffee
warmes Wasser		kaltes Wasser
würzige, warme Tees		Schwarztee
(zum Beispiel Ingwertee)		Spirituosen
KRÄUTER UND GEWÜRZE		
Angelika	Koriander	weißer Zucker
Anis	Peperoni	
Aquilaria	Pippali	
Asafoetida	Shitavari	
Bockshornkleesamen		
Brennessel		
Fenchel		
Gewürznelken		
Ingwer		
Jaguri, Ghur		
Kardamom		
Knoblauch		
Kreuzkümmel		
Muskat		
Rohzucker		
Salomonssiegel		
Terminalia chebula		
Zimt, Zwiebel		

Ernährungsweise für den TrIPA-Konstitutionstyp

ART DER NAHRUNG: TrIPA-Typen sollten generell eine Kost bevorzugen, die kühlend wirkt und etwas milder ist als die für LUNG oder BEKAN. Von den sechs verschiedenen Rang-Zhin-Typen ist der TrIPA-Typ derjenige, der das größte Verlangen nach Nahrungsmitteln und Getränken mit intensivem Geschmack hat, wie zum Beispiel nach Kaffee, Chili, scharfen Gewürzen, fettem Fleisch und Alkohol – was in der Regel die Gesundheitsprobleme dieses Typs jedoch verschlimmert. Der Schwerpunkt sollte auf einfachen Kohlenhydraten liegen, und je nach Jahreszeit und Tageszeit sollte die Kost auch einige rohe Nahrungsmittel umfassen. Menschen dieses Typs haben die größten Probleme, eine Diät einzuhalten, da sie es nicht mögen, wenn man ihnen sagt, was sie tun sollen. Entspannung bei den Mahlzeiten ist hilfreich, um das zeitweise hektische Tempo dieser Menschen etwas zu bremsen.

ESSENSZEITEN: Das Frühstück sollte leicht oder wie ein kleiner Imbiß sein. Das Mittagessen sollte das Hauptessen des Tages darstellen, da zu dieser Zeit das Verdauungsfeuer besonders stark ist. Ein spätes Abendessen – maximal ungefähr bis Mitternacht – ist für diesen Typ gut, sofern das Verdauungsfeuer stark ist. Saftfasten oder leichtes Fasten ist für TrIPA-Typen geeignet. Diese Menschen können sehr gereizt werden, wenn sie auf das Essen warten müssen. In diesen Situationen besteht die Neigung, daß zuviel gegessen wird. Dies sollte vermieden werden.

EMPFOHLEN	GELEGENTLICH	NICHT EMPFOHLEN
GETREIDE (ungefähr 25 Prozent der Kost)		
Buchweizen	Gerste (geröstet)	Amaranth
Hirse	Haferflocken	Naturreis
Mais		Roggen
Nudeln aus Weißmehl		
Quinoa		
Tapioka		
weißer Basmati-Reis		
weißer Reis		
Weizen		

EMPFOHLEN	GELEGENTLICH	NICHT EMPFOHLEN
EIWEISS (ungefähr 20 Prozent der Kost)		
Hülsenfrüchte:		
Anasazi-Bohnen	Chana	chinesische rote Bohnen
Azuki-Bohnen	Lima-Bohnen	rote Linsen
braune Linsen	Tofu	Sojabohnen
Dahl		Tempeh
Garbanzo-Bohnen		
Kidney-Bohnen		
Mungo-Bohnen		
Pinto-Bohnen		
schwarze Bohnen		

EMPFOHLEN	GELEGENTLICH	NICHT EMPFOHLEN
TIERISCHE NAHRUNGSMITTEL (sollten generell auf ein Mindestmaß reduziert werden)		
Büffel	entrahmte Kuhmilch	Fisch
frisches Ghee	frische Butter aus	Geflügel
Kaninchen	Kuhmilch	Hammel
Kuhmilch	frische Butter aus	Lamm
Ziegenmilch	Ziegenmilch	Meeresfrüchte
	Schwein	Rind

(Hinweis: *TrIPA-Typen, bei denen Symptome wie Durchfall, Migräne und Fieber auftreten, sollten alle tierischen Produkte meiden.)*

EMPFOHLEN	GELEGENTLICH	NICHT EMPFOHLEN

NÜSSE UND SAMEN

EMPFOHLEN	GELEGENTLICH	NICHT EMPFOHLEN
keine	Kürbiskerne	Cashew-Kerne
	Sonnenblumenkerne	Erdnüsse
		Eßkastanie
		Haselnüsse
		Kokoßnuß
		Leinsamen
		Mandeln
		Sesamsamen
		Walnüsse

GEMÜSE (mindestens 50 Prozent der Kost)

EMPFOHLEN	GELEGENTLICH	NICHT EMPFOHLEN
Blattsalat	Cilantro	Artischocke
Blumenkohl	grüner Paprika	Aubergine
Bok Choy	Kartoffel	Avocado
Broccoli	Mangold	Bambussprossen
grüne Bohnen	Meeresgemüse	Ingwer
Grünkohl	roher Spinat	Knoblauch
Gurke	Rote Bete	Peperoni
Karotten	Steckrüben	Pilze
Klette	Topinambur	Rettich
Kohl	Zuckermais	Sauerkraut
Löwenzahnblätter		scharfer Paprika
Pastinake		Senfblätter
Petersilie		Speiserüben
Rosenkohl		Tomaten
Rotkraut		Wasserkastanie
Rübenkraut		Zwiebeln
Spargel		
Spinat		
Stangensellerie		
Winterkürbis		
Yams-Wurzel		
Zucchini		

OBST

EMPFOHLEN	GELEGENTLICH	NICHT EMPFOHLEN
Berberitze	Ananas	Aprikose
Birne	Apfel	Limone
Honigmelone	Banane	Preiselbeere
Melone	Erdbeere	Zitrone
Pfirsich	Grapefruit	
	Heidelbeere	
	Kirsche	

EMPFOHLEN	GELEGENTLICH	NICHT EMPFOHLEN
	Pflaume	
	Rosinen	
	Weintrauben	

ÖLE, FETTE, SALZE UND WÜRZMITTEL

EMPFOHLEN	GELEGENTLICH	NICHT EMPFOHLEN
frische Butter	Maisöl	gereifte Butter
Ghee	Meersalz	Erdnußöl
	Safloröl	Miso
	Sonnenblumenöl	Olivenöl
		Salz (rotes und schwarzes Salz)
		Senföl
		Sesamöl
		Tamari

GETRÄNKE

EMPFOHLEN	GELEGENTLICH	NICHT EMPFOHLEN
kühlende Kräutertees (zum Beispiel Pfefferminztee)	Magermilch	Bier
Wasser		Kaffee
		Schwarztee
		Spirituosen
		Wein

KRÄUTER UND GEWÜRZE

EMPFOHLEN	GELEGENTLICH	NICHT EMPFOHLEN
Berberitze	Koriander	
Enzian	Zimt	
Ephedra		
Färberdistel		
Gota Kola		
Gugul		
Gurkensamen		
Hibiskus		
Löwenzahn		
Rhododendron		
Rosinen		
rotes Sandelholz		
Safran		
Shilajit		
Süßholzwurzel		
Terminalia belerica		
Terminalia chebula		
Tumeric		
weißes Sandelholz		

**Ernährungs-
weise für den
BEKAN-
Konstitutions-
typ**

ART DER NAHRUNG: BEKAN-Typen brauchen eine wärmende, aber leichte Kost mit Schwerpunkt auf leichten Proteinen. Der Verzehr von rohen oder kalten Nahrungsmitteln sollte eingeschränkt werden. Die Nahrungsmittel sollten so frisch wie möglich gegessen werden, da zu stark verarbeitete oder tiefgekühlte Lebensmittel oder auch Reste BEKAN-Symptome hervorrufen können, wie zum Beispiel übermäßigen Schleim und ein verstopftes Lymphsystem.

ESSENSZEITEN: Das Frühstück sollte zwischen 7.00 Uhr und 9.00 Uhr eingenommen werden. Menschen dieses Typs brauchen kein Mittagessen, eine sehr leichte Mahlzeit ist jedoch akzeptabel. Das Abendessen bzw. die letzte Mahlzeit des Tages sollte zwischen 20.00 Uhr und 23.00 Uhr eingenommen werden, wobei wiederum eine leichte eiweißreiche Mahlzeit empfohlen wird. BEKAN-Typen wird geraten, regelmäßig zu fasten.

EMPFOHLEN	GELEGENTLICH	NICHT EMPFOHLEN
GETREIDE (ungefähr 20 bis 25 Prozent der Kost)		
Gerste	Buchweizen	Buchweizen (frisch)
Haferflocken	(ein Jahr alt)	Mais
Quinoa	geröstete Hirse	
weißer Basmati-Reis	Naturreis (mit Ingwer	
	und Jaguri)	
	normaler weißer	
	Reis, Weizen	
EIWEISS (ungefähr 20 bis 25 Prozent der Kost)		
Hülsenfrüchte:		
Dahl	braune Linsen	Anasazi-Bohnen
getrocknete Erbsen	Chana	Azuki-Bohnen
	Mungo-Bohnen	chinesische rote Bohnen
		Garbanzo-Bohnen
		Kidney-Bohnen
		Lima-Bohnen
		Pinto-Bohnen
		rote Linsen
		Sojabohnen
		Tofu

EMPFOHLEN	GELEGENTLICH	NICHT EMPFOHLEN
TIERISCHE NAHRUNGSMITTEL		
Büffel	Frischkäse (zum	Rind
Dörrfleisch	Beispiel Paneer und	Schwein
Fisch (alle Sorten)	Hüttenkäse)	tiefgekühltes, gebratenes
Geflügel (alle Sorten)	Hammel (gekocht mit	oder ungekochtes Fleisch
gereifte Butter	Asafoetida, Ingwer	Ziege
Kaninchen	und Molke)	
Käse		
NÜSSE UND SAMEN		
keine	Kürbiskerne	Cashew-Kerne
	Sesamsamen (schwarz)	Erdnüsse
	Sonnenblumenkerne	Eßkastanie
		Haselnüsse
		Kokoßnuß
		Leinsamen
		Mandeln
		Walnüsse
GEMÜSE (ungefähr 35 Prozent der Kost – nur gekocht)		
Angelikawurzel	Artischocke	(alle rohen Gemüse)
Bambussprossen	Aubergine	Broccoli
Daikon	Blattsalat	Erbsen
grüner Paprika	Blumenkohl	grüne Bohnen
Ingwer	Bok Choy	Grünkohl
junger Rettich	Cilantro	Gurke
Knoblauch	Klette	Kartoffeln
Peperoni	Kohl	Pâtisson-Kürbisse
Pilze	Löwenzahnblätter	Rosenkohl
Sauerampferblätter	Pastinake	Süßkartoffel
scharfer Paprika	Pfeilwurz	
Speiserüben	Sauerkraut	
Stangensellerie	Senfblätter	
Steckrüben	Wasserkastanie	
Tomaten		
Zwiebeln		
OBST		
Granatapfel	Birne	Ananas
Rosinen	Erdbeere	Aprikose
Tamarinde	Limone	Banane
	Orange	Heidelbeere
	Pfirsich	Honigmelone

EMPFOHLEN	GELEGENTLICH	NICHT EMPFOHLEN
	Weintrauben	Kirsche
	Zitrone	Melone
		Pflaume

ÖLE, FETTE, SALZE UND WÜRZMITTEL

EMPFOHLEN	GELEGENTLICH	NICHT EMPFOHLEN
Saffloröl	Erdnußöl	Fette, allgemein
Salz (schwarz)	gereifte Butter	Maisöl
	Ghee	Meersalz
	Sesamöl	Miso
	Sonnenblumenöl	Olivenöl
	Tamari	Senföl

GETRÄNKE

EMPFOHLEN	GELEGENTLICH	NICHT EMPFOHLEN
Bier	gekochtes Wasser	kaltes Wasser
warmes Wasser	Kaffee	Spirituosen
	Kuhmilch (warm mit Gewürzen)	
	Schwarztee	
	Wein	
	würzige Tees	

KRÄUTER UND GEWÜRZE

EMPFOHLEN	GELEGENTLICH	NICHT EMPFOHLEN
Asafoetida	Tumeric	
Ashwagandha		
Bockshornkleesamen		
Fenchel		
Gewürznelke		
Ingwer		
Kardamom		
Knoblauch		
Kreuzkümmel		
Pippali		
Rosinen		
schwarzer Pfeffer		
Sesam		
Süßholzwurzel		
Zimt		

Im folgenden werden Empfehlungen für die Ernährungsweise jener Konstitutionstypen gegeben, bei denen zwei Nyepas ungefähr gleich stark ausgeprägt sind: LUNG-TrIPA, LUNG-BEKAN und TrIPA-BEKAN. Anders als die von einem einzigen Nyepa dominierten Konstitutionstypen zeigt sich ein Rang-Zhin, der von zwei Nyepas dominiert wird, bei den Tests in Kapitel 1 dadurch, daß sich für zwei Nyepas ungefähr gleich hohe Prozentzahlen ergeben oder ein Nyepa nur geringfügig dominiert. Die meisten Menschen werden feststellen, daß sie zu den Mischkonstitutionstypen gehören.

Während Sie die Ernährungsrichtlinien in der folgenden Tabelle für Misch-Rang-Zhins befolgen, stellen Sie vielleicht fest, daß Symptome auftreten, die darauf hinweisen, daß sich das Gleichgewicht Ihres Rang-Zhin zu sehr in eine unerwünschte Richtung verschoben hat. In diesem Fall sollten Sie im Kapitel »Ermittlung des eigenen Konstitutionstyps« in dem Abschnitt nachsehen, der Einzelheiten zu Symptomen und den diesen Symptomen zugeordneten Nyepas enthält. Wenn Sie herausgefunden haben, welcher Nyepa Ihrer Konstitution sich verschlechtert hat, befolgen Sie eine Zeitlang das für diesen Nyepa angegebene Ernährungsprogramm für Konstitutionstypen, die von nur einem Nyepa dominiert werden. Wenn Sie beispielsweise ein LUNG-TrIPA-Typ oder ein LUNG-BEKAN-Typ sind, und bei Ihnen plötzlich Symptome wie zum Beispiel Winde, Blähbauch, Verstopfung, psychische Störungen oder andere LUNG-Symptome auftreten, sollten Sie eine Zeitlang gemäß der Tabelle mit der Ernährungsempfehlung für den LUNG-Typ essen. Wenn Ihnen übel ist und Sie leichten Durchfall haben, Ihre Augen lichtempfindlicher sind als sonst und Sie gegenüber anderen Menschen kritischer oder aggressiver sind, so sind dies TrIPA-Symptome. In diesem Fall sollten Sie sich als LUNG-TrIPA-Typ oder als TrIPA-BEKAN-Typ mehr entsprechend den Ernährungsempfehlungen für TrIPA ernähren. Übermäßiger Schleim, Lethargie, Schläfrigkeit und andere BEKAN-Symptome zeigen, daß bei einem LUNG-BEKAN-Typ oder einem TrIPA-BEKAN-Typ der Nyepa BEKAN aus dem Gleichgewicht geraten ist; in diesem Fall sollten eine Zeitlang die BEKAN-Ernährungsempfehlungen berücksichtigt werden, bis die Symptome abklingen.

Zusammengefaßt gelten folgende Anweisungen, die solange wie notwendig befolgt werden sollten:
• Menschen des Typs LUNG-TrIPA oder TrIPA-LUNG mit LUNG-Symptomen sollten sich nach der LUNG-Liste ernähren.

Misch-konstitutions-typen

- Menschen des Typs LUNG-TrIPA oder TrIPA-LUNG mit TrIPA-Symptomen sollten sich entsprechend der Liste für TrIPA ernähren.
- Menschen des Typs LUNG-BEKAN oder BEKAN-LUNG mit LUNG-Symptomen sollten sich entsprechend der Liste für LUNG ernähren.
- Menschen des Typs LUNG-BEKAN oder BEKAN-LUNG mit BEKAN-Symptomen sollten sich entsprechend der Liste für BEKAN ernähren.
- Menschen des Typs TrIPA-BEKAN oder BEKAN-TrIPA mit TrIPA-Symptomen sollten sich entsprechend der Liste für TrIPA ernähren.
- Menschen des Typs TrIPA-BEKAN oder BEKAN-TrIPA mit BEKAN-Symptomen sollten sich entsprechend der Liste für BEKAN ernähren.

Im allgemeinen sollte die Kost von **Mischtypen** vorwiegend aus folgenden Nahrungsmitteln bestehen:

(LUNG-TrIPA)	(TrIPA-BEKAN)	(LUNG-BEKAN)
GETREIDE		
Amaranth	Gerste	geröstete Hirse
gekochte Haferflocken	Hirse	Gerste
Gerste	Mais	Haferflocken
Hirse	Quinoa	weißer Basmati-Reis
Naturreis	Tapioka	
Quinoa	weißer Basmati-Reis	
weißer Basmati-Reis	Weißmehl-Nudeln	
Weizen	Weizen	
EIWEISS		
Hülsenfrüchte:		
Anasazi-Bohnen	Anasazi-Bohnen	Dahl
Azuki-Bohnen	Azuki-Bohnen	getrocknete Erbsen
braune Linsen	braune Linsen	
Chana	Chana	
Dahl	Dahl	
Garbanzo-Bohnen	Garbanzo-Bohnen	
Kidney-Bohnen	Kidney-Bohnen	
Lima-Bohnen	Mungo-Bohnen	
Mungo-Bohnen	Pinto-Bohnen	
Pinto-Bohnen	schwarze Bohnen	

(LUNG-TrIPA)	(TrIPA-BEKAN)	(LUNG-BEKAN)
schwarze Bohnen		
Tempeh		
Tofu		

TIERISCHE NAHRUNGSMITTEL

Butter	Büffel	Büffel
Eier	Ghee	Fisch (alle Sorten, gekocht mit braunen Sesamsamen)
Fisch (alle Sorten)	Kaninchen	
Geflügel (alle Sorten)	Kuhmilch	
Kaninchen	Ziegenfleisch	frisches Dörrfleisch
Kuhmilch	Ziegenmilch	Geflügel (alle Sorten, gekocht mit braunen Sesamsamen)
		Joghurt
		Käse
		Rind (gekocht mit Asafoetida, Ingwer und schwarzem Salz)

NÜSSE UND SAMEN

Cashew-Kerne	Kürbiskerne	keine
Kürbiskerne	Sonnenblumenkerne	
Leinsamen		
Sesamsamen		
Sonnenblumenkerne		
Walnüsse		

GEMÜSE

(gedämpft/roh)		*(nur gekocht)*
Angelikawurzel	Blattsalat	Artischocke
Artischocke	Blumenkohl	Aubergine
Broccoli	Bok Choy	Bambussprossen
Cilantro	Broccoli	Daikon
Erbsen	Cilantro	grüner Paprika
grüner Paprika	Erbsen	Ingwer
Karotten	grüne Bohnen	Knoblauch
Kartoffeln	Gurke	Pastinake
Meeresgemüse	Karotten	Pilze
Pfeilwurz	Kartoffeln	Rettich
Rote Bete	Klette	Senfblätter
Rotkohl	Kohl	Speiserüben
Spinat	Löwenzahnblätter	Stangensellerie
Süßkartoffeln	Mangold	Steckrüben

(LUNG-TrIPA)	(TrIPA-BEKAN)	(LUNG-BEKAN)
Tomaten	Petersilie	Tomaten
Winterkürbis	Rosenkohl	Zwiebeln
Zuckermais	Rotkohl	
Zwiebeln	Rübenkraut	
	Spargel	
	Spinat	
	Stangensellerie	
	Winterkürbis	
	Yams-Wurzel	
	Zucchini	

OBST

Ananas	Berberitze	Birne
Apfel	Birne	Erdbeere
Banane	Erdbeere	Granatapfel
Erdbeere	Honigmelone	Pfirsich
Grapefruit	Melonen	Rosinen
Heidelbeere	Pfirsich	Tamarinde
Kirsche	Weintrauben	Weintrauben
Orange		
Pflaume		

ÖLE, FETTE, SALZE UND WÜRZMITTEL

Erdnußöl	frische Butter	Saffloröl
Ghee	Ghee	Salz (schwarz)
Ingwerbutter	Sonnenblumenöl	Sonnenblumenöl
Knoblauchbutter	(kein Salz)	
Maisöl		
Miso		
Olivenöl		
Saffloröl		
Salz (alle Sorten)		
Sesamöl		
Sonnenblumenöl		
Tamari		

GETRÄNKE

Kuhmilch	Wasser	warmes Wasser
warmes Wasser		würzige Tees

(LUNG-TrIPA)	(TrIPA-BEKAN)	(LUNG-BEKAN)
KRÄUTER UND GEWÜRZE		
Anis	Emblica officinalis	Angelika
Aquilaria	Gota Kola	Asafoetida
Bockshornkleesamen	Gugul	Ashwaghanda
Fenchel	Hibiskus	Bockshornkleesamen
Gewürznelken	Rosinen	Fenchel
Ingwer	rotes Sandelholz	Gewürznelken
Jaguri	Safflor	Ingwer
Koriander	Shilajit	Kardamom
Kreuzkümmel	Shitavari	Knoblauch
Muskat	Süßholzwurzel	Kreuzkümmel
Salomonssiegel	Terminalia belerica	schwarzer Pfeffer
Sesam	Terminalia chebula	Sesam
Terminalia chebula	Tumeric	Zimt
Zimt		
Zwiebel		

KOMBINATION VON NAHRUNGSMITTELN

Die folgenden Anweisungen für die Kombination von Nahrungsmitteln stammen aus den Tantras der Heilkunde und aus der Makrobiotik, in der ich Menschen seit Jahren berate.

Der transkontinentale und internationale Transport von Lebensmitteln hat uns die Möglichkeit eröffnet, Nahrungsmittel aus anderen Klimazonen und Kulturen zu essen. Dies ist für unseren Feinschmecker-Gaumen verlockend, belastet jedoch andererseits unseren Körper. Die regionale Küche hat sich aus einer Notwendigkeit heraus entwickelt, aber während die Menschen lernten, die in ihrer unmittelbaren Umgebung vorhandenen Nahrungsmittelquellen zu nutzen, merkten sie gleichzeitig auch, daß dies auch ihrer Gesundheit zugute kam. Jede ursprüngliche Kultur kennt Nahrungsmittel für den Alltag, für Feste und für medizinische Zwecke. Diese Nahrungsmittel außerhalb ihres Kontexts zu verwenden – das heißt, nicht in der richtigen Jahreszeit und in einem anderen Klima, unter den falschen Umständen oder zusammen mit ungeeigneten anderen Nahrungsmitteln –, führt zu Verdauungsstörungen und bedroht die Gesundheit. In der Zukunft wird dies durch die geplanten gentechnischen Verfahren noch verschärft werden, bei denen beispielsweise Karotten mit DNA von Bananen behandelt werden können, damit die Karotten größer werden und süßer schmecken. Wenn Nahrungsmittel auf der genetischen Ebene miteinander kombiniert werden, wird die Literatur über die Vorzüge und Wirkungen von Nahrungsmitteln auf den Körper praktisch sinnlos.

Während der Markt die Lebensmittelindustrie in diese Richtung treibt, bevorzugen dennoch immer mehr Menschen hochwertige Nahrungsmittel, die in ihrer Region in organischem Anbau erzeugt wurden. Beim Kombinieren von Nahrungsmitteln wird empfohlen, *regional* und *jahreszeitengemäß* zu essen. Nahrungsmittel aus der Region und der jeweiligen Jahreszeit spiegeln die Einflüsse des Klimas wider und helfen dadurch dem Körper, sich an das Klima anzupassen. Sie sollten wissen, in welchem Klima Sie leben (gemäßigtes Klima, arktisches Klima, Gebirgsklima, tropisches Klima usw.) und welche Nahrungsmittel in Ihrer Region wachsen. Dann können Sie die Nahrungsmittel von örtlichen Erzeugern oder von Orten mit gleichem Klima und gleichen Jahreszeiten auswählen.

Die folgenden allgemeinen Regeln für das Kombinieren von Nahrungsmitteln tragen dazu bei, daß die Nahrung richtig vom Körper aufgenommen wird.

1. **Getreide kombiniert mit Hülsenfrüchten, Samen oder Nüssen** schafft *vollwertiges Eiweiß*. Meist ist jedoch die Portion der Hülsenfrüchte, Samen oder Nüsse gleich groß oder sogar größer als die Getreideportion. Bei allen Mahlzeiten, die Getreide enthalten, sollten eiweißreiche Nahrungsmittel jedoch mengenmäßig ungefähr die Hälfte oder weniger als die Hälfte der Getreideportion ausmachen.

2. **Nahrungsmittel mit hohem Gehalt an tierischem Eiweiß sollten nicht zusammen mit Nahrungsmitteln gegessen werden, die reich an pflanzlichem Eiweiß sind.** Kombinationen wie Fleisch mit Bohnen, Nüssen oder Samen, wie zum Beispiel Bohnen mit Speck, sind schwer verdaulich. Die Enzyme des Körpers können tierisches Eiweiß und pflanzliches Eiweiß nicht gleichzeitig spalten. Wenn diese Eiweißarten zusammen gegessen werden, weiß der Körper nicht, welche Enzyme er in den Magen geben soll, und gibt daher gar keine Enzyme in den Magen ab. Das Resultat sind ein Verderben der Nahrung und Blähungen.

3. **Wenn Fleisch gegessen wird, sollte die Getreidemenge verringert werden und statt dessen sollte mehr Gemüse gegessen werden.**

4. **Melonenartiges Obst sollte nicht zusammen mit anderen Nahrungsmitteln gegessen werden.** Melonen sind die Nahrungsmittel, die am schnellsten verdaut werden. Wenn Melonen als Dessert oder bei einer Mahlzeit gegessen werden, verdaut der Körper zuerst die Melone, und alles andere wird weitaus weniger effizient verdaut. Melonen können zwischen den Mahlzeiten oder als Vorspeise zwanzig Minuten vor einer Mahlzeit gegessen werden. Melonen als Vorspeise sind insbesondere für TrIPA-Typen sinnvoll.

5. **Obst als Dessert sollte gekocht oder gedünstet sein** (Kompott, Apfelmus, Obststreusel oder mit Teig überbackenes Obst). Besonders nach einer Hauptmahlzeit mit Hülsenfrüchten als wichtigstem Eiweißlieferanten sollten Sie ungefähr zwanzig Minuten warten, bevor Sie das Dessert zu sich nehmen. Rohes Obst sollte als Dessert gemieden werden; statt dessen kann rohes Obst zwischen den Mahlzeiten oder als Vorspeise gegessen werden.

Außerdem gibt es bestimmte Nahrungsmittelkombinationen, die generell nicht empfehlenswert sind. Hierzu gehören:
• Quark oder Joghurt vermischt mit neuem Wein
• Fisch und Milch oder Milchprodukte (zum Beispiel Dünsten des Fischs nach der englischen Art)
• Milch und Walnüsse (und andere Nüsse) sollten nicht zusammen gekocht werden.
• Fruchtsaft und Milch (zum Beispiel Saft und Getreideflocken mit Milch zum Frühstück)
• Eier und Fisch (zum Beispiel Thunfischsalat mit Mayonnaise)
• Joghurt und Erbsen und Melasse
• Pilze und Senf
• Hähnchen und Joghurt oder Quark (hier sind jedoch die Tandoori-Gewürze hilfreich)
• Honig und Öl
• Pfirsiche zusammen mit anderem Obst

Es heißt auch, daß eine Kombination giftig ist, wenn ein Nahrungsmittel während des Kochens eine Entfärbung eines anderen Nahrungsmittels bewirkt. (Dies gilt nicht für die färbende Wirkung von Rote Bete oder Rotkohl.)

Auch wenn Mahlzeiten in zu kurzen Zeitabständen nacheinander gegessen werden, stellt dies eine ungünstige Kombination von Nahrungsmitteln dar, da in diesem Fall die zuerst gegessene Mahlzeit nicht vollständig verdaut wird. Im zweiten Kapitel des *Gyud-Zhi* heißt es, daß die Menge an Nahrung, die am Morgen gegessen

wird, so groß sein sollte, daß man sie bis zum Nachmittag verdau-
en kann, und die am Abend gegessene Menge sollte so groß sein,
daß man sie bis zum Anbruch der Morgendämmerung verdauen
kann.[4] Nahrung, die zur rechten Zeit und in den richtigen Mengen
verzehrt wird, stärkt das *Pho thut*, das heißt das Verdauungsfeuer,
und trägt zur Vorbeugung von Krankheiten bei. Wenn Sie sich satt
oder schwer vom Essen fühlen oder wenn Sie kein unmittelbares
Bedürfnis zu essen haben, sollten Sie mit dem Essen warten.

In dem ayurvedischen Kochbuch von Amadea Morningstar
werden die oben aufgeführten Kombinationen vermieden, aber es
werden LUNG-, TrIPA und BEKAN-Nahrungsmittel kombiniert.
Da die Autorin sich mit der Verwendung von Gewürzen auskennt
und weiß, welche Menge und welches Verhältnis der Zutaten am
wirksamsten ist, kann sie eine breite Palette an kulinarischen
Möglichkeiten anbieten, die nicht mit den oben aufgeführten
Ernährungsvorschriften in Konflikt stehen.

QUALITÄT DER NAHRUNGSMITTEL UND SPEZIELLE NAHRUNGSMITTELGRUPPEN

Als Ayurveda entstand und die Tantras der Heilkunde geschrieben
wurden, war die Nahrung noch unverfälscht. Daher war bekannt,
welche Wirkungen die Nahrungsmittel in verschiedenen Zustän-
den und bei unterschiedlicher Zubereitung hatten. Neben den
spezifischen Empfehlungen für die einzelnen Konstitutionstypen
und für den jeweiligen Gesundheitszustand wurden die Menschen
auch davor gewarnt, verbrannte, verfaulte oder auf andere Weise
verdorbene Nahrung zu essen. Diese Regeln gelten selbstverständlich immer noch.

Die Nahrung sollte so frisch wie möglich sein. Über Reste sagt
Dr. Yeshe Donden:

»Mehrere Tage alte Reste überfordern das Verdauungsfeuer des
Magens. Allgemein heißt es, daß jedes Essen nach 24 Stunden
schlecht ist. Dies gilt auch bei Aufbewahrung im Kühlschrank, da
das Essen durch die Kälte schlecht wird.«[5]

Altes Essen verstärkt BEKAN und daher Schleimbildung und
Stauungen, so daß es zu Müdigkeit kommt. Allgemein kann man
sagen, daß dieses Essen nicht mehr belebt ist. Entsprechend hat es,
abgesehen davon, daß es den Magen füllt, kaum einen Nutzen.
Dies gilt zweifellos auch für zu stark verarbeitete Nahrung und

Tiefkühl-Fertiggerichte. Zum Tiefkühlen von Nahrungsmitteln sagt Dr. Donden, daß lediglich rohes Fleisch, nachdem es eingefroren war, unschädlich sei.[6]

Die Wahl von Nahrungsmitteln nach den Kriterien der Qualität und der Frische ist in der heutigen Zeit immer komplexer geworden. Die Lebensmittelprodukte, die auf dem Markt der modernen Welt gängig sind, haben mit den Nahrungsmitteln wenig gemein, die vor achtzig Jahren oder sogar vor Hunderten und Tausenden von Jahren zur Verfügung standen.

Durch den Mißbrauch von Düngemitteln, Pestiziden und Züchtungen sind Getreide, Obst und Gemüse entstanden, die einen geringen Wert für die Ernährung haben. Mineralienarme Böden, die zu stark genutzt werden, bewirken, daß auch das Obst und Gemüse schwächlich und arm an Mineralien ist. Auch die Nahrungsmittel, die als frisch bezeichnet werden, wurden häufig mit Chemikalien (wie z.B. Schwefeldioxid), mit Wachsen auf Mineralölbasis oder mit Gammastrahlung behandelt, um sie haltbarer zu machen. Diese Methoden sind nicht wegen ihrer Vorzüge für die Ernährung entwickelt worden, sondern aus wirtschaflichen Gründen.

Die meisten Haustiere, die zur Fleischerzeugung verwendet werden, werden unmenschlich behandelt. Schlechte Lebensbedingungen, Nahrung, die Chemikalien enthält, und Antibiotika, die verwendet werden, um Infektionen abzuwehren oder damit die Tiere schneller an Gewicht zunehmen, führen dazu, daß die Tiere schwach und krank sind. Bei Milchprodukten ist zu berücksichtigen, daß den Kühen teilweise kleine Computer-Chips unter der Haut implantiert werden, die den Hormonspiegel überwachen. Wenn der Hormonspiegel absinkt (was normalerweise eintritt, wenn die Mutterkühe ihre Kälber nicht mehr säugen), erhalten die Kühe zusätzliche Hormone, um die Milchproduktion zu steigern. Dies führt häufig zu Euterentzündungen, die wiederum mit Antibiotika behandelt werden. Rückstände dieser Antibiotika verbleiben in der Milch und können die Ursache für Koliken und andere Probleme sein, die häufig auftreten, wenn Kleinkinder Kuhmilch bekommen. In seinem Buch *Diet for a New America* behandelt JOHN ROBBINS diese Themen, und zwar nicht nur vom Standpunkt der Ernährung aus, sondern auch unter moralischen Gesichtspunkten. Er schreibt in der Tat, daß die größte Farce der heutigen Zeit die Unmenschlichkeit sei, die wir gegenüber anderen Arten von Lebewesen an den Tag legen.[7] Diese Themen werden auch in *Energetics of Foods* von STEPHEN GAGNE und in *Food and Healing* von ANNEMARIE COLBIN behandelt. Vor kurzem hörte ich in einer Nachrichtensendung von einer Transplantation einer Pavianleber bei einem Menschen. Bei einem erfolgreichen Ausgang der Transplantation, so hieß es, würde sich der Markt der verfügbaren Lebern vergrößern und Paviane würden dann wegen ihrer Organe gezüchtet. Ein weiteres Beispiel für diese Ausbeutungshaltung ist das Abschlachten von Schwarzbären in China, das lediglich erfolgt, um Galle aus der Gallenblase der Bären zu gewinnen, weil die Galle für ihre Heilkraft bekannt ist – auch im tibetischen Arzneibuch wird sie genannt. Für die Galle gibt es jedoch auch pflanzliche Alternativen, wie zum Beispiel Safran, das von tibetischen Ärzten empfohlen wird, um eine ähnliche Wirkung zu erzielen. Wenn uns stärker bewußt wird, daß die Arten der Lebewesen gegenseitig voneinander abhängig sind, damit ein globales Gleichgewicht erhalten werden kann, müssen wir nach wirksamen Alternativen für das unnötige Abschlachten einer Art suchen, das zwar kurzfristig Vorteile für wenige haben mag, jedoch unweigerlich mehr Leid für viele schafft.

Als ich das erste Mal Tibeter kennenlernte, die gerade in die Vereinigten Staaten eingewandert waren, fanden sie es unvorstellbar, daß eine Regierung es zulassen könnte, daß ihre Nahrung vergiftet wird. Begeistert von der in Amerika vorhandenen Fülle nahmen sie an, daß die Nahrungsmittel, die in den tollen Supermärkten angeboten wurden, gut sein müßten. Diese Einstellung hat zweifellos auch der normale Verbraucher, der keine Kenntnis von Ernährungsgrundsätzen hat oder dem keine Informationen darüber zur Verfügung stehen, in welchem Maße die Lebensmittelindustrie von Profitdenken geleitet wird und nicht von gesundheitlichen Überlegungen.

Ein gutes Beispiel hierfür ereignete sich, als ich mit einem tibetischen Arzt zusammenarbeitete. In der tibetischen Medizin werden regelmäßig Milchklistiere verordnet, um einen geschwächten Patienten wieder aufzubauen. Der Arzt wollte einem Freund ein derartiges Klistier geben, und bat mich, im Supermarkt Milch zu kaufen. Nachdem ich ihm jedoch das Verfahren der Homogenisierung erklärt hatte, bei dem Fettmoleküle auf die Größe von Wassermolekülen verkleinert werden, was eine längere Haltbarkeit, allerdings auch fragwürdige Auswirkungen auf die Gesundheit zur Folge hat, kam er zu dem Entschluß, daß die Sache mit dem Milchklistier vielleicht doch keine so gute Idee gewesen war.

Wenn Sie die Ernährungsempfehlungen in die Praxis umsetzen, sollten Sie sich nicht nur an die empfohlene Menge halten, sondern auch die Qualität berücksichtigen. Es wird Fleisch von Tieren empfohlen, die entsprechend ihrer ursprünglichen Lebensweise gehalten werden. Milchprodukte sollten ebenso sorgfältig ausgesucht werden, und sie sollten nach ayurvedischen Grundsätzen konsumiert werden. Eiskalte Milch, kalter Käse und Speiseeis werden als schwere, kalte und schleimbildende Nahrungsmittel betrachtet. Warme Milch, Joghurt und Käse in gekochten Gemüsegerichten und mit entsprechenden Gewürzen können je nach Konstitutionstyp und Gesundheitszustand genossen werden, ohne daß die körperlichen Nebenwirkungen auftreten, die häufig auf Milchprodukte zurückgeführt werden.

Getreide und Hülsenfrüchte aus organischem Anbau sollten Sie als Hauptnahrungsmittel wählen. Auch Obst und Gemüse sollten aus organischem Anbau stammen. Da diese Nahrungsmittel jedoch nicht so lange gelagert werden können wie Getreide und Hülsenfrüchte und sie nicht so häufig erhältlich sind, können auch frisches Obst und Gemüse aus dem Supermarkt verwendet werden. Um die Wirkungen von Düngemitteln und Pestiziden zu eliminieren, empfiehlt Dr. HAZEL PARCELLS, eine bekannte und respektierte amerikanische Naturheilkundige, die folgenden Maßnahmen. Diese Methoden wurden von der Sierra States University School of Nutrition (Fakultät für Ernährungslehre der Sierra States University) getestet, wobei ihre Wirksamkeit bestätigt wurde.[8]

Methode 1 zum Reinigen von Nahrungsmitteln: Diese Methode gilt für Nahrungsmittel, die bestrahlt wurden. Ob die von Ihnen gekauften Nahrungsmittel bestrahlt wurden, können Sie bei den zuständigen Überwachungsstellen für landwirtschaftliche Erzeugnisse, Fleisch- und Milchprodukte (für Eier) erfragen.

Legen Sie die bestrahlten Produkte in Wasser, dem Sie pro 4 Liter einen Eßlöffel Backpulver hinzugefügt haben. Lassen Sie die Produkte so lange in dem Wasser liegen, wie dies in der folgenden Tabelle angegeben ist. Anschließend legen Sie die Produkte noch zehn Minuten lang in frisches kaltes Wasser, damit der Backpulvergeschmack verschwindet.

Methode 2 zum Reinigen von Nahrungsmitteln: Diese Methode gilt für Nahrungsmittel, von denen Sie wissen, daß sie nicht aus organischem Anbau kommen. Die meisten Geschäfte geben zwar gerne an, daß die Produkte aus organischem Anbau stammen, es ist jedoch vernünftig, davon auszugehen, daß alle Produkte, die nicht eindeutig so gekennzeichnet sind, nicht aus einem solchen Anbau stammen.

Legen Sie die Produkte in Wasser, dem Sie pro 4 Liter kaltem Wasser einen Teelöffel einfache altmodische Chlorbleiche hinzugefügt haben. Dies wirkt sich nicht auf den Geschmack Ihrer Nahrungsmittel aus und wird diese auch in keiner Weise beeinträchtigen. Nachdem die Produkte so lange im Wasser gelegen haben wie vorgeschrieben, legen Sie die Nahrungsmittel noch zehn Minuten lang in kaltes Wasser. In der folgenden Tabelle ist aufgeführt, wie lange die einzelnen Produkte bei der ersten und bei der zweiten Methode in das Wasser mit dem Zusatz gelegt werden sollen:

Blattgemüse	10 – 15 Minuten
Wurzelgemüse	15 – 30 Minuten
Beeren mit Haut	10 – 15 Minuten
Obst mit Schale	15 – 30 Minuten
Eier	20 – 30 Minuten
Fleisch pro Pfund (aufgetaut)	5 – 10 Minuten[9]

Diese Methoden sollen laut Dr. Parcels bewirken, daß Obst und Gemüse knackiger werden, besser schmecken und länger haltbar sind. Außerdem werden mit diesen Methoden giftige Rückstände aus den angegebenen tierischen Nahrungsmitteln entfernt.

ANDERE UMWELTASPEKTE: Wasser und Luft

Zu Beginn dieses Kapitels hieß es, daß warmes Wasser die Arznei war, die zur Bekämpfung der ersten Krankheit der Menschheit, der Verdauungsstörungen, angewendet wurde. Auch in der heutigen Zeit ist die Bedeutung einer reichlichen Wasserzufuhr als Teil der täglichen Flüssigkeitsaufnahme sowohl in der Schulmedizin als auch in der alternativen Medizin gleichermaßen anerkannt. Welche Qualität des Wassers jedoch notwendig ist, um einen gesundheitlichen Nutzen zu erzielen, ist allgemein umstritten.

In der medizinischen und buddhistischen Tantra-Literatur wird ein reines Wasser von nahezu überirdischer Qualität erwähnt. Es hat acht besondere Eigenschaften: Es ist (1) sehr kühl, (2) frisch, (3) wohlschmeckend, (4) weich, (5) klar, (6) frei von Verunreinigungen, (7) beruhigend für den Magen und (8) macht die Kehle frei.[10] Das Wasser des Ganges und Wasser anderer heiliger Quellen, wie zum Beispiel des Chalice-Brunnen von Glastonbury, wird als solches Wasser betrachtet. Jedes andere Wasser wird mit diesem Wasser verglichen.

Im *Gyud-Zhi* wird Wasser in der folgenden Reihenfolge als zuträglich eingeteilt:

1. Regenwasser
2. Wasser aus geschmolzenem Schnee
3. Flußwasser
4. Quellwasser
5. Brunnenwasser
6. Meerwasser
7. Wasser aus dem Wald[11]

Über das Regenwasser, das bekömmlichste Wasser, heißt es im *Gyud-Zhi*:

»...obwohl Regenwasser belebend, erfrischend, angenehm für den Magen, dünn, durststillend, anregend für den Geist, von neutralem Geschmack, köstlich, leicht, kühl und nektargleich ist und obwohl es beim Fallen von der Sonne, dem Mond und dem Wind berührt wird, hängt seine Bekömmlichkeit vor allem vom Zeitpunkt und vom Ort ab.«[12]

Um die Reinheit des Regenwassers zu prüfen, sollte man laut *Gyud-Zhi* folgendermaßen vorgehen:

»[Das Regenwasser sollte] in einer Schüssel gesammelt und mit sauberem Reisbrei vermischt werden. Wenn sich die Mischung nicht entfärbt und nicht verdirbt, dann ist das Wasser bekömmlich.«[13]

Nach dem Golfkrieg im Jahr 1991 wurde berichtet, daß mehrere Monate, nachdem die Ölfelder von Kuwait in Brand gesetzt wurden, im Himalaya schwärzlicher Schnee fiel. Sogar in der reinsten Region der Welt ist es heute also nicht der richtige Zeitpunkt und der richtige Ort, um Wasser reiner Qualität zu finden. Der saure Regen ist ein Problem, das nachweislich auf der ganzen Welt besteht. In den Regionen, in denen moderne Hygienemaßnahmen unbekannt sind oder nicht angewendet werden, enthält das Wasser sehr viele Mikroorganismen, die schwere Magen-Darm-Beschwerden hervorrufen. In denjenigen Regionen hingegen, in denen die Wasserquellen überwacht werden, führt die

Belastung des Wassers mit petrochemischen Stoffen und mit Chlor zu anderen körperlichen Beschwerden.

In der heutigen Zeit müssen wir dem Wasser, das wir zu uns nehmen, besondere Beachtung schenken. Es ist ratsam, in Flaschen abgefülltes Wasser zu verwenden, dessen Reinheit bestätigt ist, oder es empfiehlt sich, eine Wasserreinigungsanlage im Haus zu installieren. Die drei gängigsten Systeme der Wasserreinigung sind die Destillation, die Verwendung von Kohlefiltern und die Umkehrosmose. Diese Reinigungssysteme sind in nahezu jeder größeren Stadt der modernen Welt erhältlich. Die Experten der verschiedenen Systeme preisen alle ihr System als das beste an. Über die verschiedenen Systeme sollten Sie sich selbst informieren, bevor Sie sich für ein bestimmtes System entscheiden. Diese Methoden der Wasserreinigung werden zwar in den Tantras nicht erwähnt, um jedoch Wasser zu erhalten, das die Eigenschaften des in den Tantras erwähnten Wassers hat, scheint eine Reinigung des Wassers unabdingbar zu sein.

Es ist offensichtlich, daß alles, das wächst, von der Qualität des Wassers und der Luft beeinflußt wird. Wir haben zwar die Möglichkeit, das Wasser und die Luft in unseren Wohnungen zu reinigen, aber wir haben keinen Einfluß auf das Wasser und die Luft, mit denen unsere Pflanzen wachsen. Und wir können uns beim Wasser zwar darauf beschränken, ausschließlich das Wasser aus unserem Haushalt oder in Flaschen abgefülltes Wasser zu trinken, die Luft, die uns umgibt, müssen wir aber in jedem Fall einatmen, sofern wir keine Gasmaske tragen.

Da der Sauerstoffgehalt unseres Planeten mit steigendem Kohlenmonoxid- und Ozonabbau abnimmt, sinkt auch der Sauerstoffgehalt in Pflanzen und Tieren. Wenn unsere Nahrungsmittel weniger Sauerstoff enthalten, sind sie auch nicht mehr so vital wie früher; und da Sauerstoff für unsere körperliche Gesundheit wichtig ist, wirkt sich die niedrigere Zufuhr in hohem Maße auf unsere Vitalität und unsere Immunabwehr aus. In dem Medizinklassiker *The Yellow Emperor's Classic of Internal Medicine* wird die Beziehung zwischen Atem und Verdauung betont. Laut diesem Text bestehen feinstoffliche Energiekanäle von den Lungen zum Magen, die es der Lebenskraft *Chi* ermöglichen, die Verdauung im Magen anzuregen. Wenn die Lungen blockiert sind, ein Husten besteht oder die Atmung beeinträchtigt ist, ist der Magen ebenfalls betroffen.[14] In der Literatur des indischen Hatha-Yoga (das zum großen Teil in die buddhistische Lebensweise übernommen wurde, insbesondere bei Retreats) heißt es, daß bei einer Verstopfung der rechten Nebenhöhle, die zu einer erschwerten oder ungleichmäßigen Atmung führt, nichts mehr gegessen werden sollte.

Die allgemeine Qualität der Luft können wir wahrscheinlich nur durch politische oder wirtschaftliche Maßnahmen beeinflussen, aber bei der Nutzung der zur Verfügung stehenden Luft und des verfügbaren Sauerstoffs können wir einige einfache Regeln beachten. Diese Regeln beziehen sich auf das Essen und auf die richtige Aufnahme:

1. Essen Sie frische Nahrung, und keine alten oder verarbeiteten Nahrungsmittel.
2. Essen Sie nicht in Eile.
3. Kauen Sie gründlich.
4. Seien Sie entspannt und atmen Sie ruhig beim Essen.
5. Essen Sie so oft wie möglich in einem gut gelüfteten Raum.

Außerdem sind ausreichend Bewegung und Kleidung aus Naturfasern wichtig, damit die Poren der Haut atmen können. Dies gilt insbesondere für Unterwäsche.

NAHRUNGSERGÄNZUNGSMITTEL: Vitamine, Kräuter und angereicherte Nahrungsmittel

Früher wurde eine Zufuhr zusätzlich zur Nahrung nur für gebrechliche, schwache oder kranke Menschen als notwendig erachtet, in Anbetracht unseres biologischen Zustands, unseres Nahrungsmittelangebots und unserer heutigen Lebensbedingungen scheinen Nahrungsergänzungsmittel jedoch für eine richtige Ernährung unabdingbar zu sein. Es muß betont werden, daß mit Nahrungsergänzungsmitteln keine Arzneimittel gemeint sind. Nahrungsergänzungsmittel wirken vorbeugend und nicht heilend. Sie können zwar dazu beitragen, daß das körperliche Gleichgewicht wiederhergestellt wird, damit der Körper nicht mehr als Wirt für die Krankheit dient; wenn man sich jedoch ausschließlich auf diese Mittel verläßt, um Krankheitssymptome zu heilen, überschätzt man leicht ihre positiven Wirkungen. Bei einer Erkrankung ist es stets am besten, sowohl Ihr Wissen über die Gesundheitsvorsorge als auch fundierte medizinische Informationen und Ratschläge zu berücksichtigen.

Bei der Auswahl von Kräutern und Vitaminen sind die Grundsätze der tibetischen Pharmakologie sehr hilfreich. In der tibetischen

Medizin werden stets der Konstitutionstyp und der momentane
Gesundheitszustand bei der Wahl von Kräutern oder aufbauen-
den Stoffen berücksichtigt. Um sicherzustellen, daß diese Stoffe
im Körper vom Stoffwechsel umgesetzt werden und die
gewünschte Wirkung haben, wenden die tibetischen Ärzte chinesische Prinzipien für die Herstellung von Kräutermitteln an. Es
wird niemals nur ein Heilkraut alleine verordnet. Man geht davon
aus, daß alle Heilkräuter bei alleiniger Verwendung zu Nebenwirkungen führen, und sowohl im tibetischen und indischen
Ayurveda als auch in der chinesischen Kräuterheilkunde werden
Nebenwirkungen als Zeichen dafür betrachtet, daß die Arznei
nicht geeignet ist. Die Kräuter werden also miteinander kombiniert, wobei eine Kombination von mindestens fünf Kräutern in
der Regel als optimal betrachtet wird. Diese Mischungen bestehen
aus dem Hauptkraut, das in einen bestimmten Teil des Körpers
gelangen soll, um eine Wirkung hervorzurufen, aus Kräutern, die
den Körper auf Veränderungen vorbereiten, Kräutern, die die
Wege des Körpers reinigen, damit das Hauptkraut an seinen
Bestimmungsort gelangen kann, und Kräutern, die als Träger für
das Hauptkraut oder die Hauptkräuter dienen. Es geht darum,
den Körper vorzubereiten, damit er die gewünschte Substanz
akzeptiert und diese möglichst vollständig aufnehmen und nutzen
kann, und zwar ohne Nebenwirkungen. Manche der fortschrittli-
cheren Kräuterheilkundigen der westlichen Welt praktizieren die
Kräuterheilkunde mit dieser Einstellung. Die populäre Kräuterheilkunde preist jedoch meist die positiven Wirkungen bestimmter Kräuter, ohne die erwähnten Feinheiten zu berücksichtigen.
Bis zu einem bestimmten Grad sind die progressiven Wissenschaftler, die im Bereich der Vitaminzusätze und Vitaminbehand-
lungen forschen, den Prinzipien der Tibeter und der Asiaten näher
als die Kräuterheilkundigen. Damit sie richtig resorbiert und
genutzt werden, werden bei Vitaminen und Mineralstoffen in
tibetischen Mitteln Chelate und Micellen gebildet, und sie werden
mit weiteren verdaulichen Überzügen versehen. Manche werden
sogar zeitverzögert freigesetzt.
Ob Sie nun Nahrungsergänzungsmittel verwenden, die Sie verordnet bekommen haben, oder solche Mittel, von denen Sie selbst
denken, daß sie gut für Sie sind – in jedem Fall können diese Mittel nur dann eine positive Wirkung für Sie haben, wenn sie die
oben aufgeführten Bedingungen erfüllen, das heißt, sie müssen
mit dem jeweiligen Rang-Zhin sowie mit Ihrem aktuellen körper-

lichen und geistigen Zustand übereinstimmen, eine gute Qualität aufweisen und müssen leicht und effizient resorbiert werden können; außerdem müssen sie zum richtigen Zeitpunkt, in der richtigen Weise und in Übereinstimmung mit einem vernünftigen Ernährungsprogramm eingenommen werden.

Es ist nicht immer möglich, sich an diese Kriterien zu halten. Vielleicht kennen Sie keinen guten Kräuterheilkundigen, Naturheilkundigen oder Heilpraktiker beziehungsweise Arzt, der mit Ayurveda oder chinesischer Medizin arbeitet. Und bei den Nahrungsergänzungsmitteln, die im Laden angeboten werden, wird für jedes behauptet, es sei das beste. Wie können Sie da sicher sein, daß Sie das beste und wirksamste Mittel auswählen? Um testen zu können, welche Nahrungsergänzungsmittel für Sie am besten geeignet sind, ist im folgenden eine ausgezeichnete Methode der tibetischen Medizin beschrieben. Dieser Test ist sehr einfach und kann zu Hause durchgeführt werden. Ich habe ihn während eines Kurses bei Dr. LOBSANG RAPGAY kennengelernt.

Tibetische Urintestmethode für Nahrungsergänzungsmittel und Arzneien

Diese Methode kann nur mit Substanzen durchgeführt werden, die in Pulverform vorliegen. Dies gilt für alle Nahrungsmittel, Kräuter, Vitamine und Arzneien, ob sie nun aus der Allopathie, aus der Kräuterheilkunde oder einer anderen Heilkunde stammen. Die Methode kann nicht für Gelatinekapseln, Öle oder Flüssigkeiten angewendet werden.

Sammeln Sie beim morgentlichen Aufstehen den Mittelstrahlurin vom ersten Wasserlassen in einem sauberen Gefäß, das heißt Sie sollten nicht den Urin zu Beginn und am Ende des Wasserlassens nehmen, da dieser am meisten Toxine und Abbauprodukte enthält. Der Mittelstrahlurin enthält Substanzen aus Nahrungsmitteln, Vitamine und andere Substanzen, die im Stoffwechsel nicht vollständig umgesetzt wurden und wird als am saubersten betrachtet. Frauen sollten diesen Test nicht während der Menstruation durchführen.

Für diesen Test werden folgende Gegenstände benötigt:
1. ein kleiner Topf zum Erhitzen des Urins,
2. flache weiße oder nichtgemusterte saubere Schüsseln, in die der Urin gegossen wird,

3. ein Mörser mit Stößel für Substanzen, die zerstoßen werden.
   (Pulver müssen selbstverständlich nicht weiter zerkleinert werden.)

Vorgehensweise:

1. Nehmen Sie alle zu testenden Nahrungsergänzungsmittel und
   zerstoßen Sie sie einzeln im Mörser, falls dies erforderlich ist.
   Bei Kapseln öffnen und entfernen Sie die Gelatinekapsel. Zer-
   kleinern Sie jedes Mittel und jede Substanz einzeln und geben
   Sie das Pulver auf ein sauberes Papier vor jeweils eine der
   Schüsseln. Notieren Sie, um welche Substanz es sich bei dem
   Pulver handelt, damit Sie wissen, welche Substanz Sie in welcher Schüssel testen. Spülen Sie den Mörser und den Stößel
   nach jeder Substanz, damit die Substanzen nicht dadurch ver-
   unreinigt werden, daß sie sich vermischen.

2. Gießen Sie den Urin aus dem Gefäß in den Topf, und erhitzen
   Sie ihn langsam auf dem Herd, bis er gerade zu dampfen
   beginnt, das heißt auf eine Temperatur, die leicht über der Körpertemperatur liegt.

3. Verwenden Sie für jede zu testende Substanz eine eigene Schüssel, und gießen Sie den Urin aus dem Topf in die Schüsseln, so
   daß der Urin ungefähr 2 Zentimeter hoch in den Schüsseln
   steht. Wieviele Nahrungsergänzungsmittel und Arzneien Sie
   testen können, richtet sich also nach der Menge an Urin, die Sie
   zur Verfügung haben.

4. Nehmen Sie eine Prise der Substanz, die vor der Schüssel liegt,
   und lassen Sie sie in der Mitte der Schüssel auf den Urin fallen.

5. Achten Sie darauf, mit welcher Geschwindigkeit sich die Substanz verteilt und ob ein Teil des Pulvers absinkt oder nicht.
   Ein Nahrungsergänzungsmittel oder eine Substanz ist dann gut
   für Ihren Körper, wenn sich das Pulver, nachdem Sie es auf die
   Oberfläche des Urins haben fallen lassen, schnell über die ganze

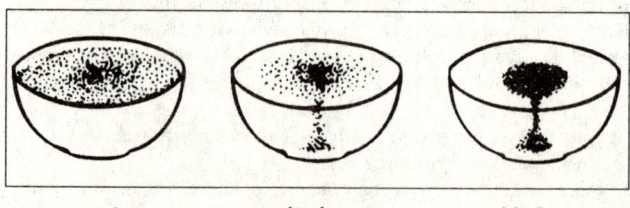

gut   **mittel**   **schlecht**

Oberfläche verteilt und vollständig an der Oberfläche bleibt
und nicht absinkt.

Ein Nahrungsergänzungsmittel oder eine Substanz ist nicht gut
für Ihren Körper, wenn das Pulver, nachdem Sie es auf die
Oberfläche des Urins haben fallen lassen, sich nicht verteilt,
sondern in der Mitte bleibt und/oder abzusinken beginnt.

Ein Nahrungsergänzungsmittel oder eine Substanz ist weder gut
noch schlecht für Ihren Körper, wenn sich das Pulver langsam
verteilt oder wenn es sich nicht über die ganze Oberfläche verteilt, sondern an einer Stelle zusammenbleibt und anschließend
ein Teil des Pulvers absinkt. In diesem Fall ist die betreffende
Substanz vielleicht zu manchen Zeiten gut und zu anderen wiederum nicht. Testen Sie diese Substanz zu einem späteren Zeitpunkt nochmals, aber im Moment ist sie für Sie von geringem
Nutzen.

Es kann auch vorkommen, daß sich ein Teil des Pulvers schnell
verteilt und ein Teil absinkt. Dies weist darauf hin, daß Sie die
einzelnen Bestandteile der Mischung einzeln testen sollten.

6. Wiederholen Sie diesen Test für jedes Pulver vor jeder einzelnen
Schüssel.

Da diese Ergebnisse stärker von Ihrem momentanen Gesundheitszustand abhängen als von Ihrem Rang-Zhin, sollten Sie Nahrungsergänzungsmittel und Arzneien am besten alle drei Wochen
testen, um festzustellen, wie Ihr Körper mit diesen Substanzen
umgeht, wenn Sie diese über einen längeren Zeitraum einnehmen
möchten. Wenn sich Ihr Gesundheitszustand ändert, kann es sein,
daß Sie Substanzen, die Sie einnehmen, nicht mehr benötigen und
daß eine fortgesetzte Einnahme eine nachteilige Wirkung hätte. Es
kann auch sein, daß sich Ihr Bedarf abhängig von jahreszeitlichen
Veränderungen, von klimatischen Veränderungen oder abhängig
von anderen Bedingungen ändert. Daher ist dieser Test hilfreich.

Er stellt eine gute Methode für die Anwendung zu Hause dar,
wenn eine Pulsdiagnose nicht möglich ist. Ich denke, daß diese
Methode objektiver ist als Kinesiologie, obwohl die Kinesiologie
für Substanzen auf Ölbasis, für Gelatinekapseln und Flüssigkeiten
die beste »Low-Tech-Methode« für zu Hause ist.

Bei der beschriebenen Methode werden Effekte ausgeschlossen,
die dadurch entstehen können, daß wir uns aus subjektiver Sicht
wünschen, manche Substanzen mögen besser geeignet sein als
andere. Manchmal glauben wir, natürliche Substanzen oder Kräu-

tersubstanzen seien den verarbeiteten allopathischen Arzneimitteln
überlegen. Ich habe erlebt, daß viele Patienten schockiert waren,
als sie sahen, daß ihre allopathischen Mittel besser für sie geeignet
waren als einige ihrer pflanzlichen Nahrungsergänzungsmittel.
Der Körper weiß, was er braucht, und seine natürliche Intelligenz
ist in der Regel nicht so begrenzt wie unsere geistigen Vorstellungen.

TIBETISCHE KOSTBARE PILLEN

Die tibetischen kostbaren Pillen werden in unterschiedlicher Weise
verwendet, um die Vitalität wiederherzustellen und zu fördern. Sie
werden einmal pro Monat zur Verjüngung und zur Gesundheitsvorsorge eingenommen, aber auch als Arzneimittel für bestimmte
Erkrankungen und in einem spirituellen Kontext eingesetzt.
   Seine Heiligkeit, der DALAI LAMA, hat Dr. TENZIN CHOEDHAK,
dem leitenden Gesundheitsbeauftragten des Zentrums für tibetische Medizin am Sitz der Exilregierung des Dalai Lama in Dharamsala in Indien, damit beauftragt, mit der Herstellung dieser
Pillen zu beginnen. Der Hauptinhaltsstoff dieser Pillen ist *Tsothel*,
ein gereinigtes und ungiftig gemachtes Quecksilberpulver auf
einer Schwefelbasis.[15] Metalle, wie zum Beispiel Quecksilber, die
ungiftig gemacht wurden, heißen in Sanskrit *Basmas*. Die Tibeter
sind für ihre besondere Sorgfalt bei der Herstellung von Basmas
bekannt. Edelmetalle und Schwermetalle werden erhitzt, bis sie
oxidieren, so daß Substanzen entstehen, die nicht mehr giftig sind
und die tief in den Körper gelangen, um den Körper zu stärken.
Diesen oxidierten Edel- und Schwermetallen werden Kräuter und
andere Pflanzen sowie heilige Materialien hinzugefügt, deren
Ursprung nur den Pharmakologen, den Kräuterheilkundigen und
den spirituellen Lehrern bekannt ist, die dazu befugt sind, diese
Materialien herzustellen und zu verwenden.
   Die kostbaren Pillen werden traditionell in kleine Beutel aus
farbiger Seide verpackt, wobei die Farbe angibt, um welche Pil-
lensorte es sich handelt. Die Pillen werden nach einem Ritual spät
abends üblicherweise an »günstigen« Tagen, beispielsweise bei
Vollmond oder Neumond, begleitet von Gebeten eingenommen.
Vorsichtsmaßnahmen und Anweisungen dafür, wie die Wirksamkeit einer bestimmten Pille erhöht werden kann, werden in der
Regel angegeben. In medizinischen Notfällen können die kostba-

ren Pillen jedoch auch nach Bedarf eingenommen werden, um die in ihnen enthaltene Kraft zu nutzen.

In den folgenden Textauszügen sind die Inhaltsstoffe der kostbaren Pillen, ihre Wirkungen auf den Körper sowie die Rituale und Vorsichtsmaßnahmen angegeben. *Die aufgeführten Pillen haben eine tiefgreifende und langanhaltende Wirkung.* Sie können zwar den Urintest anwenden, um herauszufinden, ob eine dieser Pillen für Sie geeignet ist, am besten ist es jedoch, sie auf Anraten eines tibetischen Arztes oder Tantra-Meisters zu nehmen. Der Text zu den ersten drei aufgeführten Pillen stammt vom Institut für tibetische Medizin und Astrologie. Die Beschreibung der letzten Pille, dem »kostbaren alten Türkis 25«, stammt von dem Haus und der Klinik für tibetische Medizin, Kunphen, in Kathmandu.

Rinchen Tso-Tru Dhashel *(Kostbarer gereinigter Mondkristall)*
Diese kostbare Pille wird aus ungefähr fünfzig verschiedenen Inhaltsstoffen nach dem exakten Rezept des berühmten tibetischen Gelehrten und Arzt SURKHAR NYAM-NYI DORJEE, der im 15. Jahrhundert lebte, gemischt.

Es handelt sich bei dieser Pille um ein Gegenmittel; sie reinigt den Körper und unterstützt die Blutzirkulation, sie heilt Magengeschwüre und Leberbeschwerden; sie stoppt starke Schmerzen und Beschwerden, die durch eine plötzliche Kost- und Klimaveränderung verursacht werden. Sie heilt verborgene Fieber und chronische Beschwerden nach Fieber, wenn man nicht richtig essen kann, wenn Haarausfall auftritt und Zähne und Nägel brüchig werden und ihre klare helle Färbung verlieren. Diese Pille eignet sich ausgezeichnet zur Bekämpfung von Infektionen und Entzündungen. Außerdem heilt sie Beschwerden, die durch übermäßiges Essen und Alkohol verursacht werden. Sie stellt ein gutes Tonikum für dunkle, magere Menschen mit schwacher Konstitution dar. Diese Pille wirkt reinigend auf die Sinne und stärkt das Gedächtnis. Mit ihr werden Entzündungen des Brustkorbs behandelt, einschließlich chronischem Husten mit Blut- und Schleimauswurf sowie Atembeschwerden. Sie hilft auch bei Wasseransammlungen im Körper. Beim gesunden Menschen fördert sie die Gesundheit, verlängert das Leben und wirkt verjüngend.

Zu den Inhaltsstoffen dieser Pillen gehören unter anderem die Metalle Gold, Silber, Kupfer, Messing, Blei und Bronze, die von ihren toxischen Wirkungen gereinigt werden, ehe sie mit weiteren

pflanzlichen Inhaltsstoffen, wie zum Beispiel Polygonatum forre-
stii (Schitr), Sausurea lappa (costus), Commiphora mukul (Angl),
Strychnos nux-vomica (L.), Myristica fragrans (Houtt.) und
Eugenia caryophyllata (Thunb.), vermischt werden. Viele heilige
Pillen und das kostbare Ngochu-Tsothel werden ebenfalls als
Bestandteil dieser Pille verwendet.

Ausführliche Anweisungen für das Einnehmen dieser Arznei
werden in der medizinischen Literatur gegeben, die folgende Vor-
schrift ist jedoch ausreichend. Die Pille sollte an einem günstigen
Tag genommen werden, bei Krankheit wird sie jedoch bei Bedarf
eingenommen. Nehmen Sie vor dem Zubettgehen eine saubere
unbeschädigte Tasse und geben Sie eine zerkleinerte Pille hinein,
fügen Sie ein wenig heißes Wasser hinzu und bedecken Sie die
Tasse mit einem sauberen Tuch. Rühren Sie die Mischung am
nächsten Morgen früh mit dem Ringfinger Ihrer rechten Hand,
während Sie das folgende Mantra des Buddha der Heilkunde wiederholen TA-YA-THA OM BAY-KAHN-DZE BAY-KHAN-DZE MAHA BAY-
KHAN-DZE RAH-DZA SAH-MOOD-GAH-TAY SO-HA. Trinken Sie diese
Mischung und anschließend eine Tasse heißes Wasser. Legen Sie
sich ungefähr eine Stunde lang mit dicken Zudecken ins Bett,
damit der Körper schwitzt.

An dem Tag, an dem diese Arznei eingenommen wird, und
möglichst auch einige Tage nach der Einnahme sollten Sie auf
Fleisch, Eier, Fisch, ungekochtes Getreide, Knoblauch, Zwiebeln,
Alkohol, saure Speisen und Getränke verzichten. Auch rohes
Gemüse und Obst, altes Essen und scharfe Speisen sollten ebenfalls nicht gegessen werden. Sie sollten körperliche Anstrengun-
gen vermeiden und tagsüber nicht schlafen. Auch auf
Geschlechtsverkehr und kalte Bäder sollte verzichtet werden. An
dem Tag, an dem diese Pille genommen wird, sollten keine anderen Medikamente verabreicht werden.

**Diese Pille darf keinesfalls dem Sonnenlicht oder künstlichem
Licht ausgesetzt werden. Sie sollte bei Dämmerlicht zubereitet
und eingenommen werden.**

Die folgenden beiden kostbaren Pillen unterscheiden sich zwar in
der Zubereitung von Rinchen Tso-Tru Dhashel, viele der Inhaltsstoffe sind jedoch gleich. Aus diesem Grund habe ich nicht sämtliche Inhaltsstoffe aufgeführt, sondern lediglich ihre Wirkungen
genannt sowie angegeben, für welche Personen sie am besten geeig-

net sind. Die Vorsichtsmaßnahmen sind für sämtliche Pillen nahezu gleich, daher wurden sie bei diesen Beschreibungen weggelassen.

Rinchen Mangjor Chenmo *(Die große kostbare Pille für zahlreiche Leiden)*

Diese Pille lindert die 404 wichtigsten Beschwerden, die durch Störungen des Bluts, der Galle, des Schleims und den Wind des Körpers entstehen. Außerdem heilt sie alte Wunden des Kopfs, des Brustkorbs, der Gliedmaßen, Halsschwellung, Lepra und Epidemien. Sie schützt vor bösen Geistern, die Krankheiten verursachen. Es gibt kein Leiden, das durch diese Pille nicht geheilt werden könnte. Beim gesunden Menschen fördert sie die Gesundheit und verlängert das Leben. Sie ist insbesondere bei der Behandlung von Lebensmittelvergiftungen, Bissen von Tieren und Insektenstichen, Tollwut und Pflanzengiften wirksam. Mit dieser Pille können auch alte und verborgene Leiden, Fieber und Blutungen aus dem Darm oder dem Mund, die auf schwere Erkrankungen zurückgehen, behandelt werden.

Bei Krankheit kann diese Pille zu dem Zeitpunkt genommen werden, an dem sie benötigt wird, ohne daß die zuvor genannten Bedingungen beachtet werden müssen.

Rinchen Ratna Samphel *(Kostbares Juwel, das Wünsche erfüllt)*

Diese Pille ist ein Gegenmittel für Gifte aus Lebensmitteln, Gifte von Pflanzen, von Insekten und Tieren, chemische Gifte und Gift aus Sonnenstrahlung und dergleichen. Sie hilft bei Schlaganfällen und Lähmungen, Zittern und Taubheit im Körper, bei lahmen und ausgerenkten Gliedmaßen und bei allen Arten nervlicher Störungen. Außerdem wirkt die Pille bei nervlich bedingter Harninkontinenz, sie hilft bei Schwierigkeiten beim Öffnen und Schließen der Augenlider, heilt Taubheit, Verlust des Geschmackssinns, Verlust der Körperwahrnehmung und wenn der Speichelfluß nicht mehr kontrolliert werden kann. Sie ist geeignet zur Behandlung von Bluthochdruck, Herzleiden, Lungen-TB, Blutgerinnseln, Geschwüren im Körper und Krebs im Frühstadium. Außerdem hat diese Pille eine sehr gute schmerzlindernde Wirkung bei Krebspatienten im fortgeschrittenen Stadium, und sie heilt plötzlich auftretende Leiden, die von verschiedenen Geistern verursacht werden.

Diese kostbare Pille kann als ein kostbares Juwel des Königs der Arzneien betrachtet werden.

Rinchen Yu Nying 25 *(Kostbarer alter Türkis 25)*
Diese kostbare Pille wird nach der von PON TSANG ZANA entwickelten Methode hergestellt. Sie besteht aus 25 Inhaltsstoffen
und wird aus altem Türkis, Korallen und Perlen hergestellt, wobei
diese Bestandteile von ihren toxischen Anteilen befreit werden.
Andere Bestandteile sind gereinigte Eisenspäne, Asphaitum, Cro-
cus sativus L., Moschus moschiferous (Moschus), die drei Myro-
balans ohne Samen (Terminalia chebula, Terminalia belerica,
Emblica officinalis), zwei Arten von Sandelholz, Eugenia caryophyllata (Thunb.), Saxifraga pasumensis marg und Adhatoda
vasica. Während und nach der Herstellung der Pillen werden viele
Gebete gesprochen.

Bei dieser Pille handelt es sich um eine besondere Pille. Sie wirkt
entgiftend und gilt als kühl. Sie ist für sämtliche Leberleiden
geeignet. Sie heilt Leberschmerzen, Lebervergrößerung, durch
Leberleiden bedingten Gewichtsverlust und bei einer Schädigung
der Lebernerven. Ferner lindert sie den Druck auf den oberen Teil
des Körpers, hilft bei steifem Nacken, blutdruckbedingten Kopfschmerzen, Nasenbluten, blutunterlaufenen Augen, Schmerzen in
den Achselhöhlen sowie Appetitverlust aufgrund von Magen-
störungen. Diese Pille hilft bei Leberschäden aufgrund von übermäßigem Alkoholkonsum und Lebensmittelvergiftung.

An dem Tag, an dem Sie diese Pille nehmen, sollten Sie keine
sauren Speisen und Getränke, kein rohes Obst und Gemüse, keinen Knoblauch, keine Zwiebeln und kein ranziges Essen zu sich
nehmen. Außerdem sollten anstrengende körperliche Aktivitäten
vermieden werden.

Der Anhang Adressen am Ende dieses Buchs enthält Anschriften,
bei denen Sie weitere Informationen über diese kostbaren Pillen
anfordern und die Pillen bestellen können.

VERDAUUNGSFEUER

Welche Bedeutung die Menge, die Qualität und der Geschmack der
Nahrung, das Kauen, Atmen und Entspannen im Zusammenhang
mit der Verdauung haben, haben wir bereits besprochen. Im folgenden befassen wir uns mit der Stoffwechselhitze, dem »Verdauungsfeuer«, das im Tibetischen *Pho thut* (Sanskrit: *agni*) heißt. Der
Sanskrit-Ausdruck *Agni* bezieht sich auf mehrere unterschiedliche

Arten von Wärmeprozessen im Körper, während sich der tibetische
Ausdruck *Pho thut* nur auf das Verdauungsfeuer bezieht.

Sie haben gelernt, die richtigen Nahrungsmittel in den richtigen
Mengen zu essen, und Sie kauen gründlich und bemühen sich,
beim Essen richtig zu atmen und sich zu entspannen. Dies alles ist
für eine gute Verdauung förderlich. Vielleicht sind Sie aber nach
dem Essen immer müde und lethargisch. Oder Sie haben vielleicht
chronische Schmerzen im unteren Rückenbereich und leiden
immer noch an Verdauungsproblemen, wie zum Beispiel Blähungen oder hartem oder wäßrigem Stuhl. Vielleicht stellen Sie im
Frühling und Herbst sogar allergieähnliche Symptome und eine
geringere Widerstandskraft fest. Diese Symptome können alle das
Ergebnis von zuviel oder unzureichendem Verdauungsfeuer sein.

In dem Buch *Tibetan Medicine and Other Holistic Health-
Care* zitiert Dr. TOM DUMMER einen Artikel von Dr. PEMA DORJE
aus dem Mitteilungsblatt des Instituts für tibetische Medizin von
1985:

»Das Verdauungsfeuer kann mit einer Maschine verglichen
werden; die Nahrung stellt die Rohstoffe dar, und die Elemente
des Körpers sind die Produkte. Niemand kann erwarten, daß eine
defekte Maschine ein gutes Produkt liefert, auch wenn die Rohstoffe von guter Qualität sind. Entsprechend kann eine schwache
Verdauung den Körper nicht mit gesunden Elementen oder Geweben versorgen. Beispielsweise kann es sein, daß eine wohlhaben-
de Familie, die sich die besten erhältlichen Nahrungsmittel leisten
kann, einen schwächlichen und mageren Sohn hat, während
andererseits starke und gesunde Menschen in armen Familien auf-
wachsen können, die von einfacher Nahrung leben. Welchen
Grund hat dieser Widerspruch? Der Mensch braucht eine gute
Verdauung, damit die verzehrte Nahrung vom Körper aufgenommen wird. In der Literatur der tibetischen Medizin heißt es, daß
nahezu alle chronischen inneren Krankheiten auf Verdauungsstörungen zurückzuführen sind. Daher ist es sehr wichtig, das
Verdauungsfeuer zu erhalten.« [16]

Eine Störung des Verdauungsfeuers bei den verschiedenen Konstitutionstypen ist in erster Linie auf schlechte Ernährungsgewohnheiten zurückzuführen. Es werden Nahrungsmittel gegessen, die für den jeweiligen Konstitutionstyp nicht geeignet sind, es
wird zuviel oder zuwenig gegessen, oder es werden andere Anweisungen für eine gute Ernährungsweise nicht berücksichtigt. Hinzu
kommt die in den westlichen Kulturen bestehende Tendenz der

Menschen, zuviel alte, zu stark verarbeitete, fettreiche Nahrung zu essen, eisgekühlte Getränke zu den Mahlzeiten zu trinken und allgemein zuviel zu essen, was sich ebenfalls auf das Verdauungsfeuer auswirkt.

Übermäßiges Verdauungsfeuer entsteht aus einem übermäßigen Fleischverzehr und der Verwendung grober Gewürze. Gewürze können das Verdauungsfeuer, *Pho thut,* entzünden, und für Fleisch muß das Verdauungsfeuer heißer sein, damit das Fleisch im Stoffwechsel umgesetzt werden kann. Aufstoßen, Durchfall, starkes Schwitzen, Durst und allgemeine nervöse Übererregbarkeit sind Zeichen eines übermäßigen *Pho thut.*[17] In der Regel können diese Symptome dadurch gebessert werden, daß die betreffenden Nahrungsmittel auf die für den jeweiligen Konstitutionstyp geeignete Menge reduziert werden. Wenn die falschen Eßgewohnheiten jedoch zu lange bestehen, kann der Körper so stark überfordert werden, daß das *Pho thut* erlischt. In diesem Fall wird aus einem starken *Pho thut* ein schwaches *Pho thut.* Und ein schwaches *Pho thut* liegt bei den meisten Menschen vor, die Probleme mit dem Verdauungsfeuer haben.

Im ayurvedischen Kochbuch von AMADEA MORNINGSTAR wird empfohlen, kleinere Mahlzeiten zu essen, Limonen- oder Zitronenwasser und einen milden Ingwertee zu trinken, um das *Pho thut* wieder anzufachen. Häufig dienen die Kräuter- und Gewürzkombinationen in der ayurverdischen und tibetischen Küche genau diesem Zweck. Kreuzkümmel, Koriander und Fenchel als Kochzutaten oder deren Samen zu gleichen Teilen als Tee bereitet, werden als Mittel zur »Stimulierung und Stärkung«[18] von *Pho thut* betrachtet. AMADEA MORNINGSTAR empfiehlt ferner verschiedene Rezepte für LUNG, TrIPA und BEKAN auf der Basis frischer Ingwerwurzel, die vor dem Essen genommen werden kann:

Für LUNG: geriebener Ingwer + eine Prise Salz
Für TRIPA: geriebener Ingwer + eine Prise Rohzucker
Für BEKAN: nur geriebener Ingwer[19]

Dr. LOBSANG RAPGAY empfiehlt die makrobiotische Suppe auf Miso-Basis mit etwas frischem Ingwer als ausgezeichnete Vorspeise für LUNG. TrIPA-Typen solltem mit einem kleinen grünen Salat beginnen. BEKAN-Typen können *Trikatu* (eine Mischung aus Ingwerpulver, Cayenne-Pfeffer und schwarzem Pfeffer zu glei-

chen Teilen) vor dem Essen verwenden, um das *Pho thut* anzuregen. Trikatu wird über einen viertel Teelöffel Honig gestreut und
zehn Minuten vor dem Essen eingenommen.[20] Im *Gyud-Zhi* wird
empfohlen, nach dem Essen eine kleine Menge Wein zu sich zu
nehmen, um das Verdauungsfeuer anzuregen.[21] Das indische
Ayurveda kennt einen Wein aus Weintrauben und Kräutern, der
Draksha heißt und für diesen Zweck ausgezeichnet geeignet ist.
Bei den Tibetern gibt es die Sitte, gekochtes Wasser, das warm ser-
viert wird, zehn bis fünfzehn Minuten nach einer Mahlzeit zu
trinken. Meine Erfahrung hat gezeigt, daß diese Methode eine
ausgezeichnete Hilfe für die Verdauung ist.

Von den aufgeführten Mitteln scheint die Miso-Suppe für
LUNG, der leichte grüne Salat für TrIPA und der von Amadea
Morningstar empfohlene leichte Ingwertee für BEKAN im Rahmen der täglichen Nahrungszufuhr am besten geeignet zu sein.
Wein am Ende einer Mahlzeit sollte nicht routinemäßig eingenommen, sondern eher als Heilmittel eingesetzt werden, beispielsweise bei einer schwachen Verdauung. Heißes Wasser nach
den Mahlzeiten zu trinken, ist indessen für alle Konstitutionstypen als Alltagsgewohnheit geeignet.

BEURTEILUNG VON ERNÄHRUNGSPROGRAMMEN

Um herauszufinden, ob Ihnen eine Kost bekommt, sollten Sie das
gewählte Ernährungsprogramm mindestens drei bis sechs
Wochen durchführen. Bevor Sie jedoch Ihre Kost gemäß Ihrem
Rang-Zhin ändern, sollten Sie Ihre Stoffwechselhitze, das heißt
Ihr *Pho thut,* auf der Grundlage der erläuterten Symptome beurteilen. Falls Symptome einer Störung vorliegen, sollten diese
zuerst anhand der gegebenen Empfehlungen behoben werden,
bevor eine Koständerung vorgenommen wird.

In der Naturheilkunde und der Homöopathie heißt es, daß der
Körper alle 21 Tage eine natürliche Heilungskrise durchmacht,
durch die er sich an die Nahrungszufuhr in diesem Zeitraum
anpaßt. Wenn Sie ein neues Ernährungsprogramm während eines
oder zwei dieser Zyklen durchführen, stellen Sie sicher, daß Ihr
Körper auf einer neuen Schiene ist. Überprüfen Sie während dieser Zeit täglich Ihren Puls und Ihren Urin. Achten Sie auf alle auftretenden Symptome. Wenn Ihr Zustand stabil und Ihre Energie
konstant bleibt, ist die Kost gut für Sie.

Mit den Worten von Dr. Yeshe Donden läßt sich am besten zusammenfassen, welche Bedeutung der richtigen Ernährungsweise in der tibetischen Medizin zukommt:

»Wenn Sie richtig essen und trinken, werden mich Ihr Körper und Ihr Leben gut erhalten, so daß Sie lange leben werden. Wenn Sie nicht wissen, wie man richtig ißt und trinkt – wenn Sie zuwenig, zuviel oder falsch essen und trinken – werden Krankheiten hervorgerufen, und Ihr Körper und Ihr Leben werden wahllos von diesen überwältigt. Daher sollten jene, die glücklich sein wollen, großen Wert auf richtiges Essen und Trinken legen.«[22]

Drittes Kapitel
KÖRPERTRAINING

Die Tibeter, die ich im Laufe der Jahre kennengelernt habe, arbeiten sehr hart und sind sehr ausdauernd. Unabhängig von ihrer jeweiligen Berufsausbildung sind alle bereit, die Ärmel hochzukrempeln, wenn es die Aufgabe erfordert.

Da der Lebensstil der Tibeter von Landwirtschaft, nomadischer Viehhaltung und von handwerklichen Tätigkeiten geprägt ist, die mit körperlicher Arbeit verbunden sind, gehörte zum tibetischen Alltagsleben früher und auch heute noch ausgiebige Bewegung. Außerdem sind in Tibet traditionell Wettkampfsportarten sehr beliebt, insbesondere Wettkämpfe, bei denen die Teilnehmer ihre Stärke messen oder ihre Reitkünste unter Beweis stellen. Allerdings scheinen in dem zur Verfügung stehenden übersetzten Material über tibetische Medizin nicht viele Informationen über das Körpertraining enthalten zu sein.

Im Ambrosia-Herz-Tantra, dem *Gyud-Zhi*, werden jene Menschen, die Beschwerden des Typs BEKAN haben (also übermäßigen Schleim und Stauungen, Lethargie), allgemein stark gebaut sind oder zuviel reichhaltige, fetthaltige Nahrung zu sich nehmen, dazu angehalten, im Winter und Frühling ihren Körper zu trainieren. Nach diesem Training sollen sie folgendermaßen vorgehen:

[Nachher] sollte man [den Körper mit Öl einreiben und, nachdem man zu schwitzen begonnen hat, Linsenmehl auf die gesamte Haut] auftragen. [Anschließend den Körper durch Abreiben mit einem Handtuch] abtrocknen. Dies befreit [den Körper von zuviel] Schleim, unterstützt die Verdauung von Fett, [verleiht] einen reinen Teint und ist das beste [Mittel], um die Glieder zu stärken [und sie geschmeidig zu machen].[1]

Meiner Erfahrung nach ist es eine ausgezeichnete Methode, Sesamöl vor dem Training in die Haut einzureiben und anschließend den Körper mit Linsen- oder Kichererbsenmehl abzureiben, um die ganzen Gifte herauszuziehen, die durch das Training von dem Öl absorbiert wurden. Insbesondere für LUNG-Konsti-

tutionstypen ist es empfehlenswert, den Körper vor dem Training
mit Sesamöl einzureiben.

Körperübungen gelten auch als Bestandteil der tibetischen
Behandlungsmethode bei seelischen Problemen, wie in den Texten
über tibetische psychiatrische Methoden beschrieben wird, die in
TERRY CLIFFORDS Buch vorgestellt werden.[2]

Ohne auf spezielle Krankheitszustände einzugehen, faßt Dr.
YESHE DONDEN als Antwort auf die Frage nach dem Joggen die
Ansicht der tibetischen Medizin über die Beziehung zwischen
Körpertraining und Gesundheit vielleicht am besten zusammen:

Frage: Glauben Sie, daß Jogging Zeitverschwendung ist?

Antwort: Jogging kann für den Körper hilfreich sein, wenn
gleichzeitig die richtige Ernährung eingehalten wird, da Jogging den
Körper gesünder, fester und stärker macht. Dennoch ist die Nahrung der wichtigste Punkt; ein Auto kann man ja auch nicht ohne
Kraftstoff betreiben. Wenn Sie sich nicht richtig ernähren und dann
losgehen und trainieren, wird dies Ihren Körper ruinieren, wenn Sie
aber richtig essen und trainieren, werden Sie gesund und stark sein.[3]

In unserer Kultur, in der die Menschen viel sitzen, ist das Körpertraining eher ein Freizeitvergnügen als Teil der Arbeit oder Teil
eines bestimmten Heilungsprozesses. In allen Fällen sollte der
Schwerpunkt jedoch auf Körpertraining liegen, das für den jeweiligen Konstitutionstyp am besten geeignet ist. Bei körperlicher
Arbeit und bei Körperübungen, die im Rahmen einer Behandlung
empfohlen werden, ist es für die Menschen einleuchtend, daß das
Training ihrer jeweiligen Konstitution angepaßt sein muß, damit
sie sich nicht überfordern und damit sie effektiver arbeiten oder
die Heilung unterstützen können. In diesem Buch ist es weder
möglich noch angemessen, Übungen für bestimmte Berufe oder
Heilbehandlungsschemata zu erläutern. Dieses Kapitel soll statt
dessen vermitteln, in welcher Form einige gängige Formen von
Körperübungen und Sport angegangen werden sollten, und den
Lesern einige der nutzbringenden Übungsverfahren vorstellen, die
die tibetische Kultur kennt. Es wird zwar nicht jede Sportart oder
Körperübungsmethode erläutert, wenn Sie jedoch einmal verstanden haben, in welcher Weise Sie ein Übungsverfahren oder eine
Sportart in Übereinstimmung mit Ihrem Rang-Zhin angehen sollen, können Sie die Leitlinien in diesem Kapitel auf die Körperübungen oder die Sportart Ihrer Wahl anwenden.

Dieses Kapitel konzentriert sich auf das Körpertraining in bezug zu den einzelnen Nyepas. Personen, deren Konstitution durch zwei Nyepas dominiert wird, sollten den Schwerpunkt beim Körpertraining entsprechend der Ernährung, den auftretenden Symptomen und der Jahreszeit verschieben.

KÖRPERTRAINING FÜR DEN LUNG-KONSTITUTIONSTYP

Für den LUNG-Konstitutionstyp sind sanfte und stetige Trainingsarten am besten geeignet. Die sanften Bewegungen des Yoga und Tai-chi sind für diesen Typ ausgezeichnet. Körpertraining, bei dem chaotisches Atmen gefördert wird oder bei dem man stets außer Atem ist, sollte vermieden werden. Für LUNG-Typen ist es außerdem wichtig, daß sie das Durchhaltevermögen trainieren. Dies sollte allmählich und stetig geschehen, um der Tendenz der LUNG-Typen entgegenzuwirken, zu intensiv und zuviel zu trainieren und dann zusammenzubrechen.

Bevor Sie Sport oder Körperübungen machen, sollten Sie generell den Körper mit Sesamöl einreiben, insbesondere die Gelenke. Jede Art von Training sollten Sie stets mit vernünftigen sanften Dehnübungen beginnen. Jogging und andere Laufsportarten und Walking sind zwar gut, Sie sollten jedoch darauf achten, daß Ihre Gelenke nicht überlastet werden. Dies ist einer der Gründe dafür, warum extremes Aerobic nicht empfehlenswert ist (ganz abgesehen von der Tatsache, daß übermäßiges Aerobic zu ungleichmäßiger Atmung führt). Hochwertiges geeignetes Schuhwerk wird empfohlen. Bodybuilding ist gut, sofern der Körper eingeölt wird und das Trainingsgewicht allmählich gesteigert wird. Maschinen und Yoga-Stellungen, bei denen sich der Körper in Umkehrhaltung befindet, sind ebenfalls für LUNG-Typen ausgezeichnet, da diese Haltung dazu beiträgt, die Zirkulation durch den Darm zurückzuleiten, wodurch eine verjüngende Wirkung erzielt wird.

Sie sollten nicht in chaotischen Umgebungen oder bei ungünstigen Wetterbedingungen trainieren, unter denen Sie sich körperlich oder psychisch unwohl fühlen. Es wird eine stabile, heitere Atmosphäre mit wenig ablenkenden Einflüssen empfohlen. Auch einheitliche Eßgewohnheiten fördern den Nutzen des Körpertrainings.

KÖRPERTRAINING FÜR DEN TrIPA-KONSTITUTIONSTYP

Aufgrund ihres guten Durchhaltevermögens können diese athletischen Typen die meisten Arten des Körpertrainings genießen. Der TrIPA-Typ ist derjenige Konstitutionstyp, der am stärksten leistungsorientiert ist. Der Nachteil dieser Eigenschaft ist, daß Wettkampfsituationen die Tendenz dieses Typs zur Aggression steigern. Hierzu gehört auch das Konkurrieren mit sich selbst, wobei der TrIPA-Typ sich überfordern kann, indem er unrealistische Erwartungen an sich stellt. Diese Art von Aggression gegenüber sich selbst und gegenüber anderen kann dazu führen, daß das Körpertraining eher belastend als förderlich ist.

Da TrIPA-Typen gerne zuviel machen, sollten sie Läufe zur Mittagszeit oder Sport bei extremer Hitze vermeiden. Diese Typen sollten darauf achten, daß sie so wenig schwitzen wie möglich. Körperübungen, mit denen die Beweglichkeit der Wirbelsäule gefördert wird, sind sehr gut für diesen Typ geeignet. Schwimmen und Körpertraining in der Nähe von Wasser (auch Schlittschuhlaufen) oder an Orten, an denen man einen weiten Blick hat, tragen dazu bei, die TrIPA-Intensität abzubauen. Generell müssen TrIPA-Typen das Körpertraining mit *guten Entspannungsübungen* ausgleichen, um abschalten zu können.

TrIPA-Typen sollten darauf achten, daß sie dem Körper reichlich Flüssigkeit zuführen; eiskalte Getränke während oder nach dem Körpertraining sind jedoch zu vermeiden. Insgesamt sollte der Schwerpunkt beim Körpertraining auf dem Vergnügen und auf Entspannung liegen, und nicht auf Leistung.

KÖRPERTRAINING FÜR DEN BEKAN-KONSTITUTIONSTYP

In der Literatur über tibetische Medizin werden Beschwerden des BEKAN-Typs mit Körpertraining bekämpft. Der Grund hierfür ist, daß bei BEKAN-Typen und bei Beschwerden, die mit BEKAN in Zusammenhang stehen, eine Tendenz besteht, lethargisch und übergewichtig zu werden. BEKAN-Typen müssen wachgerüttelt und aufgeweckt werden.

Für diese Menschen ist Körpertraining empfehlenswert. Körperübungen und Sportarten, die mit plötzlichen Bewegungen verbunden sind, Bewegungsspiele wie beispielsweise Basketball, Fußball und Sportarten, die mit Schläger gespielt werden, tragen dazu bei, die BEKAN-Statur anzuregen. Für diesen Typ ist es auch hilfreich, wenn Kreislauf und Lymphsystem stimuliert werden. Minitrampoline oder Rebounders sind für diesen Zweck ausgezeichnet. Außerdem kann für diese Typen aufgrund der Kompaktheit ihres Körpers und der Anmut ihrer Bewegungen Aerobic nützlich sein. Beim Training zu schwitzen ist für diesen Typ gut. Die zu Beginn dieses Kapitels beschriebene Methode mit Öl und Mehl ist hilfreich, um den Körper von BEKAN-Ausscheidungen zu befreien, die zu Schwere führen, also Schleim und Hautfett. Als Öl kann eine Sesam-Ingwer-Ölmischung verwendet werden oder ein anderes stimulierendes Einreibemittel.

Das Problem für BEKAN-Typen ist, in die richtige Stimmung zu kommen, um Lust auf das Körpertraining zu haben. Wenn sie einmal angefangen haben, werden sie die positiven Wirkungen feststellen.

KÖRPERTRAINING IN DEN VERSCHIEDENEN JAHRESZEITEN

Im Ayurveda wird empfohlen, das Körpertraining im Einklang mit den jahreszeitlichen Einflüssen sowie im Einklang mit den individuellen Schwankungen in der Konstitution durchzuführen. Generell gilt, daß Frühling und Herbst die Jahreszeiten sind, in denen man uneingeschränkt trainieren kann. In der Hitze des Sommers wird die Energie schnell erschöpft, daher sollte man in dieser Zeit eine Überhitzung vermeiden. Schweißtreibende Sportarten sind in dieser Jahreszeit nicht angeraten, da sie zu einer anhaltenden Erschöpfung führen können; und übermäßiges Schwitzen schwächt das Herz. Im Winter sollten Sie sich beim Training nur zur Hälfte auslasten, damit sichergestellt wird, daß Energie und Wärme aufgebaut und nicht erschöpft werden. In dieser Jahreszeit kann zuviel Training die Stoffwechselhitze und -energie verringern, so daß der Körper anfällig für Krankheiten wird.

* * *

Im folgenden werden verschiedene Formen des Körpertrainings kurz vorgestellt, die auf tibetische Kampfkünste oder auf Traditionen der Klöster zurückgehen. Die Abbildungen zeigen, wie diese Körperübungen aussehen, damit Sie beurteilen können, ob die jeweilige Art von Bewegung Sie anspricht.

Diese Übungsreihen sind für alle Konstitutionstypen geeignet.
Ich kann mich persönlich für ihre positiven Wirkungen im täglichen Leben und bei der Streßbewältigung verbürgen. Anschriften,
bei denen Sie weitere Informationen anfordern und diese Techniken erlernen können, sind im Adressenteil aufgeführt.

TIBETISCHES TAI-CHI

Tibetisches Tai-chi habe ich zuerst 1987 kennengelernt, als ich
Freunde in Albuquerque, im US-Bundesstaat New Mexico,
besuchte. Ich machte bereits seit einiger Zeit täglich morgens Körperübungen. Als ich eines Morgens diesen Übungen nachging,
übte mein Freund sein Tai-chi. Ich kannte die klassische chinesische Form des Tai-chi, die mich nie besonders angesprochen
hatte. Das tibetische System jedoch schien anders zu sein, die
Bewegungen waren meditativer, erinnerten eher an die Bewegungen von Tieren und wurden näher am Boden durchgeführt. Schon
das Zusehen war ein beeindruckendes Erlebnis.

Kurz nach diesem Ereignis hatte ich das Glück, LIU SIONG und
seine Frau MARILYN in ihrer Schule für tibetisches Tai-chi und
Chuan-fa kennenzulernen. Liu Siong war ein Sohn chinesischer
und niederländischer Eltern. Er wuchs in Indonesien auf und
wurde von seiner Familie fünfzehn Jahre lang jeden Sommer zu
Kursen in den Shaolin-Tempel in China geschickt. Nur einige
wenige Schüler wurden ausgewählt, um die tibetische Form des
Tai-chi zu erlernen, von dessen erster Bewegung es heißt, daß sie
auf den ersten Dalai Lama zurückgeht. Wenn die Schüler des
Yang, das heißt des herkömmlichen Tai-chi, sich dem Übungsort
näherten, wurden die Schüler, die die tibetische Form übten, angewiesen, mit ihren Übungen aufzuhören, da die tibetischen Übungen als geheim galten.

Nach der Invasion durch die Japaner und die kommunistische
Machtübernahme in China wurde Shaolin zu einem Museum und
einer Touristenattraktion und verlor seine Aufgabe als Ort für die
spirituelle Ausbildung und den Unterricht in den Kampfkünsten.
Nur wenige Menschen, die über Kenntnisse in den tibetischen
Formen der Kampfkünste verfügten, überlebten, und Liu Siong ist
der einzige, der diese Lehren in ihrer Gesamtheit erlernt hat. Er
übergab sein Wissen an seine Frau Marilyn, die seit dem Tod Liu
Siongs an seiner Stelle den Unterricht fortführt.

Tai-chi ist eine Methode, um *Chi* im Körper auszugleichen, zu
regenieren und zu speichern. *Chi* kann mit »Lebenskraft« übersetzt werden. In Sanskrit wird diese Lebenskraft als *Prana*
bezeichnet und im Tibetischen als *LUNG*. In diesem Fall ist
LUNG das, was den Körper lebendig, dynamisch und in Bewegung hält. Tai-chi ist eine meditative Bewegung, bei der Körper,
Geist und Atem in Einklang gebracht werden. Das tibetische Tai-
chi kann in vier verschiedene Phasen unterteilt werden, die jedoch
gegenseitig voneinander abhängen. Die erste Phase ist eine Yang-
Form, also eine harte Form, bei der die Bewegung ausgeführt
wird, während der Körper angespannt ist, sozusagen wie bei einer
isotonischen Ganzkörperübung. Hierdurch wird Chi tief in den
Körper geleitet. Wenn man diese Bewegung ausführt, hat man das
Gefühl, als würde ein Angriff mit Eisenstangen und Schwertern
einfach an der Aura von Energie, die man ausstrahlt, abprallen.
Diese Phase wird zuletzt gelehrt, da der Körper ruhiger sein und
sich stärker im Gleichgewicht befinden muß, damit diese Übung
wirklich effektiv ist. Daher wird diese Übung in den Kursen als
vierte Phase bezeichnet, obwohl sie eigentlich die erste Phase der
vollständigen Übungsreihe ist.

Vor dieser vierten Phase kommen die ersten drei Phasen.
Diese Phasen sind weicher und
entsprechen eher Yin. Sie werden nacheinander gelehrt und
bauen auf der erlangten Energie und dem Gleichgewicht
auf. Jede Bewegung hat einen
eigenen Namen, wie etwa
»über Felsen steigen« und »der
Löwe geht den Berg hinunter«.
Es gibt auch Übungsfolgen, die
bewirken sollen, daß das Tai-
chi effektiver wird. Nach diesen weicheren Phasen und verschiedenen anderen Übungen
wird die Yang-Phase, also die
erste Phase, der Folge gelehrt.
   Beim Erlernen und Praktizieren dieses Systems habe ich
die Erfahrung gemacht, daß es

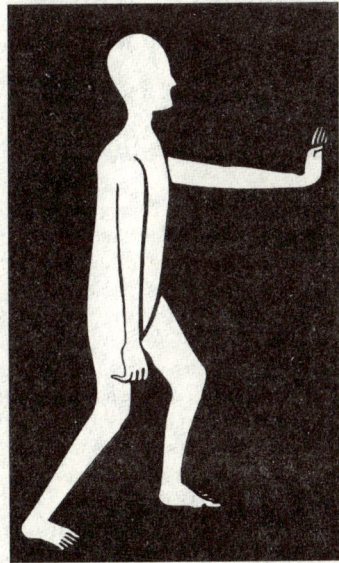

**Erste Bewegung,
erste Phase**

**Über Felsen
steigen**

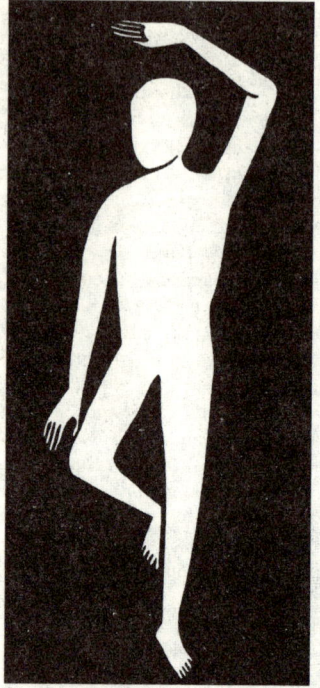

sehr effektiv ist und sich seine positiven Wirkungen summieren. In den Kursen, die ich besucht habe, waren von Kindern unter zehn Jahren bis zu Senioren über achtzig alle Altersgruppen vertreten. Sämtliche Körpertypen profitieren von diesen Übungen, und ich selbst habe erlebt, wie chronische Symptome und Erkrankungen bei mir selbst und genauso bei anderen, die diese sanfte Form des Kampfsports ausüben, verschwunden sind.

TIBETISCHES QI-GONG

Wie auch bei vielen Kampfsportarten wird bei *Qi-Gong* der Wechselwirkung zwischen Geist, Körper und Atmung besondere Bedeutung beigemessen, bei Qi-Gong liegt der Schwerpunkt jedoch mehr auf Atem und Geist, und die Bewegungen sind ein wenig passiver. Geschwindigkeit und Form der Bewegungen gleichen dem Tai-chi, aber bei Qi-Gong stehen die Handhaltungen, *Mudras* genannt, und die Art und Weise, in der die Energie und die Atembewegung visualisiert werden, im Mittelpunkt.

Seit mehr als zehn Jahren interessieren sich die Vertreter der westlichen Medizin für Qi-Gong, zumal in Berichten aus China seine heilenden Wirkungen bei Herzkrankheiten, Krebs und streßbedingten Erkrankungen geschildert werden. Ein Aspekt seiner Heilkraft liegt wahrscheinlich in der Verbesserung der Sauerstoffversorgung des Körpers. Ein weiterer wichtiger Aspekt ist, daß Geist und Körper miteinander in Einklang gebracht werden sollen. Die Wissenschaftler werden sicherlich früher oder später einmal feststellen, daß Dissoziation und Leugnung, also Verhaltensweisen, mit denen Menschen sich von ihren eigenen Gefühlen

abschneiden, um somit ihren Körper
zu betäuben, extrem schädigende
Auswirkungen haben. Qi-Gong und
andere Formen von Geist-Körper-
Übungen können wichtige Methoden
dafür darstellen, die Menschen wieder in Kontakt mit ihren Gefühlen zu
bringen und sie auf diese Weise wieder zu revitalisieren.

Wenn Sie mehr über tibetisches Tai-
chi und über Qi-Gong erfahren
möchten, können Sie sich an die im
Adressenteil aufgeführte »Garuda
School of Tibetan Tai Chi« wenden.

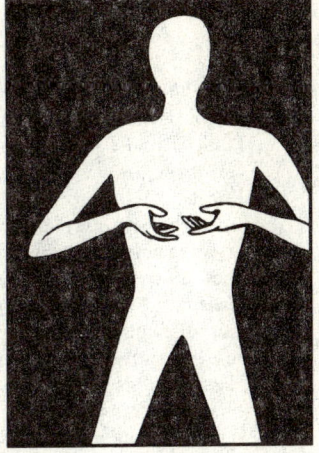

*Eine Bewe-
gung des
tibetischen
Qi-Gong*

KUM-NYE

Kum-nye (Aussprache: kum naei) wurde im Westen vom Meister
des tibetischen Buddhismus, TARTHANG TULKU RINPOCHE, eingeführt. Es handelt sich um ein System, das die Dynamik der Ruhe,
des Atmens und der Selbstmassage einsetzt, um ein Gefühl des
Gleichgewichts und der Geist-Körper-Integration zu erzielen.
Thartang Rinpoche erlernte diese Übungen von seinem Vater, der
sie in ähnlicher Weise von anderen tibetischen Lehrern gelernt
hatte. Die Übungen des *Kum-nye* wurden zwar über Jahrhunder-
te hinweg in der Literatur der tibetischen Medizin und in der
buddhistischen Literatur beschrieben, aber vor allem wurde
Kum-nye in mündlicher Form weitergegeben, von Lehrer zu
Schüler. Lehrer, die ihre Schüler in die mündliche vorbereitende
Yoga-Tradition der *nying-thig tsa-long* (feinstoffliche Körperenergie)[4] einweihten, verwendeten die Übungen als einführende
Methoden zur Geist-Körper-Integration, um eine ausgeglichenere
spirituelle Entwicklung zu ermöglichen. Thartang Rinpoche hat
dieses System an die heutige Zeit angepaßt, damit westliche Kulturen leichter einen Zugang dazu finden können.
   Thartang Rinpoche ist ein wortgewandter Autor, der Gedanken über Geist, Körper und Handlungen in einer geradezu poe-
tischen Ausdruckweise darstellen kann. Daher möchte ich
seine Erklärung der anfänglichen Aspekte von *Kum-nye* und

die zu erwartenden Wirkungen dieser Übungen nachfolgend zitieren:

Bei *Kum-nye* gibt es verschiedene Möglichkeiten – zu denen sowohl Ruhe als auch Bewegung zählen –, um den Fluß des Fühlens und der Energie zu stimulieren, durch den Körper und Geist integriert werden. Wir beginnen, indem wir die Ruhe von Körper, Atem und Geist entwickeln. Dadurch, daß wir einfach stillsitzen und uns entspannen, haben wir die Möglichkeit, Gefühle wahrzunehmen, die uns normalerweise nicht bewußt sind. Diese Entspannung wird dann behutsam gefördert, indem durch Nase und Mund so sanft und gleichmäßig geatmet wird, daß uns kaum bewußt ist, daß wir überhaupt ein- und ausatmen. Dies ist eine Art zu Atmen, mit der wir Kontakt zur positiven Vitalität des Halszentrums herstellen können.

Wenn der Atem ruhig und leise wird, strömen weniger ablenkende Gedanken und Bilder durch den Geist, und der ganze Körper wird lebendig. Unsere geistigen und körperlichen Energien werden erfrischt und friedlich, gleich einem klaren See. Wir entdecken eine Art des Fühlens, die dem Körper, dem Atem und dem Geist gemein ist – eine ruhige klare tiefe Art des Fühlens –, die uns tief in uns beruhigt und massiert. Wenn wir uns tiefer entspannen, öffnet sich die feine Ebene dieses Gefühls wie eine Linse und läßt mehr »Licht«, Energie, eintreten, so daß umfassendere »Bilder« des Erlebens entstehen.[5]

Anschließend wird eine Selbstmassage durchgeführt, die die erlebte Entspannung noch vertieft. Die Tiefenentspannung, wie Tarthang Rinpoche sie beschreibt, geht weit über unsere herkömmlichen Vorstellungen von Entspannung hinaus, die vorwiegend darauf abzielen, uns angenehm die Zeit zu vertreiben. Bei Kum-nye löst die Entspannung alte geistige und körperliche Muster auf und weckt schlafende Energien, damit wir wieder wie in unserer Kindheit über die Welt staunen können. Die Übungen brauchen nicht übermäßig anstrengend oder schmerzhaft zu sein, um eine positive Wirkung zu haben. Wenn unsere Energie frei und entspannt fließt, entstehen Vitalität und Stärke ganz von selbst. In ihrer Beschreibung der positiven Wirkungen von Massage bringt MELANIE SACHS die bei Kum-nye betonte geistige Einstellung so zum Ausdruck: »Freundlichkeit und Achtsamkeit sind die Einstellungen, die Sie gegenüber sich selbst einnehmen sollten, wenn Sie üben. Üben Sie, um Ihnen selbst und anderen zu nutzen, und nicht, weil Sie etwa mit Ihrer Figur, Größe oder Kondition unzufrieden sind.«[6]

Das von Thartang Tulku geleitete Nyingma Institute hat zwei Bücher über Kum-nye veröffentlicht (siehe Anmerkungen) und bietet auch Audiokassetten zum Üben an. Rinpoche empfiehlt diese für alle Altersgruppen. Jeder kann die Übungen bedenkenlos durchführen, auch selbständig ohne Lehrer. Wenn Sie weitere Informationen benötigen und persönlichen Unterricht wünschen, können Sie sich mit dem Nyingma Institute in Verbindung setzen, dessen Adresse in dem Abschnitt für Kum-nye im Adressenteil aufgeführt ist.

TIBETISCHE VERJÜNGUNGSÜBUNGEN

1989 erzählte mir ein Freund, der sich mit ayurvedischer Medizin befaßte, von einem Buch, von dem er glaubte, daß es auch mich interessieren würde. Das betreffende Buch hatte den eher reißerischen Titel *Ancient Secrets of the Fountain of Youth* (Alte Geheimnisse des Jungbrunnens). Der Autor PETER KELDER erzählt von einem älteren britischen Offizier, der auf der Suche nach einem legendären tibetischen Lamakloster war, das seinen Mönchen und Lamas angeblich eine Methode lehrte, wie sie den Vorgang des Alterns verlangsamen und umkehren könnten. Der Autor begegnet dem Offizier, bevor dieser den »Jungbrunnen« findet, und schließlich ein weiteres Mal vier Jahre nachdem dieser ihn gefunden hatte. Kelder berichtet, wie erstaunt er war, als er die Verwandlung dieses ehedem älteren, ein wenig gebrechlichen Herrn in einen jünger aussehenden, kräftigen Mann sah.

Diese etwas phantastisch anmutende Geschichte mag manche Menschen ansprechen – mich sprach sie allerdings nicht an. Ich war jedoch neugierig auf die Übungen, die Kelder als die »fünf Riten« beschreibt.[7] In seinem Buch *Inner Power: Secrets from Tibet and the Orient* nennt CHRISTOPHER S. KILHAM diese Übungen »die fünf Tibeter«.[8] Nachdem ich nun diese Übungen während eines Zeitraums von sechs Jahren täglich gemacht habe, bin ich von ihrer verjüngenden Wirkung überzeugt. Freunde haben mir sogar gesagt, ich sähe jetzt jünger aus als vor sechs Jahren.

Viele Dinge, die als tibetisch bezeichnet werden, werden häufig als seltsam esoterisch eingestuft. Da diese Übungen aus dem Yoga stammen, könnte man vielleicht meinen, sie seien nur für Akroba-

ten geeignet. Dies ist aber glücklicherweise nicht der Fall. Die tibetischen Verjüngungsübungen – wie ich sie nenne – sind äußerst einfach. Wenn Sie natürlich an einer körperlichen Einschränkung leiden, sollten Sie vielleicht eine oder mehrere der Übungen abändern
oder weglassen. Kelder berichtet in seinem Buch davon, daß der
britische Offizier Kurse für alte und gebrechliche Menschen gab,
bei denen ausgezeichnete Ergebnisse erzielt wurden. In manchen
Fällen mußten die Übungen ein wenig abgeändert werden, aber mit
etwas Übung konnten auch diese Menschen schließlich sämtliche
Übungen gemäß der ursprünglichen Beschreibung durchführen.
Unabhängig davon, wie alt Sie sind, dürften Sie in jedem Fall in der
Lage sein, mit der Zeit die einzelnen Übungen wie empfohlen insgesamt bis zu 21mal durchführen zu können. Wie auch viele andere Übungsabläufe, denen ein eher spirituelles Verständnis unserer
wahren Fähigkeiten zugrundeliegt, haben die tibetischen Verjüngungsübungen bei allen Konstitutionstypen eine positive Wirkung.

Über diese Übungen sagt Christopher Kilham:

»Die fünf Tibeter stimulieren die Chakras und ihre zugehörigen
Nervengeflechte und Drüsen. Indem sie die psychischen Energien
des Geist-Körpers ausgleichen, stärken sie das Immunsystem, fördern eine gute Übertragung im Nervensystem und führen zu
einem ausgeglichenen Hormonhaushalt. Sie tonisieren und dehnen wichtige Muskelgruppen, so daß der Körper kräftig und
beweglich wird.«[9]

Am besten ist es, wenn Sie diese Übungen morgens nach dem Aufstehen machen, sie können aber auch zu jeder anderen Tageszeit
durchgeführt werden. Um diese Übungen insgesamt 21mal zu
machen, benötigt man lediglich 10 Minuten. Sie eignen sich hervorragend dafür, morgentliche Antriebslosigkeit zu vertreiben,
und werden ebenfalls zur Vorbereitung auf die Meditation empfohlen. Somit fördern sie das körperliche Wohlbefinden und kommen auch den spirituellen Übungen zugute.

**Verjüngungs-
übung Nr. 1**

Bei der ersten Übung macht man Drehungen. In der Derwisch-Tra-
dition des Sufismus ist die Kraft dieser Stimulationsübung bekannt.
In diesem Zusammenhang werden durch die Drehbewegung die

Chakras und dadurch die
endokrinen Systeme akti-
viert. Die Energie, die durch
die Drehungen aktiviert
wird, ist die Voraussetzung
dafür, daß alle anderen
Übungen dieser Übungsreihe
wirken können.

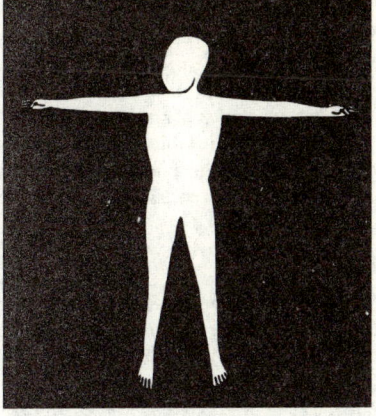

Verjüngungs-
übung Nr. 1:
Drehungen

Es ist ganz natürlich, daß
einem von den Drehungen
schwindlig wird. Dies ist ein
Zeichen für einen gesunden
Vestibularapparat. Sie brauchen sich deshalb also keine
Sorgen zu machen. Außer-
dem sollten Sie wie bei allen
diesen Übungen langsam
beginnen. Fangen Sie mit sieben Drehungen an, und steigern Sie sich
allmählich, bis Sie insgesamt 21 Drehungen schaffen.

SCHRITT 1: Stehen Sie aufrecht und strecken Sie Ihre Arme mit
gestreckten Fingern und mit den Handflächen nach unten seitlich
nach außen. Halten Sie Ihre Arme auf Schulterhöhe – nicht höher
und nicht niedriger. Dies trägt dazu bei, daß möglichst viel an
Chi, an Lebenskraft, aktiviert wird. Lassen Sie Ihre Zungenspitze
am Gaumen ruhen, direkt hinter den Zähnen. Dies ist zwar in der
Literatur nicht angegeben, trägt aber dazu bei, daß mehr Gehirn-
Rückenmark-Flüssigkeit entlang der Wirbelsäule fließt, so daß die
Wirkung der Übung verstärkt wird. Außerdem wird hierdurch
der in Sanskrit als *Brahma-randra* bezeichnete Scheitelpunkt des
Schädels aktiviert, so daß wiederum mehr psychische und spiritu-
elle Energie in den Körper gelangen kann.

Um dem Schwindelgefühl entgegenzuwirken, sollten Sie, bevor
Sie sich zu drehen beginnen, einen Punkt vor Ihnen mit den Augen
fixieren. Am Ende einer jeden Drehung sollten Ihre Augen zu
demselben Punkt zurückkehren.

Drehen Sie sich im Uhrzeigersinn in einer Ihnen angenehmen
Geschwindigkeit. Dies bedeutet, daß bei der Bewegung zuerst der
rechte Arm nach hinten geht, während der linke Arm nach vorne
kommt.

SCHRITT 2: Wenn Sie die Drehungen beendet haben, stützen Sie die Arme auf den Hüften auf. Atmen Sie zwei- bis dreimal durch die Nase ein und durch den Mund aus. Legen Sie sich anschließend auf den Rücken, und legen Sie die Arme mit den Handflächen nach unten seitlich neben den Körper. Dies ist die Haltung, in der die Verjüngungsübung Nr. 2 beginnt. Gleichzeitig wird durch die Handhaltung mit den Handflächen nach unten auch das Schwindelgefühl verringert.

Verjüngungs-übung Nr. 2

Die Verjüngungsübungen Nr. 2 bis 5 sollten am besten auf einer weichen Unterlage durchgeführt werden, d. h. auf einem Teppich oder einer Gymnastikmatte.

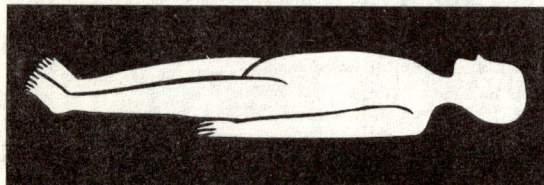

SCHRITT 1: Wie am Ende von Übung Nr. 1 beschrieben, beginnen Sie die Übung Nr. 2 in der Rückenlage mit den Armen neben dem Körper und den Handflächen nach unten.

Übung Nr. 2:
Schritt 1

SCHRITT 2: Heben Sie beim Einatmen den Kopf an, so daß das Kinn die Brust berührt, und heben Sie gleichzeitig die Beine, so daß sie senkrecht zum Boden sind. Es ist gut, wenn die Beine die senkrechte Position etwas überschreiten, Sie sollten in jedem Fall jedoch versuchen, die Beine so gerade wie möglich zu halten. (Wenn Ihnen dies Mühe bereitet, beugen Sie die Knie so weit, wie das für Sie hilfreich ist. Mit der Zeit werden Ihre Rücken- und Bauchmuskeln kräftiger, so daß Sie diese Übung mit geraden Bei-

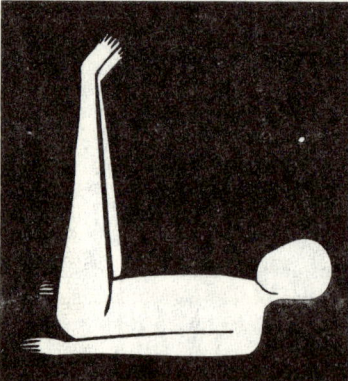

Übung Nr. 2:
Schritt 2

nen ausführen können.) Atmen Sie anschließend aus, und senken
Sie den Kopf und die Beine wieder gleichzeitig zum Boden ab.
Entspannen Sie alle Ihre Muskeln für einen Moment, und wieder-
holen Sie die Übung anschließend.

Nach den Drehungen von Übung Nr. 1 liegt der Schwerpunkt
aller anderen Verjüngungsübungen auf dem Dehnen und Biegen
der Wirbelsäule. In der Yoga-Tradition wird dies als verjüngend
betrachtet. Bei der Übung Nr. 2 werden die Halswirbelsäule und
die Lendenwirbelsäule gedehnt. Durch das Anheben der Beine
wird auch der Kreuzbein-Pumpmechanismus aktiviert. Hierdurch
wird der Fluß der Gehirn-Rückenmark-Flüssigkeit durch die
gesamte Wirbelsäule verbessert. Dies hat eine positive Wirkung
auf das gesamte Nervensystem und verbessert die Zirkulation in
sämtlichen inneren Organen, insbesondere im Bauchraum.

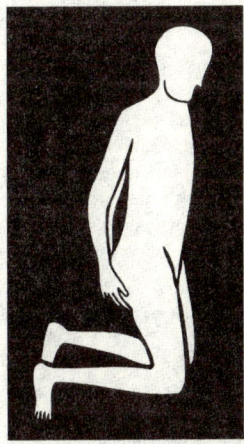

Übung Nr. 3: Schritt 1

SCHRITT 1: Warten Sie nach Übung
Nr. 2, bis Ihr Atem wieder zu einem
normalen entspannten Rhythmus
gefunden hat. Gehen Sie dann in den
Kniestand, wobei die Knie ungefähr
eine Faustbreit voneinander entfernt
und die Zehen aufgestellt sein sollten.
Fassen Sie mit den Händen Ihre Oberschenkel von hinten genau unterhalb
des Pos. Ziehen Sie das Kinn an die
Brust.

SCHRITT 2: Beugen Sie den Kopf
beim Einatmen soweit wie möglich
nach hinten, heben Sie den Brustkorb
und ziehen Sie die Schultern nach hinten, so daß der obere Teil der Wirbelsäule gewölbt ist. Bewegen Sie beim
Ausatmen den Brustkorb und die
Schultern in eine natürlichere Haltung
zurück, und lassen Sie das Kinn wieder auf der Brust ruhen. Wiederholen Sie die Übung. (Denken Sie daran, daß die Zungenspitze
am oberen Gaumen ruhen sollte.)

**Verjüngungs-
übung Nr. 3**

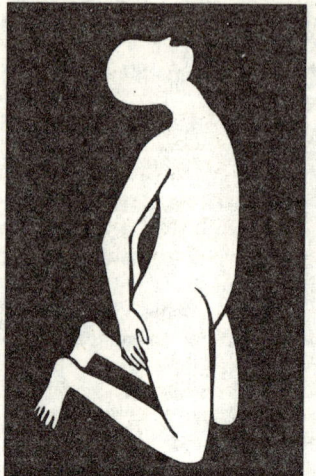

Diese Übung aktiviert die Energiewirbel – die Chakras – und die
endokrinen Drüsen im Hals und
im Brustkorb: die Schilddrüse, die
Nebenschilddrüse und die Thym-
usdrüse. Das Wölben der Wirbelsäule stimuliert den Armplexus am
Halsansatz und stärkt dadurch die
Arme und die Schultern; außerdem
wird hierdurch die Blutzufuhr zu
den Lungen, zum Herzen und zum
Brustraum gesteigert.

Übung Nr. 3:
Schritt 2

Verjüngungs-
übung Nr. 4

SCHRITT 1: Setzen Sie sich mit ausgestreckten Beinen auf den
Boden, wobei die Füße ungefähr 30 Zentimeter voneinander ent-
fernt sein sollten. Stützen Sie die Arme seitlich neben dem Körper
ab, so daß die Hände mit den Handflächen nach unten neben dem
Po auf dem Boden ruhen und die Finger in Richtung Füße zeigen.
Das Kinn berührt wieder das Brustbein.

SCHRITT 2: Heben
Sie den Po beim Ein-
atmen vom Boden ab
und lassen Sie den
Kopf nach hinten fal-
len. Bei dieser Bewe-
gung sollte sich Ihr
Körper schließlich in
einer Haltung befin-
den, in der die Knie
im rechten Winkel ge-
beugt sind, wobei die
Fußsohlen ganz den
Boden   berühren,

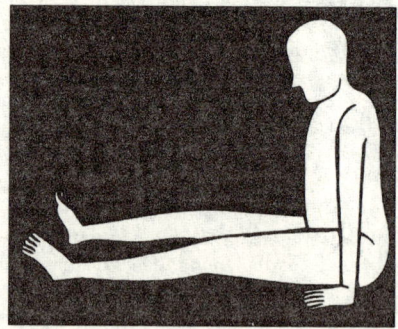

Übung Nr. 4: Schritt 1

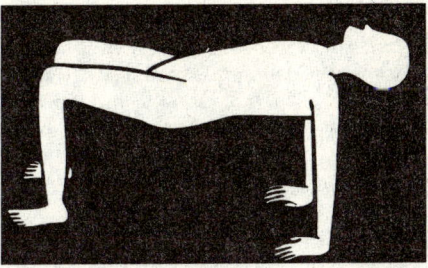

Bauch und Brust-
korb sich parallel
zum Boden befin-
den, die Arme
gerade ausgerich-
tet sind und der
Kopf nach hinten
fällt, so daß Sie
das, was hinter
Ihnen ist, auf
dem Kopf stehend
sehen. (Diese Haltung entspricht der Yoga-Haltung »Tisch« im
Hatha-Yoga.) In dieser Haltung halten Sie den Atem an und
spannen Sie alle Muskeln an – die Arme, die Beine, den Po, den
Bauch und den Brustkorb. Beim Ausatmen entspannen Sie alle
Muskeln und gehen Sie in die Ausgangsstellung zurück, die in der
Zeichnung zu Schritt 1 dargestellt ist. Wiederholen Sie die Übung
sooft Sie möchten, bis Sie sie schließlich insgesamt 21mal schaffen.

Diese Stellung ist anstrengend und hat enorme positive Wirkungen. Die Muskeln und Organe des Bauchbereichs werden
gestärkt, der Bereich des Sonnengeflechts wird mit Energie versorgt, und die Lebenskraft wird durch das isometrische Anspannen tief in den Körper geleitet.

Bei dieser Übung sollte auf eine regelmäßige und ausgeglichene
Atmung geachtet werden. Wenn Sie außer Atem sind, machen Sie
zwischen den Wiederholungen eine Pause. Zwei andere Probleme,
über die bei dieser Übung immer wieder berichtet wird, sind
Schmerzen in den Schultern und die Unfähigkeit, den Rumpf in
die parallele Position zu bringen. Was die Schmerzen in den Schultern während oder nach der Übung betrifft, so sind sie – sofern Sie
nicht an spezifischen Schulter- oder Oberarmbeschwerden leiden
– eine förderliche strukturelle Anpassung an die Übung. Falls
diese Schmerzen länger als drei Wochen anhalten, sollten Sie sich
jedoch an einen Arzt oder an einen Heilpraktiker wenden. Menschen mit Schulterbeschwerden können feststellen, daß diese
Übung, wenn sie weniger häufig wiederholt wird, eine schnellere
Heilung bewirkt. Wenn es Ihnen Schwierigkeiten bereitet, den
Rumpf in die parallele Position zu bringen, so ist dies häufig auf
schwache Bauchmuskeln und schwache Muskeln im unteren
Rückenbereich zurückzuführen. Versuchen Sie, den Rumpf so

weit wie möglich anzuheben. Beim Yoga heißt es, daß Sie langsam
Fortschritte machen, wenn Sie sich bei der Durchführung einer
bestimmten Haltung, Bewegung oder Übung vor Ihrem inneren
Auge vorstellen, wie Sie sich in die perfekte Stellung bewegen.
Dieser Rat gilt für alle Arten von Körperübungen.

**Verjüngungs-
übung Nr. 5**

Diese Übung ist mit der Yoga-Haltung »Hund« im Hatha-Yoga
verwandt, mit dem Unterschied, daß die Verjüngungsübung dyna-
mischer ist als die Yoga-Haltung.

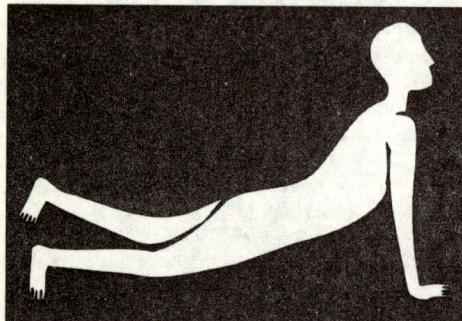

SCHRITT 1: Begeben Sie sich in eine
Stützhaltung, bei der sich die Hände
und Füße jeweils in einem Abstand
von ungefähr 60 Zentimeter befinden. Die Zehen sind nach oben gebo-
gen und der Rücken hängt durch, so
daß Sie nach vorne sehen. Arme und
Beine sollten gerade sein. Der Körper
wird lediglich von den Händen und
den Zehen gestützt. Beine und Hüften
sollten nicht den Boden berühren.

*Übung Nr. 5:
Schritt 1 (bei der
abgeänderten
Form sind die Knie
am Boden)*

SCHRITT 2: Senken Sie beim Einat-
men den Kopf und heben Sie den Po, so daß Sie zwischen Ihren Beinen hindurchsehen. Der Po sollte weiter oben sein als der Rest des
Körpers. Gehen Sie beim Ausatmen wieder in die Ausgangsstellung
zurück. Wiederholen Sie die Übung.

*Übung
Nr. 5:
Schritt 2*

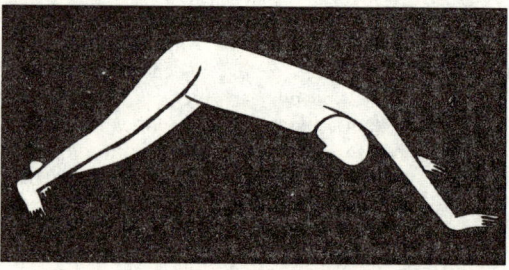

Das Wölben der gesamten Wirbelsäule in dieser Übung stärkt das Immunsystem und verjüngt die Nerven in der Wirbelsäule. Außerdem werden die Arme und die Beine gekräftigt.

Diese Haltung kann für Menschen mit schwachen Bauchmuskeln oder schwachen Muskeln im unteren Rückenbereich Schwierigkeiten bereiten. Für diese Menschen ist eine abgeänderte Form dieser Übung hilfreich, die im folgenden beschrieben ist. Stellen Sie sich wieder bildlich vor, wie Sie die Übung so perfekt wie möglich durchführen.

SCHRITT 1: Ihre Ausgangsstellung entspricht ungefähr der Position in Schritt 1 der unveränderten Übung, nur sind hier die Knie am Boden.

SCHRITT 2: Beugen Sie die Knie und bewegen Sie den Po nach hinten, während sich die Arme strecken und der Kopf sich zum Boden senkt.

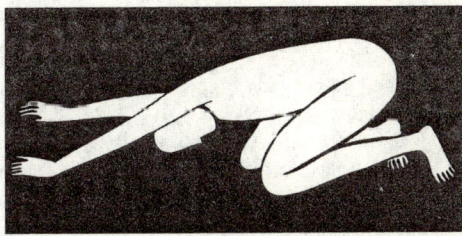

Übung Nr. 5: abgeänderter Schritt 2

SCHRITT 3: Kehren Sie zu der Ausgangsstellung des abgeänderten Schritts 1 zurück, und wiederholen Sie die Übung.

Wenn Sie diese abgeänderte Übung eine Weile gemacht haben, können Sie ausprobieren, ob Sie inzwischen kräftig genug sind, um einige Wiederholungen der ursprünglichen Übung zu machen. Nach der Übung Nr. 5 stellen Sie sich aufrecht hin, mit den Händen an den Hüften, und atmen Sie einige Male durch die Nase ein und durch den Mund wieder aus. Entspannen Sie den ganzen Körper. (Diese Entspannung wurde bereits nach der Durchführung von Übung Nr. 1 empfohlen und kann auch nach jeder der einzelnen Übungen gemacht werden.)

In dem Buch *Ancient Secrets of the Fountain of Youth* erklärt der britische Colonel in seinen Unterweisungen, daß diese Übungen den Alterungsprozeß verlangsamen und verjüngend wirken, indem sie die Drehung der Chakras, der psychischen Wirbel im Körper, normalisieren:

»Die tatsächliche positive Wirkung der Riten beruht auf der Normalisierung der Drehgeschwindigkeit der Energiewirbel. Sie bewirken, daß die Wirbel sich mit einer Geschwindigkeit drehen, die für eine starke und gesunde Person im Alter von, sagen wir einmal 25 Jahren angemessen ist.«

»Bei einer solchen Person«, erklärt der Colonel, »drehen sich alle Wirbel mit der gleichen Geschwindigkeit. Wenn Sie hingegen die Energiewirbel einer durchschnittlichen männlichen oder weiblichen Person mittleren Alters sehen könnten, würden Sie sofort feststellen, daß einige der Wirbel beträchtlich langsamer geworden sind. Jeder der Wirbel würde sich mit einer anderen Geschwindigkeit drehen, und sie würden nicht harmonisch zusammenarbeiten. Die langsameren Energiewirbel würden Nervosität, Ängstlichkeit und Erschöpfung verursachen. Also werden eine gestörte Gesundheit, der Zerfall und die Alterung des Menschen durch den anormalen Zustand der Energiewirbel hervorgerufen.«[10]

Die Erklärung des Colonel stimmt mit der Beschreibung des feinstofflichen Geist-Körpers überein, der in Yoga- und Tantra-Texten beschrieben wird. Wenn Sie diese Übungen durchführen, werden Sie sich jedoch von deren Wirksamkeit selbst überzeugen können.

Verjüngungs-übung Nr. 6

In den Tantras der Heilkunde und in der Literatur über fortgeschrittene Meditation werden die feinstofflichen psychischen Kanäle und Fluide ausführlich beschrieben, die den Körper durchströmen und Gesundheit und die geistige Bewußtheit erhalten. Einer der wesentlichen Faktoren, die zur Alterung beitragen, ist eine Verschlechterung und ein Verlust der Funktionen der Kanäle und eine Vergeudung dieser feinstofflichen Substanzen. Der männliche Samen und die Orgasmusflüssigkeit der Frauen sollen dieses Fluidum besitzen, wobei dessen ständige Abgabe schädlich für die Vitalität ist, die für eine konsequente spirituelle Lebensweise benötigt wird.

Im hinduistischen und buddhistischen Tantra sowie im chinesischen Taoismus wird Wert darauf gelegt, daß dieses Fluid zurückgehalten wird, indem eine Freisetzung beim Orgasmus vermieden wird. Sexuelle Enthaltsamkeit ist eine Möglichkeit, dies zu erreichen. Diese drei Traditionen kennen jedoch auch Methoden, mit denen der Drang zur Ejakulation oder zur Sekretion von Orgasmusflüssigkeit gehemmt werden kann. In den taoistischen

Büchern von MANTAK CHIA sind diese Methoden beschrieben. Diese Methoden sollen die Genitalien und die Nieren stärken und es den Menschen ermöglichen, beim Geschlechtsverkehr entspannt und konzentriert zu bleiben und die Beherrschung über den Körper nicht zu verlieren. In der Ayurveda-Literatur werden Verjüngungspulver und -säfte aufgeführt, die verwendet werden können, um die Energie teilweise zurückzugewinnen, die verlorengeht, wenn eine Zurückhaltung des Fluidums nicht vollständig erreicht wird. Es ist einleuchtend, daß diese Methoden sowohl Erfahrung als auch Geduld erfordern. Uns westlichen Menschen fehlt es noch sehr an Orientierung, wenn es darum geht, die Dynamik der sexuellen Energie und die Methoden zu verstehen, mit denen diese nutzbringend kanalisiert werden kann. Auf dieses Thema wird im Kapitel »Richtiges Verhalten« näher eingegangen.

Die Verjüngungsübung Nr. 6 stellt eine Methode dar, mit der die Vitalität der Geschlechtsorgane und -fluide vom Genitalbereich in den ganzen Körper hochgezogen wird. Der in dem Buch von Kelder erwähnte Colonel nennt diese Übung zwar im Zusammenhang mit Enthaltsamkeit, Christopher Kilham schreibt jedoch, daß sie auch sehr gut dafür geeignet ist, die Fähigkeit zu entwickeln, das Fluidum zurückzuhalten und die sexuelle Erregung und Energie beim Geschlechtsverkehr umzuleiten. Ich stimme ihm hierbei zu und empfehle gleichzeitig, daß man sich zeitweise in Enthaltsamkeit üben sollte und dabei diese Übung einsetzen kann, um mit dem körperlichen Begehren umzugehen, wobei es sowohl um die Umwandlung sexueller Frustration als auch um die Stärkung der psychischen Zentren für spirituelle Zwecke oder für das normale Alltagsleben geht.

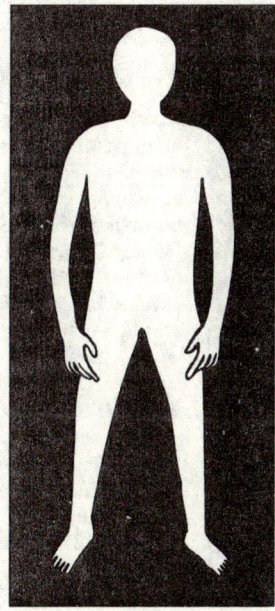

SCHRITT 1: Stehen Sie aufrecht mit den Füßen gerade nach vorne, wobei die Füße in schulterbreitem Abstand

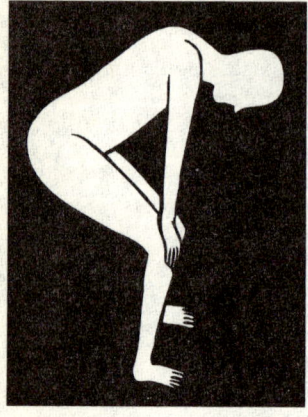

voneinander stehen sollten. Lassen Sie die Zungen-spitze am oberen Gaumen ruhen. Atmen Sie ein.

SCHRITT 2: Beugen Sie sich beim Ausatmen in der Taille, so daß die Hände kurz oberhalb der Knie auf den Oberschenkeln ruhen. Zu diesem Zeitpunkt haben Sie sämtliche Luft aus den Lungen so vollständig wie mög-lich ausgeatmet.

SCHRITT 3: Richten Sie sich auf, ohne einzuatmen, und legen Sie die Hände auf die Hüften. Drücken Sie mit den Händen von oben auf die Hüften, und ziehen Sie die Schultern hoch. Ziehen Sie gleichzeitig alle Muskeln im Bauch und im Unterleib hoch. Wenn Sie ein Hochziehen von den Genitalien aus spüren, ist das noch besser. Rich-ten Sie den Blick weiterhin nach vorne.

Wenn Sie den Atem nicht mehr länger anhalten können, atmen Sie ein und entspannen Sie den ganzen Körper. Atmen Sie einige Male ein und aus, damit sich die Atemgeschwindigkeit wieder normali-siert. Wiederholen Sie anschließend die Übung. Bei dieser Übung sind nur drei bis fünf Wiederholungen notwendig.

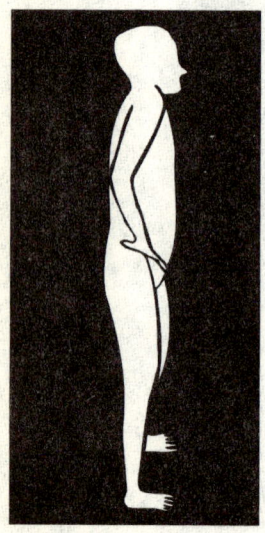

Abschließend kann gesagt werden, daß die tibetischen Ver-jüngungsübungen für alle sieben Konstitutionstypen ausge-zeichnet geeignet sind. Die Übungen müssen vielleicht etwas abgeändert werden, und es kann eine Weile dauern, bis man die gewünschte Anzahl an Wiederholungen schafft. Haben Sie Geduld mit sich. Wenn man bedenkt, wie kurz und einfach dieser Übungsablauf ist, sind die körperlichen, psychischen und spirituellen Wirkungen dieser Übungen wirklich enorm.

YANTRA-YOGA

Yantra-Yoga ist ein Übungssystem, das traditionell in Retreat-Situationen, also beim Rückzug in die Abgeschiedenheit ein-gesetzt wurde. Dr. Rapgay erklärt: »Yantra-Yoga soll dazu dienen, daß eine Person bei der Durchführung geistiger und körperlicher Tätigkeiten so wenig wie möglich von ihrer Energie verbraucht.«[11] Diese Zielsetzung unterscheidet sich in vielerlei Hinsicht nicht von den Zielsetzungen anderer Formen von Yoga oder Kampfsport: Die Energie soll durch die Koordination des Atems, der Bewegung und der Konzentration so effizient wie möglich genutzt werden. Das Resultat ist eine größere Effizienz der Handlungen, wodurch das Leben verlängert wird, und die Kanalisierung von Energie für effektivere spirituelle Bemühungen. Dr. Rapgay weist auch darauf hin, daß die Menschen, wenn sie sich in die Abgeschiedenheit zurückgezogen haben, sich sicher sein müssen, daß ihr Körper und ihr Geist in Ordnung sind, damit sie in der Lage sind, für sich selbst zu sorgen. Ein wichtiger Aspekt des Yantra-Yoga ist neben dem Erhalt der körperlichen Gesundheit und der Kanalisierung von Energie die Tatsache, daß es dem spirituellen Adepten dabei hilft, geerdet zu bleiben, um die periodisch auftretenden körperlichen Reaktionen und/oder geistigen Phänomene auszugleichen, die bei der spirituellen Übung auftreten können und unter Umständen fälschlich als spiritueller Fortschritt interpretiert werden können, wenn die Adepten nicht geerdet sind.

Yantra-Yoga basiert auf der Vorstellung des *Trul-Khor*, das heißt des Körper-Mandala (Körper – *trul*, Mandala – *khor*). Der Grundgedanke ist, daß der Körper die physische Manifestation des erleuchteten Potentials sein kann, wenn wir nur lernen könnten, seine Potentiale zu sehen und zu verwirklichen. Es bestehen zwar viele Formen des Yantra-Yoga, im Mittelpunkt stehen jedoch stets Selbstmassage und fünf Arten der Atmung mit Körperhaltungen und Bewegungen, die alle darauf abzielen, die Körperwärme, den Atem und die Muskelkraft zu erhalten. Insgesamt gibt es ungefähr 75 Yantra-Yoga-Übungen.

Da dieses Übungssystem in der Regel für Retreat-Situationen vorbehalten ist, ist für seine Anwendung üblicherweise eine Art der Einweihung erforderlich. Die bedeutendsten Vertreter des Yantra-Yoga im Westen sind Dr. Lobsang Rapgay, der die einleitende Selbstmassage bei seinen Verjüngungsprogrammen anwendet, und der Ehrwürdige NAMKHAI NORBU RINPOCHE. Weitere Informationen über Yantra-Yoga enthält das gleichnamige Buch von Namkhai Norbu Rinpoche.

ENTSPANNUNGSÜBUNGEN

Die Kampfkunst- und Yoga-Traditionen Asiens betrachten die Entspannung als ein wesentliches Element jeglichen Körpertrainings oder körperlicher Gesundheitsvorsorge. Wenn man zu Beginn des Körpertrainings geistig und körperlich entspannt ist, kann man sich besser konzentrieren, und der Körper ist besser auf das Training vorbereitet. Auch wenn der Körper intensiv arbeitet, wird während des Trainings durch einen entspannten Geist sichergestellt, daß Energie effizienter geleitet wird. Nach dem Training hilft die Entspannung dem Körper und dem Geist, die Erfahrung des Trainings zu integrieren, so daß Körper und Geist von zukünftigem Training besser profitieren können.

Bei der Entspannung geht es nicht darum, einfach nichts zu tun. In dem Sinne, wie der Ausdruck »Entspannung« hier verwendet wird, entspricht er nicht der Art von Entspannung, die man erlebt, wenn man sich zurücklehnt und ein Buch liest oder fernsieht. Echte therapeutische Entspannung tritt nur dann ein, wenn unsere Gehirnwellen zu Frequenzen übergehen, die eine Entspannungsreaktion anzeigen. Solange dies nicht geschieht, findet keine wirkliche Entspannung statt.

In der tibetischen Medizin und in den Tantras der Heilkunde werden keine Gehirnwellen erwähnt. Erst durch die moderne westliche Technik wurde die Gehirnaktivität objektiv gemessen. Begonnen haben diese Messungen mit der Elektroenzephalographie, die zur Messung der Gehirnaktivität bei Operationen eingesetzt wurde, damit man feststellen konnte, ob der Patient noch am Leben war und Gehirnfunktionen aufwies. Der Bereich der mit dieser Technik beobachtbaren Aktivitäten war begrenzt. Manchmal sank die Gehirnfrequenzaktivität eines Patienten unter diesen Bereich ab – ein Phänomen, für das die Chirurgen keine Erklärung hatten –, was zu Notfallmaßnahmen im Operationssaal führte. Die Patienten andererseits berichteten von intensiven und gleichzeitig angenehmen Träumen und Visionen, davon, daß sie ihren Körper verlassen hatten und ein tiefes Gefühl von Frieden verspürt hatten. Durch eine Vergrößerung des Frequenzbereichs dieser Geräte waren Wissenschaftler schließlich in der Lage zu beobachten, zu welchem Zeitpunkt und unter welchen körperlichen Umständen solche Frequenzveränderungen auftreten. Dies ist die Grundlage für die moderne Wissenschaft des »Biofeedback«.

Was wir heute als Entspannungsreaktion bezeichnen, tritt ein, wenn die Gehirnwellenaktivität von Alphafrequenzen dominiert wird. Diese Frequenzen treten im REM-Schlaf stärker auf, und die Messung der Gehirnaktivität von Menschen, die sich in

Meditation befinden, haben ergeben, daß sie vorwiegend in dieser Situation auftreten. Wenn Alphawellen vorherrschen, ist die Blutzufuhr zum Gehirn gesteigert und die Funktionen des Zentralnervensystems und des vegetativen Nervensystems werden ausgeglichen. Wenn Sie nicht genügend Alphawellen-Aktivität während des Schlafs haben, fühlen Sie sich nicht ausgeruht, und zwar unabhängig davon, wie lange Sie geschlafen haben. Ihr Geist ist unstet, und Ihr Körper bleibt auf einem Niveau der Wachsamkeit, das ein Wiederauftanken von Energie erschwert. Dies kann zu streßbedingten Erkrankungen führen. Der Mangel an Alphawellen-Stimulation kann durch einen oder mehrere Faktoren verursacht werden, wie etwa durch schlechte Ernährung, unregelmäßigen Lebensstil, Überreizung oder Reizmangel und emotionale und körperliche Krisen, wobei sich diese Faktoren alle gegenseitig verstärken können, so daß noch mehr Streß entsteht.

Verbesserungen bei der Ernährung, der Lebensweise und des Zuhauses oder der allgemeinen Umgebung können beträchtlich dazu beitragen, streßbedingte Erkrankungen zu verhindern. Die größte Wirkung wird allerdings durch das Erlernen effizienter Entspannungsmethoden, also durch eine bewußte Veränderung der Gehirnwellenaktivität hin zu mehr Alphawellen, erzielt. Wird das Auftreten von Alphawellen im Ruhezustand oder im aktiven Zustand gesteigert, so erfolgt nicht nur eine Verbesserung der physiologischen Funktionen, auch richtige Entscheidungen können leichter getroffen werden. Dies hilft uns dabei, bei Fragen der Ernährung, Lebensweise und dergleichen eine bessere Wahl zu treffen. Somit können wir mit den Änderungen, die wir vornehmen, positivere Wirkungen erzielen.

An diesem Punkt sollte eine Unterscheidung zwischen Entspannung und Meditation getroffen werden, da viele westliche Menschen, die Entspannungstechniken anwenden, der Meinung sind, sie meditierten – und umgekehrt. Entspannung ist ein bewußter Versuch, die Physiologie zum Zwecke der Streßverminderung zu verändern. Die Entspannung kann auch dazu beitragen, die richtigen körperlichen und geistigen Voraussetzungen dafür zu schaffen, daß der Geist in einen meditativen Zustand gelangt. Tatsächlich wird bei Menschen, die meditieren, beobachtet, daß bei ihnen mehr Alphawellen auftreten. Dies ist jedoch ein Nebeneffekt und eine positive Wirkung der Meditation, nicht jedoch ihr Ziel. Auf die Meditation wird im Kapitel »Meditation und spirituelle Lebensweise« näher eingegangen.

Es gibt zwar zahlreiche verschiedene Entspannungstechniken, diese bestehen jedoch alle aus ungefähr den gleichen Komponenten: Beobachtung und/oder Regulierung der Atmung, bewußte Wahrnehmung von Körperempfindungen, wodurch unsere Aufmerksamkeit nach innen geleitet wird, und Techniken zur Stabilisierung dieser Achtsamkeit mit bestimmten Methoden wie beispielsweise isometrischen Übungen (ein Anspannen und Entspannen der Muskeln) oder geführte Visualisierungen. Manchmal werden auch Musik und Klänge eingesetzt. Jeder Mensch spricht anders auf die verschiedenen Komponenten an, daher sind auch verschiedene Techniken notwendig. Sie sollten verschiedene Methoden ausprobieren, um herauszufinden, welche für Sie am besten geeignet ist.

Eine dreiteilige Übung

Im folgenden wird eine einfache tibetische Entspannungsübung beschrieben, die von Dr. Lobsang Rapgay in dieser Form gelehrt wird. Während manche Entspannungsübungen passiv sind und sehr tief gehen, ist diese Übung eher aktiv und stellt eine Möglichkeit dar, mit der die Unkonzentriertheit des Geistes reduziert und die Alpha-Aktivität im Verlauf eines hektischen Tages gesteigert werden kann. Diese Übung ist bereits sehr wirksam, wenn sie gesondert durchgeführt wird, sie kann aber auch als Vorbereitung auf die Meditation eingesetzt werden.[12]

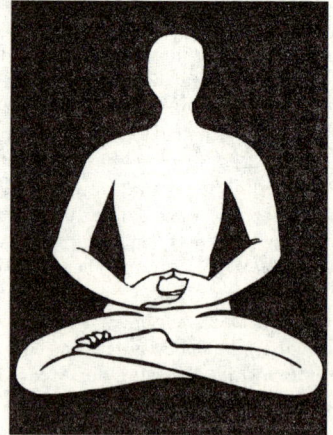

TEIL 1

Setzen Sie sich mit bequem gekreuzten Beinen auf ein Kissen. Hierzu sollten Sie ein Kissen verwenden, das 10 bis 15 cm hoch ist, so daß sich die Knie unterhalb der Höhe des Nabels befinden. Dadurch kann sich Ihr Bauch ohne Druck heben und senken. Legen Sie die Hände in den Schoß. Der rechte Handrücken sollte auf der Handfläche der linken Hand

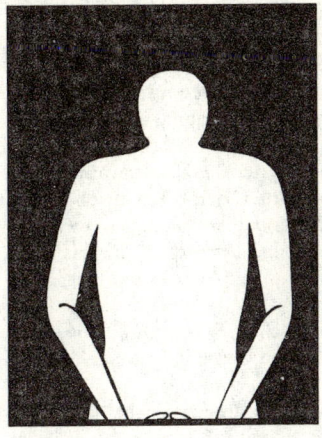

liegen. Schließen Sie sanft die Augen. Legen Sie die Zungenspitze hinter den oberen Schneidezähnen an den Gaumen.

SCHRITT 1: Während Sie einatmen und dabei bis fünf zählen, ziehen Sie die Schultern und Ellbogen nach oben in Richtung Ihrer Ohren.

TEIL 2

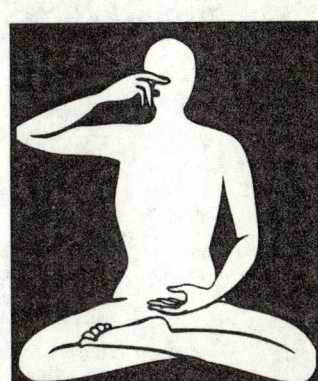

SCHRITT 2: Schließen Sie Ihr rechtes Nasenloch, indem Sie mit dem rechten Mittelfinger dagegen drücken, und atmen Sie gleichzeitig aus, während Sie bis fünf zählen und die Schultern und Ellbogen in die Ausgangsposition zurückbewegen. Wiederholen Sie diesen Schritt noch zweimal.

SCHRITT 3: Atmen Sie wieder ein wie bei Schritt 1, und halten Sie diesmal das linke Nasenloch mit dem linken Mittelfinger zu, während Sie ausatmen und die Schultern und Ellbogen senken. Wiederholen Sie diesen Schritt noch zweimal.

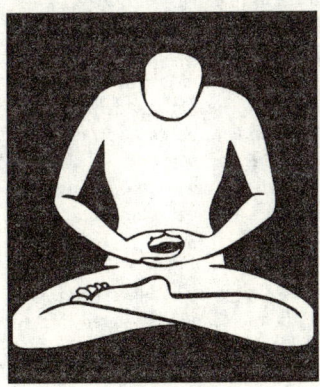

SCHRITT 1: *Atmen* Sie *ein* und zählen Sie dabei bis fünf, während Sie wie in Schritt 1 von Teil 2 beschrieben die Schultern und Ellbogen nach oben ziehen.

TEIL 3

SCHRITT 2: *Atmen* Sie durch beide Nasenlöcher *aus*, während Sie bis fünf zählen; lassen Sie die Schultern und Ellbogen in die normale Posi-

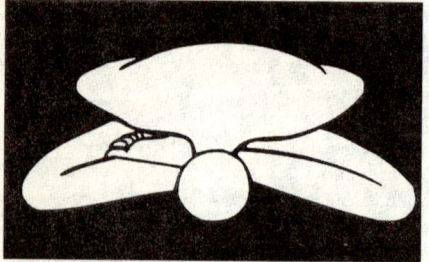

tion ab und senken Sie den Rumpf langsam, indem Sie ihn in der Taille beugen,
so daß die Stirn so nahe wie möglich zum
Boden vor Ihnen kommt; dies sollte
jedoch *ohne* Anstrengung erfolgen.

SCHRITT 3: *Atmen* Sie *ein*, während Sie
bis fünf zählen, und richten Sie den
Rumpf dabei auf, so daß er senkrecht ist.
Atmen Sie *aus*, während Sie bis fünf
zählen.

SCHRITT 4: Bleiben Sie in der aufrechten Position und *atmen* Sie
ein, während Sie bis fünf zählen, und anschließend wieder *aus*,
während Sie bis fünf zählen.
Wiederholen Sie alle Schritte von Teil 3 dreimal nacheinander.

Diese einfache Übung dauert fünf bis sieben Minuten. In den meisten Büchern über Entspannungstechniken werden sowohl kurze als
auch längere Übungen vorgestellt. Die kurzen Übungen sollen dazu
dienen, Sie zur Ruhe zu bringen und Körper und Geist zu stabilisie-
ren. Die längeren Übungen zielen darauf ab, eine längere Dauer der
Alphawellen-Stimulation herzustellen. Beide Übungsarten sind
empfehlenswert. Eine kurze Übung, wie die von Dr. Rapgay, ist sehr
variabel und kann zu verschiedenen Zeiten während des Tages
durchgeführt werden. Die längeren Übungen sollten zu einer Zeit
des Tages durchgeführt werden, in der möglichst wenig Ablenkung
besteht. Wenn Sie tagsüber Zeit haben, um vollständig abzuschalten
oder einen Übergang von einer Tätigkeit zur nächsten machen, sind
die längeren Übungen am wirkungsvollsten. Manche Menschen
sind der Meinung, daß diese Übungen am besten vor dem Zubettgehen wirken. Sie schlafen dann zwar besser, aber Sie werden einen
größeren Nutzen feststellen, wenn Sie sich daran gewöhnen können,
diese Übungen während des Tages zu machen. Diese Entspannungsübungen sind auch nach jeder Art von sportlicher Betätigung
ideal.

Die längeren Entspannungsübungen sind für LUNG-Typen gut.
TrIPA-Typen sollten sowohl kurze als auch lange Übungen prakti-
zieren und die kurzen Übung dazu nutzen, Ihre Unruhe zu bremsen.
BEKAN-Typen sollten kurze Übungen und aktivere längere Übun-

gen verwenden, bei denen isometrische Techniken oder andere eher körperliche Methoden eingesetzt werden, um Ihre Achtsamkeit zu verbessern. Visualisierungen mit beruhigenden, angenehmen, Sicherheit vermittelnden Szenen sind hervorragend für LUNG-Typen geeignet. Visualisierungen mit kühlenden Farben und einem Gefühl der Weite sind für TrIPA-Typen gut. BEKAN-Typen profitieren am meisten von Visualisierungen mit strahlenden Farben und einem dynamischen, interessanten Inhalt, damit sie während der Entspannungsübung nicht einschlafen. Es kann auch jede Art von Musik eingesetzt werden, sofern sie das gleiche Gefühl vermittelt wie die für den jeweiligen Konstitutionstyp empfohlenen Visualisierungen.

Viertes Kapitel
RICHTIGES VERHALTEN

Aufgrund unserer Konditionierung und unseres Sprachgebrauchs denken die meisten von uns an Einschränkungen, wenn sie die Wörter *Verhalten* oder *Moral* hören – Einschränkungen, von denen wir meinen, daß sie uns in erster Linie von anderen auferlegt werden, von den Eltern, den Lehrern, dem Staat usw. Die Vorstellung von einem moralischen Verhalten stellt wiederum einen der Begriffe in Frage, die uns so wichtig sind: die Freiheit.

Es ist bedauerlich, daß wir diese Begriffe als Gegensätze betrachten, da wir auf diese Weise Opfer und Sieger und gelegentlich auch Märtyrer schaffen. Aufgrund unserer Unwissenheit, unseres Verhaftetseins und unserer Aggression ergreifen wir also Partei und erkennen nicht mehr, daß zwischen Freiheit und Einschränkung ein Zusammenhang besteht. Wir schränken unsere Wahlmöglichkeiten und unsere Intelligenz ein, wenn wir mit der Welt »vernünftig« umgehen.

Freiheit ist nicht gleichbedeutend damit, alles tun zu können, was wir wollen. Wenn wir hochspringen, können wir die Schwerkraft nicht überwinden. Wütend auf die Schwerkraft zu sein, wäre sinnlos und ein Akt extremer Ichbezogenheit. Allerdings wäre es ebenso dumm, jemandem oder etwas unangemessene Macht über uns zu geben, ohne sich dem zu widersetzen. Wir müssen in der Lage sein, zu unterscheiden und zu erkennen, wie die Situation wirklich ist.

Lehrer, Heiler und Seher der Vergangenheit haben erkannt, was einem gesunden Leben und Handeln in der Welt dienlich ist und was nicht. Indem sie die Gesetze der Natur und unsere wahren Potentiale erkannten, waren sie in der Lage, Methoden und Regeln zu entwickeln, mit denen wir den größtmöglichen Nutzen aus unseren Potentialen ziehen können. Manche Methoden und Regeln sind allgemeiner Art, während andere spezifischer sind und sich auf einzelne Fähigkeiten und sich ändernde Umgebungsbedingungen beziehen. Die spezifischen Techniken und Methoden stellen für jene Menschen eine größere Einschränkung dar, deren Potentiale einer stärkeren Verfeinerung bedürfen, während sie für jene Menschen weniger einschränkend sind, deren Fähigkeiten es ihnen aufgrund eines stärkeren Fundaments erlauben, größere Freiheit zu haben. Die Philosophie, die den Richtlinien für das Verhalten und der Moral in der tibetischen Medizin zugrundeliegt, ist, daß alle Wesen glücklich sein wollen und frei von Leid leben wollen. Dies scheint eine stark vereinfachte Aussage zu sein, in Wirklichkeit ist sie jedoch ziemlich komplex. Der Grund hierfür ist, daß die drei Gifte unsere Vorstellungen davon verzerren, was Leiden ist und was es bedeutet, wirklich glücklich zu sein. Gleichzeitig wissen wir aber auch, was in unserem Leben in Ordnung ist und was nicht. Es ist die Aufgabe eines Heilers oder Lehrers, uns ein Mittel an die Hand zu geben, um unsere Illusionen zu durchdringen und eine klare Vorstellung von wahrem und dauerhaftem Glück zu erlangen.

Die in der tibetischen Medizin empfohlenen Verhaltensweisen beziehen sich auf das Verhalten gegenüber uns selbst sowie auf unser Verhalten gegenüber anderen. In diesem Zusammenhang bedeutet Moral, daß wir nicht wollen, daß durch unser Verhalten Leid für uns oder andere entsteht, sondern daß mit unserem Verhalten das Glücklichsein gefördert wird. Wenn wir uns anderen gegenüber nicht freundlich und hilfsbereit verhalten, sondern immer uns selbst an die erste Stelle setzen, werden wir unvermeidlich eine innere Leere schaffen, die sich als geringes Selbstwertgefühl und als Zweifel manifestieren wird. Diese negativen Einstellungen werden durch eine feindliche Welt verstärkt, die wir selbst erschaffen haben. Wenn wir uns andererseits immer nur nach den Bedürfnissen anderer richten, kann es sein, daß wir unsere Kräfte überschätzen und in einen Zustand der Abhängigkeit geraten und anderen zur Last fallen.

Wenn wir lernen wollen, wie wir uns und andere auf der körperlichen, psychischen und spirituellen Ebene fördern können, müssen wir zuerst lernen, welche Verhaltensweise in der Welt funktionieren und wie wir das Wissen über diese Verhaltensweisen nutzbringend einsetzen können.

In der tibetischen Medizin werden die Verhaltensweisen in die folgenden drei Kategorien eingeteilt: allgemeines Verhalten, jahreszeitliches Verhalten und gelegentliches Verhalten. Zu den Verhaltensweisen gehören Aspekte der Ernährung (diese sind bereits im Kapitel über Ernährung behandelt worden), Körpertraining (siehe Kapitel »Körpertraining«), Schlaf, persönliche Hygiene und die Interaktion mit anderen auf körperlicher, emotionaler und spiritueller Ebene, einschließlich dem Verhalten im Bereich der Sexualität. Für Tibeter ist der wichtigste Aspekt bei der Sexualität die Frage, in welcher Weise sich die sexuelle Energie und ihr Einsatz auf die gesamte Gesundheit und die spirituelle Entwicklung auswirken können.

ALLGEMEINES VERHALTEN IM ALLTAG

Im Ambrosia-Herz-Tantra gibt Buddha in Form des *Buddha der Heilkunde* einige grundlegende, vernünftige Ratschläge:

»Vermeide stets die beiden Bedingungen, die zu Krankheit führen (also unangemessene Kost und unangemessenes Verhalten), durch Achtsamkeit. Vermeide schädigende Aktionen des Körpers, der Rede und des Geistes und widme dich dem, was richtig ist. Quäle deinen Geschmackssinn nicht, und gebe dich nicht übermäßig sinnlichen Freuden hin.«[1]

Damit bezieht sich der Buddha der Heilkunde auf die drei Gifte. Durch die Betonung der Achtsamkeit fordert er uns auf, aufmerksam und nicht Gewohnheiten verhaftet oder unwissend zu sein. Damit meint er BEKAN. Indem er uns sagt, wir sollen unsere Sinne nicht quälen, spricht er das Gift der Aggression an, also TrIPA. Mit dem Hinweis auf unsere Neigung zu zügellosen sinnlichen Freuden meint er das Gift des Verhaftetseins, das LUNG zugeordnet wird. In ihrem Buch *Tibetan Buddhist Medicine and Psychiatry* geht TERRY CLIFFORD genauer darauf ein, welches Verhalten schädlich ist und welche Folgen ein solches Verhalten hat:

»Verhaltensweisen wie das Schlafen am Tage, unregelmäßige Essens- und Schlafenszeiten, die Unterdrückung natürlicher Ausscheidungsbedürfnisse und eine Unkenntnis über die Kräfte der Natur und der Orte sowie deren Auswirkungen auf uns stellen weitere Ursachen schwerwiegender Erkrankungen dar. Richtige Handlungen in der richtigen Umgebung verhindern Krankheiten.«[2]

Das Ambrosia-Herz-Tantra befaßt sich zuerst mit Situationen, die allgemein lebensgefährlich sind, wie etwa das Schwimmen in großen Gewässern, das Reiten wilder Tiere, das Reisen bei Nacht oder das Begehen steiler Pfade während der Regenzeit. Es werden weitere Beispiele mit der allgemeinen Botschaft angeführt: Kenne

deine Umgebung und respektiere die Kräfte, die dort herrschen.
Manche der genannten Situationen lassen sich vielleicht nicht vermeiden oder werden in unserer Kultur sogar aus Abenteuerlust
absichtlich gesucht. Wenn das Leben in Wirklichkeit so zart und
zerbrechlich wie eine Seifenblase ist, aus welchem Grund sollten
wir dann absichtlich Kopf und Kragen riskieren? Dennoch tun
wir es. Solche Situationen lassen uns vielleicht bewußter leben,
aber brauchen wir das, um uns lebendig zu fühlen? Wir sollten
uns näher mit unseren Motiven für ein solches Verhalten auseinandersetzen.

SCHLAF

Der Schlaf ist wichtig, damit unser Körper sich ausruhen, reinigen
und wieder zu Kräften kommen kann. Ein guter Schlaf zeichnet
sich durch eine einleitende Phase mit schnellen Augenbewegungen
(rapid eye movement – REM), die auf eine Zunahme der Alpha-
Gehirnwellen hinweisen, durch eine allgemein traumlose Ruhe
sowie durch ein Gefühl des Ausgeruhtseins beim Erwachen aus.
Wenn man viel träumt oder müde erwacht, so ist dies ein Zeichen
eines LUNG-Ungleichgewichts. Neben den herkömmlichen Empfehlungen für den Ausgleich von LUNG sind während des Tages
durchgeführte Entspannungsübungen hilfreich, um sich auf den
Schlaf vorzubereiten. Und die einzigen Träume, denen Beachtung
geschenkt werden sollte, sind diejenigen, die direkt vor dem Aufwachen auftreten. Nur diese Träume werden im Hinblick auf
ihren Symbolgehalt und ihre Bedeutung für das Leben des Einzelnen als wichtig betrachtet.

In der tibetischen Medizin wird als Schlafhaltung die Rückenlage oder die Seitenlage, nicht aber die Bauchlage empfohlen.
(Das Schlafen auf dem Bauch kann ein Hinweis auf ständiges
übermäßiges Essen sein. Die Ausnahme bilden Säuglinge, für
deren Verdauung es tatsächlich günstig ist, wenn sie auf dem
Bauch liegen.) Bei der Yogi-Schlafhaltung liegt man auf der rechten Seite, das linke Knie ist angewinkelt und die Finger der rechten Hand müssen folgendermaßen angeordnet sein: Der kleine
Finger verschließt den rechten Mundwinkel, der Ringfinger verschließt das rechte Nasenloch, der Mittelfinger liegt an der
Außenkante des rechten Auges, und der Daumen liegt über dem
rechten Ohr. Dies ist die Haltung des großen liegenden Buddha

von Thailand und soll das Durchdringen des weltlichen Verhaftetseins erleichtern und die spirituellen Energien im Körper stärken. Die vielleicht wichtigste und einfachste dieser Fingerpositionen ist die des Ringfingers, mit dem das rechte Nasenloch zugehalten wird.

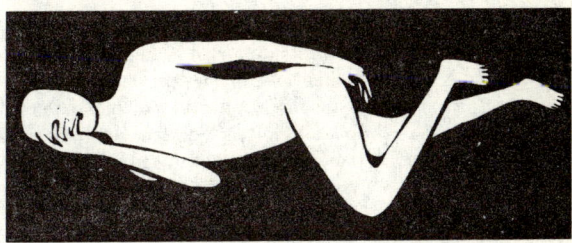

Yoga-Schlafposition

Auf der nördlichen Erdhalbkugel sollte man mit dem Kopf nach Norden schlafen und auf der südlichen Halbkugel mit dem Kopf nach Süden. Hierbei geht es darum, den Körper entsprechend den Magnetfeldern der Erde auszurichten. Falls dies nicht möglich ist, sollten Sie sich vorstellen, daß Ihr Kopf auf dem Schoß Ihres Lehrers oder eines göttlichen Wesens oder einer göttlichen Kraft ruht, zu der Sie Vertrauen haben.

Generell sollte tagsüber nicht geschlafen werden, da dies BEKAN verstärkt und zu geistiger Schwerfälligkeit, Kopfschmerzen, schlaffer Haut und zu einer Tendenz für ansteckende Krankheiten führt. Wenn man allgemein zuviel schläft und dies insbesondere tagsüber, werden Brechmittel empfohlen, um überschüssiges BEKAN durch therapeutisches Erbrechen abzubauen, und außerdem sollte man die Gesellschaft des anderen Geschlechts suchen, wahrscheinlich um so die Energie zu steigern. Im Frühsommer, wenn die Nächte kurz sind, wird eine Siesta am Nachmittag empfohlen. In dieser Jahreszeit sollen auch schwere, fettreiche Nahrungsmittel am Nachmittag gegessen werden. Diese Siesta und die Ernährungsempfehlungen gelten auch für Menschen, die sich von einem Alkoholkater erholen müssen, allgemein schwach oder alt sind oder an einem Angsttrauma leiden.

Wenn Sie aufgrund anderer Umstände außer Schlaflosigkeit nachts nicht schlafen können, empfehlen die Tantras der Heilkunde, daß Sie das Frühstück ausfallen lassen und diejenige Menge an Schlaf, die der Hälfte des Schlafs einer normalen Nacht entspricht, nachholen, sobald dies möglich ist.

Schlaflosigkeit ist eine andere Sache, da sie nicht beabsichtigt ist. Menschen, die unter Schlaflosigkeit leiden, wird empfohlen, abends warme Milch zu trinken, schwerere Nahrung zu sich zu nehmen (wie z. B. Fleischbrühe) und sogar ein wenig Alkohol zu trinken. Außerdem sollen sie vor dem Zubettgehen einen Tropfen Sesamöl auf den Scheitelpunkt des Kopfes und in die Ohren geben. Wenn Sie Zeit haben, können Sie zur Entspannung die Fußsohlen mit Sesamöl massieren oder ein warmes Bad mit ein paar Eßlöffeln Sesamöl im Badewasser nehmen. Bei Schlaflosigkeit wird ferner eine tibetische Akupressurfolge empfohlen. Allgemein wird versucht, die launischen Bewegungen der inneren Winde, also von LUNG, zu besänftigen.

HYGIENE

Baden wird als eine allgemeine Gesundheitsvorsorge betrachtet. Regelmäßiges Baden soll die Potenz steigern, den Teint und die Widerstandskraft verbessern, die Körperwärme ausgleichen und ein langes Leben gewährleisten, außerdem soll Baden den Durst mindern, Juckreiz aufgrund von angesammelten Schweißrückständen beseitigen sowie Trägheit verringern.[3] Hierbei sollte man jedoch bedenken, daß die Tibeter zum Baden selten so heißes Wasser zur Verfügung hatten wie wir. Auch verwendeten sie für ihre Haut keine stark wirkenden Chemikalien und Reinigungsmittel. Die oben genannten gesundheitlichen Wirkungen des Badens gelten für ein Abschrubben in lauwarmem oder kühlem Wasser; vom Baden in übermäßig heißem Wasser wird abgeraten, da es den Körper überhitzt und allgemein Energie verbraucht. Insbesondere sollte der Kopf nicht in heißem Wasser gebadet werden, da dies der Sehkraft schadet und zu Haarausfall führt. Menschen, die an Hitzestörungen (auch Fieber), schlechter Verdauung, Augenbeschwerden, Erkältungen, Blähbauch oder Durchfall leiden, sollten besonders vorsichtig sein. Bei diesen Beschwerden sollte gerade nach dem Essen nicht gebadet werden. Der Grund hierfür ist, daß beim Baden der Außenbereich des Körpers stärker durchblutet wird, so daß dem Magen Wärme und Blut entzogen werden, die für eine richtige Verdauung benötigt würden.

Bei den verwendeten Seifen, Ölen und Kosmetika sollte es sich um natürliche Produkte handeln, die frei von chemischen Substanzen auf Mineralölbasis sind; außerdem sollten die Produkte für den jeweiligen Konstitutionstyp geeignet sein. Eine ausführliche Erklärung der reinigenden und gesundheitsfördernden Wirkungen verschiedener kosmetischer Mittel enthält das Buch *Ayurveda – natürlich schön und gesund* von MELANIE SACHS. Allgemein gilt, daß das Einreiben von Ölen während der Selbstmassage oder der Massage durch eine andere Person Müdigkeit beseitigt und LUNG ausgleicht, so daß LUNG-Symptome verringert werden, außerdem verlangsamt es den Alterungsprozeß. Im Ambrosia-Herz-Tantra ist zwar kein bestimmtes Öl angegeben, in der Regel wird hierzu jedoch Sesamöl verwendet. Für TrIPA-Konstitutionstypen kann auch Öl aus rotem Sandelholz oder kaltgepreßtes Sonnenblumenöl günstig sein, und BEKAN-Typen können auch eine kleine Menge einer Ingwer-Sesamöllösung verwenden. Wenn man sich schwer fühlt, friert und allgemein das Gefühl hat, daß der Energiepegel niedrig ist, kann bereits das Einreiben von Öl in die Kopfhaut, die Ohren und die Füße wohltuend sein.

Auf die Mundhygiene wird in der tibetischen Literatur nicht speziell eingegangen. Bei der Diagnose soll man darauf achten, ob die Zunge belegt ist. Dieser Belag ist zwar je nach Konstitutionstyp unterschiedlich, morgens ist er jedoch dicker, da es sich um ein Verdauungsabbauprodukt handelt. Im indischen Ayurveda wird ein Silberdraht oder -löffel verwendet, um diesen Belag von der Zunge abzuschaben. Das Entfernen dieses Belags kommt der Verdauung zugute.[4] Wenn man dies macht und den Mund mit warmem Wasser spült, hat man ein sauberes Gefühl im Mund. Das Zähneputzen mit der Zahnbürste und mit Zahnseide, wie es im Westen empfohlen wird, hat offenkundig positive Wirkungen.

GESCHLECHTSVERKEHR UND SEXUELLE PRAKTIKEN

In den letzten Jahren wurden große Fortschritte bei der Gleichstellung von Mann und Frau erzielt. Dies ist ein wichtiger Meilenstein in der westlichen Kultur und ein Zeichen dafür, daß wir zivilisierter werden. Allerdings haben die meisten Veränderungen im Bereich der Arbeit und der Aufgabenteilung stattgefunden. Die einzigen Anzeichen für eine Veränderung im Bereich der Sexualität sind jedoch Gesetze und Strafen für sexuelle Gewalt gegenüber Frauen und auch gegenüber Männern.

Leider zeigt sich die Gleichstellung der Geschlechter oft in einer Vermännlichung der Frauen und einer Verweiblichung der Männer. Die Sexualität und der sexuelle Ausdruck sind für uns weiterhin Themen, bei denen wir nur schwer objektiv sein können. Dies zeigt sich in den Medien: Kinder dürfen sich zwar ohne weiteres extrem brutale Spielfilme ansehen, nicht aber einen Film, in

dem sich zwei nackte Menschen liebevoll umarmen. Und wenn
Sexualität in den Medien gezeigt wird, so geschieht dies zudem
leider nur allzu häufig in Zusammenhang mit Gewalt.

Die moderne Psychologie hat ein Kriterium dafür festgelegt,
was eine gute Beziehung ist: Allgemein ausgedrückt handelt es
sich bei einer guten Beziehung um eine Beziehung, die auf Ehr-
lichkeit und Gegenseitigkeit beruht. Diese ethischen und moralischen Grundsätze stimmen mit denen des Judentums und des
Christentums sowie mit den buddhistischen Texten über das heilige Band zwischen Lebewesen, insbesondere zwischen Männern
und Frauen, überein. Für die emotionale und die spirituelle Seite
von Beziehungen sind also Leitlinien in unserer westlichen Tradition vorhanden – und zwar sowohl im weltlichen als auch im religiösen Bereich –, es besteht jedoch ein erheblicher Mangel bei
dem Verständnis bezüglich der energetischen Unterschiede zwischen Männern und Frauen.

In der buddhistischen Literatur gelten Männer und Frauen letztendlich als Verkörperung von Handlungsfähigkeit (männliche
Energie) und Weisheit (weibliche Energie). Ohne Weisheit gerät die
Handlungsfähigkeit in der Welt außer Kontrolle und wird destruktiv. Ohne Handlungsfähigkeit bleibt die Weisheit ineffektiv. Als
Lebewesen tragen wir beide Aspekte in uns: Handlungsfähigkeit
und Weisheit. Es ist lediglich so, daß der männliche Körper diejenige Energie besitzt, bei der die Handlungsfähigkeit im Vordergrund steht, während beim weiblichen Körper der Schwerpunkt
auf der Weisheit liegt. Bei der Meditation in der Abgeschiedenheit
versuchen die Meditierenden, mit dem jeweils unterentwickelten
oder weniger dominanten Aspekt (der ihrem Geschlecht entgegen-
gesetzten Energie) in Kontakt zu kommen, um ein Gleichgewicht
von Handlungsfähigkeit und Weisheit in sich selbst herzustellen.
Dies ist die Bedeutung der *Yab-Yum*-Darstellungen in buddhistischen Bildern, bei der sich männliche und weibliche Buddhas sexuell vereinigen. Diese Bilder, *Thankas* genannt, dürfen nicht wörtlich
genommen werden. Sie stellen die innere Verwirklichung und die
Einheit der männlichen und weiblichen Energien dar, von Handlungsfähigkeit und Weisheit, Glückseligkeit und Raum. Dies ist
Erleuchtung in ihrer dynamischsten Form.

Bei der gewöhnlichen sexuellen Umarmumg handelt es sich
jedoch um eine relative Manifestation dieser absoluten Verwirklichung, bei der zwei Menschen die Gelegenheit haben, einen Eindruck der transzendentalen Wirklichkeit zu erfahren, wenn sie

sich in der Vereinigung verlieren. Daher werden die Dynamik und die Macht der Sexualität als etwas Heiliges betrachtet. In den östlichen Religionen ist die Situation bekannt, daß ein Meditierender – ob weiblich oder männlich – aufgrund von Blockaden im Bewußtsein nicht in der Lage ist, zu tieferen Ebenen des Bewußtseins zu gelangen. In diesem Fall raten die Lehrer zu geschlechtlicher Liebe. Der Grund hierfür ist, daß es bei der Zirkulation der sexuellen Energie zu einem kurzen Aufblitzen von Erkenntnissen und zum Lösen von Blockaden kommt. Somit kommt die tantrische geschlechtliche Vereinigung sowohl im eigentlichen Geschlechtsverkehr als auch in anderen sexuellen Handlungen zum Ausdruck. Allerdings wird der Adept darin geschult, den Geschlechtsakt, so genußvoll dieser auch sein mag, nicht als Selbstzweck zu betrachten, sondern als Mittel zu einem Zweck. Es kommt auch vor, daß Lehrer Schüler als Sexualpartner wählen, um diesen bei ihrer spirituellen Entwicklung zu helfen.

Ein solcher Umgang mit der Sexualität ist uns völlig fremd – und vielleicht wäre es für uns auch nicht sinnvoll, uns darauf zu konzentrieren. Diese Ebene der Sexualität muß jedoch erwähnt werden, da sie innerhalb spiritueller Kreise mit anerkannten oder selbsternannten Lehrern zu einem vieldiskutierten Thema geworden ist. Dies war auch im Osten so. Zweifellos stellen diese Praktiken unsere konventionellen Sichtweisen in Frage. Allerdings müssen wir uns sowohl vor Scharlatanerie als auch vor einer Überbewertung der Sexualität in acht nehmen.

Für den Durchschnittsmenschen mit den üblichen Wünschen in diesem materiell geprägten Zeitalter stellt die in den Tantras dargestellte Moral in bezug auf die Sexualität eine gute Orientierung dar. Verlangen, das zu Verhaftetsein führt, verstärkt LUNG. Daher wird in den Tantras davor gewarnt, sich ständig mit Schönem und sinnlich Angenehmem zu beschäftigen. Manche denken vielleicht, daß wir das Verlangen stillen, indem wir uns den sinnlichen Dingen hingeben, aber in Wirklichkeit ist das Gegenteil der Fall. Je mehr wir dieses gesteigerte Verlangen befriedigen, desto mehr wird das Muster des Verlangens verstärkt. Auf diesem Prinzip basiert Sucht, und ich habe häufig von ehemaligen Abhängigen gehört, daß sie davon überzeugt waren, daß ein letztes Bier oder eine letzte Drogendosis ausreichen würde, um ihr Verlangen zu stillen.

Bezüglich geeigneter und ungeeigneter Partner heißt es im dreizehnten Kapitel des zweiten Buchs des *Gyud-Zhi*: »Man sollte keinen Geschlechtsverkehr mit Tieren, mit bösen oder unehrenhaften Menschen, schwangeren Frauen, schwachen Frauen oder mit menstruierenden Frauen haben.«[5] Für diese Einschränkungen gibt es verschiedene Gründe. Vermutlich sollte man deshalb keinen Sex mit Tieren haben, weil dies zu Erkrankungen führen kann und man dem Tier schadet. Sex mit Tieren ist im Grunde eine Moralverletzung, da er weder für das Tier noch für den Menschen eine natürliche Handlung darstellt und daher auch die Grundlage der Gegenseitigkeit fehlt. Bei dieser Art von Sex wird ein anderes Lebewesen ausgenutzt. Auf einer subtileren Ebene könnte man sagen, daß die psychischen und feinstofflichen Energien eines Menschen sich von denen eines Tieres unterscheiden; daher ist es wahrscheinlich unvermeidlich, daß bei dem Fließen der Energie während des Geschlechtsakts mit Tieren das Ungleichgewicht der körperlichen Kräfte zu weiterem Leiden führt.

Mit unehrenhaften Menschen spielt das Ambrosia-Herz-Tantra auf Ehebruch und auf sexuelle Beziehungen zu Menschen an, die man nicht mag (Geschlechtsverkehr aufgrund von Ausbeutung, Rache, Langeweile usw.). Diese Empfehlung klingt zwar sehr moralisch, entstammt jedoch der höchsten tantrischen Bewußtheitsebene. Der Körper ist im Grunde der Ort, an dem sämtliche Elemente vorhanden sind, die von einer absoluten Sichtweise aus Manifestationen göttlicher Kräfte sind. Unsere Körper bestehen aus feinstofflichen Kanälen und Essenzen, die, wenn sie mit denen einer anderen Person gemischt und mit dieser verwoben werden, bleibende Eindrücke bei uns hinterlassen. Erinnern sich nicht auch die meisten im Bereich der Sexualität liberal denkenden westlichen Menschen an ihre erste sexuelle Begegnung? Gefühle, Erinnerungen, sogar Körperempfindungen, die psychisch-körperlichen Fragmente dieses intimen Kontakts, bestehen weiter. Diese Empfindungen können häufig Blockaden dafür darstellen, einen gleichen oder tieferen Kontakt zu einem Ehepartner oder einem langfristigen Partner herzustellen. Neurosen, Schuldgefühle, Gefühle der Unzulänglichkeit, unrealistische Erwartungen und Sehnsüchte können die Folge sein. In Kulturen, die nicht homogen sind und in denen veränderliche oder lockere gesellschaftliche Regeln gelten, können die emotionalen Folgen dieser Handlungen zusammen mit feinstofflichen Erinnerungen die Ursache für fehlende Intimität und für die Unfähigkeit sein, eine Beziehung einzugehen.

Hinter der Empfehlung, keinen Geschlechtsverkehr mit schwangeren, schwachen oder menstruierenden Frauen zu haben, stehen physiologische Gründe. Obwohl in vielen Kulturen und

auch in der tibetischen Kultur der Geschlechtsverkehr während
der Schwangerschaft in manchen Fällen erlaubt ist, gilt die allgemeine Empfehlung, darauf zu verzichten. Eine tiefe Penetration
sollte vermieden werden, insbesondere gegen Ende der Schwangerschaft, da dies in dieser Zeit für die Frau sehr unangenehm sein
kann. Es bestehen zwar unterschiedliche Meinungen bezüglich
der Ejakulation in einer schwangeren Frau, der Ehrwürdige KALU
RINPOCHE, ein hoch verehrter tibetischer Yogi, meint jedoch, daß
die Samenflüssigkeit für den Embryo ein brennendes Gefühl her-
vorrufe, und daß das Einführen des Penis in die Vagina während
der Schwangerschaft dem Embryo das Gefühl vermittele, er
würde mit einem heißen Schürhaken geschlagen.

Bezüglich »schwacher« Frauen heißt es in den Tantras der Heilkunde, daß der Geschlechtsverkehr und/oder die sexuelle Erregung
eine Frau zusätzlich schwächen können, so daß das Gleichgewicht
des LUNG-Nyepa weiter verschlechtert wird. Da nicht angegeben
ist, was unter »schwach« zu verstehen ist, sollte diese Empfehlung
als allgemein betrachtet werden. Ein weiterer Aspekt ist, daß diese
Überlegungen mit dem buddhistischen Grundsatz der Gegenseitigkeit bei der Interaktion zu tun haben könnten. So stellt sich beispielsweise die Frage, in welcher Weise ein Mann angemessen
berücksichtigt, wie sich eine Frau unter diesen Umständen fühlt.
Andererseits heißt es jedoch sowohl im Taoismus als auch im hinduistischen Tantra, daß Sex in manchen Fällen heilsam sein kann.
Im Zusammenhang mit Krankheiten erwähnt Terry Clifford die
therapeutischen Wirkungen von Geschlechtsverkehr bei psychischen Erkrankungen,[6] andere Krankheiten führt sie jedoch nicht
an. Zur weiteren Klärung werden die Bücher über Sexualpraktiken des Taoismus empfohlen, etwa von MANTAK CHIA, STEPHEN T.
CHANG (alle bei Ariston erschienen) oder TARTHANG TULKU.

Sowohl im Taoismus als auch im hinduistischen Tantra gibt es
Praktiken für das Zurückhalten von Sexualflüssigkeiten zur Stärkung des Körpers und zur Transformation dieser Substanzen für
höhere spirituelle Ziele. Die gleichen Praktiken sind auch in der
Tradition der tibetischen Medizin bekannt, sie werden jedoch für
den normalen Menschen als nicht relevant betrachtet. Im hinduistischen Tantra und im Taoismus wird großer Wert darauf gelegt,
daß diese Methoden mit Schwerpunkt auf dem spirituellen Aspekt
und diszipliniert durchgeführt werden; es scheint jedoch, als waren
diese Praktiken alltäglicher als im tibetischen Buddhismus, bei dem
sie vorwiegend der Yogi-Lebensweise vorbehalten sind.

In der spirituellen Praxis arbeitet der Yogi mit den männlichen und den weiblichen Energien des Körpers, insbesondere mit Aspekten des feinstofflichen Energiekörpers, die Winde, Kanäle und Tropfen genannt werden. Dieser Bereich ist zu speziell, als daß hier ausführlicher darauf eingegangen werden kann, im Prinzip jedoch geht es darum, die Sexualkraft im Körper zu stärken, die an der Spitze des Penis des Mannes bzw. der Klitoris der Frau erlebt wird. Die Zurückhaltung von Samenflüssigkeit und Sexualkraft wird nicht durch reine Kraftanstrengung oder neurotische Unterdrückung erzielt. Es handelt sich vielmehr um eine subtile Angelegenheit, die ein Verständnis des feinstofflichen Energiekörpers und eine Ebene des Bewußtseins des buddhistischen Prinzips der Leere voraussetzt. Die Leidenschaft gewöhnlicher Menschen wird umgewandelt in das Mitgefühl eines Yogi. Daher sind für diese Praktiken eine spirituelle Schulung und eine moralische Einstellung erforderlich. Für einen Durchschnittsmenschen, bei dem zwar eine positive Motivation und ein Mitgefühl bei der körperlichen Liebe beteiligt sein können, führt die Abgabe der Sexualflüssigkeit zu einem Verlust dieser feinstofflichen Energie und zu einem schnelleren Verbrauch der Körperenergie und der Vitalität insgesamt. Die Tantras der Heilkunde enthalten Empfehlungen dafür, mit welchen Methoden die Folgen des Verlusts dieser Flüssigkeit für den Körper in Grenzen gehalten werden können, wobei der Schwerpunkt auf der Samenflüssigkeit liegt, da Männer mehr Sexualflüssigkeit abgeben und dadurch stärker von den daraus resultierenden schädlichen Wirkungen betroffen sind. Frauen gelten in diesem Bereich als überlegen, doch auch bei Frauen besteht die Möglichkeit eines solchen Energieverlusts.

Während des Winters, wenn der Körper versucht, seine Wärme zu erhalten, ist BEKAN in unserer Konstitution stärker ausgeprägt oder steht im Vordergrund. Dies führt dazu, daß Sperma und Sexualflüssigkeit reichlicher vorhanden sind, und daher heißt es, daß es für die Häufigkeit des Geschlechtsverkehrs keine Einschränkungen gibt. Im Herbst darf Geschlechtsverkehr jeden zweiten Tag stattfinden. Im Sommer und in der Regenzeit (vermutlich auch im Frühling) sollte man Geschlechtsverkehr mit Freisetzung von Flüssigkeit höchstens alle zwei Wochen einmal haben. Findet ein solcher Geschlechtsverkehr häufiger statt, kommt es zu einem Abstumpfen der Sinne, eventuell zu Schwindel und zu einer Verkürzung der Lebenszeit.

Diese Einschränkungen mögen als recht streng erscheinen, sie sollen jedoch dazu dienen, das Leben zu verlängern, die Lebenskraft des Körpers zu stärken und eine spirituelle Entwicklung zu fördern. In den Tantras werden allerdings auch Praktiken und Substanzen zur Förderung der Potenz erwähnt, um denjenigen zu helfen, die sich zu stark sexuell betätigen oder Probleme mit Impotenz oder Unfruchtbarkeit haben. Einige dieser Methoden werden im Kapitel »Entgiftung und Verjüngung« beschrieben. Andere Methoden werden in den Büchern über tibetische Medizin erwähnt, wie sie bei den Anmerkungen aufgeführt sind.

In dem Buch *Tibetan Arts of Love* erläutert GEDUN CHOPEL andere Formen der Erfahrung von sexuellem Genuß. Neben dem klassischen Vorspiel werden Stellungen für den Geschlechtsverkehr sowie Praktiken für orale Befriedigung erklärt.

Andere Sexualpraktiken

Ein buddhistischer Laienlehrer erwähnt in seinen Grundsätzen unangemessene sexuelle Handlungen. Auf das Thema der unangemessenen Partner sind wir bereits eingegangen. Manche Lehrer stufen oralen Sex, Masturbation und Homosexualität als unangebracht ein. Ohne jedoch auf die Einzelheiten jeder dieser Praktiken einzugehen, kann man sagen, daß der Grund für diese Ermahnungen darin besteht, daß diese Handlungen meist ein extremes Verlangen bewirken, das zu einem Ungleichgewicht von LUNG führt. Bezüglich der drei genannten Praktiken habe ich in der Literatur lediglich Angaben zu oralem Sex gefunden. Gedun Chopel erwähnt ihn als Bestandteil der Zärtlichkeit und des spielerischen Aspekts der Lust.[7] Auch bei diesem Thema wird großer Wert auf die Gegenseitigkeit und den Respekt für den Partner gelegt. Gedun Chopel geht in diesem Zusammnhang nicht so weit wie die Hindu-Tradition, bei der man den Partner als göttlich betrachtet und dessen Ausscheidungen aus Vagina oder Penis als Nektar trinkt.[8] Wie jedoch auch im tibetischen Buddhismus wird es als ein Vergehen gegen den Partner betrachtet und schafft nur eine gesteigerte neurotische Beschäftigung mit der Sache sowie ein gesteigertes Verhaftetsein, wenn diese sexuellen Handlungen aus niederen Beweggründen oder aus Lüsternheit erfolgen. Diese Prinzipien kommen zwar in keinem der Tantras der Heilkunde oder der buddhistischen Tantras zum Ausdruck, die bisher untersucht wurden, es wird jedoch empfohlen, solche Praktiken stärker unter dem Aspekt des Erleuchtetseins und der Gegenseitigkeit zu sehen. Hinsichtlich der moralischen oder religiösen Aspekte dieser Handlungen äußerte sich der Ehrwürdige KALU RINPOCHE zu oralem Sex wie folgt:

»Für dieses Verbot gibt es eine gewisse Grundlage in den Lehren des Dharma. Mir scheint jedoch, daß es sich hierbei um weniger wichtige Punkte handelt, die wir außer acht lassen können und einfach empfindungsfähige Wesen im Samsara empfindungsfähige Wesen im Samsara sein lassen können. Ich messe diesem Thema keine so große Bedeutung bei.«[9]

SPIRITUELLE ÜBUNGEN – WAHRE GESUNDHEIT PFLEGEN

Wie im Kapitel »Ermittlung des eigenen Konstitutionstyps« und in Anhang 1 beschrieben, ist die Konstitution, die wir derzeit besitzen, das direkte Ergebnis unserer früheren Handlungen – unseres vergangenen Karma. Sie ist der Bezugspunkt, von dem aus wir unsere Welt erleben und entweder harmonisch oder unharmonisch mit Körper, Sprache und Geist mit der Welt in Beziehung treten. Sie ist unser Konzept für die Erleuchtung.

Aufgrund dieser Tatsache findet das Leben seinen höchsten Ausdruck in spirituellen Bemühungen und darin, in der Welt von dem Grad an spiritueller Verwirklichung aus zu handeln, den wir bisher erreicht haben. Alle Empfehlungen in den Tantras der Heilkunde dienen dazu, das spirituelle Wachstum und den spirituellen Fortschritt zu fördern. Daher ist es nur logisch und natürlich, daß die Empfehlungen für das Verhalten im Alltag auch allgemeine spirituelle Übungen auf der körperlichen, emotionalen und geistigen Ebene umfassen.

Dr. YESHE DONDEN faßt die in den Tantras gegebenen Empfehlungen treffend wie folgt zusammen:

»*Körperlich* können wir, auch wenn wir jetzt keine Bodhisattvas sind und nicht in der Lage sind, einem anderen unseren Körper zu geben, doch anderen etwas schenken; wir können anderen Menschen Blut geben, die selbst nicht genug Blut haben. Menschen, die Organe spenden, verwirklichen tatsächlich die Bodhisattva-Grundsätze. *Verbal* sollten wir unsere Sprache mit einer altruistischen Einstellung gebrauchen; wenn beispielsweise ein Mensch einen anderen Menschen töten möchte und herausfinden möchte, wo sich das Opfer befindet, können Sie dem Mörder sagen, auch wenn Sie das Opfer gesehen haben, daß Sie nicht wüßten, wo das Opfer sei, und dadurch dieses Wesen davor bewahren, ermordet zu werden (und den Mörder von dem Karma befreien, einen Menschen körperlich zu töten – Anm. des Autors). In gleicher Weise sollten Sie auf der *mentalen* Ebene darüber nachdenken, was für andere hilfreich wäre, und zwischen Dingen unterscheiden, die anderen helfen oder anderen schaden.«[10]

Die ethischen und moralischen Überlegungen, die hier ausgedrückt werden, stimmen mit denen anderer Religionen der Welt überein. Man soll nicht töten, stehlen, lügen ... Neben Handlungen, die wir persönlich ausführen können, ist in den Tantras davon die Rede, wie wir mit anderen Menschen in Interaktion treten, um konstruktive Wirkungen zu erzielen; außerdem werden Situationen genannt, die vermieden werden sollten, um negative Folgen sowohl für uns als auch für andere zu verhindern. Bei diesen Regeln handelt es sich nicht um göttliche Gebote, sondern um Formulierungen, die aus der klaren Erkenntnis von Wesen mit einem erwachten Bewußtsein stammen und die uns und anderen helfen und jetzt und zukünftig Leid vermeiden sollen.

Wenn wir eine negative Handlung gegenüber einer anderen Person begehen, werden wir moralische und spirituelle Armut erleiden. Wenn wir diese Handlungen begehen, verlieren wir unsere Selbstachtung. In unserer Lebensweise zeigen sich erste Anzeichen von Verfall. Anschließend beginnen wir, auf offensichtlichere Weise zu leiden – und zwar sowohl geistig als auch körperlich. Der klassische buddhistische Text über die Ergebnisse negativer Handlungen ist *The Wheel of Sharp Weapons* (Das Rad der scharfen Waffen) von DHARMARAKSITA:

»Wenn unsere Taten gegenüber anderen, gleich wie wohlgemeint sie waren,
stets eine feindliche Antwort hervorrufen,
ist dies das Rad der scharfen Waffen, das zurückkommt
auf uns, für Unrecht, das wir getan haben.
Bisher haben wir liebevolle Freundlichkeit mit Bosheit vergolten;
Laßt uns ab jetzt stets die Gefallen anderer
gnädig und mit dem demütigstem Respekt annehmen.«[11]

Die Tantras weisen deutlich auf den kausalen Zusammenhang zwischen unseren Absichten und unseren Handlungen einerseits

und unserer Welt und unserem körperlichen, emotionalen und
spirituellen Wohlbefinden andererseits hin. Es liegt nur an unserer
materialistischen Sichtweise, daß uns diese Einsichten in die Wirkungen unserer Handlungen als engstirnig erscheinen. Wahre
Gesundheit drückt sich in unseren körperlichen, sprachlichen und
geistigen Handlungen gegenüber uns selbst und gegenüber anderen aus. In bezug auf uns selbst können wir eine Lebensweise aufbauen, die das Leben erhält und ein Selbstbild fördert, das die
Selbstachtung unterstützt. Wenn wir uns selbst gegenüber freundlicher und liebenswürdiger sind, können wir diese Fähigkeiten
natürlich auf andere ausdehnen. Die tiefere Bedeutung dieser Aussage ist die Anerkennung unserer wahren Potentiale und der
Wunsch, diejenigen Umstände zu schaffen, in denen sich unsere
Potentiale manifestieren können. Dies ist das größte Geschenk,
das wir uns selbst machen können.

Anderen Unterweisung, Führung und Unterstützung zu geben,
damit sie das gleiche erleben können, stellt den größten Akt an
Altruismus dar. Die natürliche, spontane und freudige Bereitschaft, anderen gegenüber in dieser Weise zu handeln, ist das
beste Zeichen dafür, daß ein Mensch wirklich gesund ist. Wenn
man die Welt als ein Ganzes sieht, in dem sich alles wechselseitig
bedingt, ist es nur logisch, daß die ethische Anwendung dessen,
was für unser eigenes Wohlergehen förderlich ist, auch auf andere ausgedehnt wird. Es geht nicht darum, daß wir irgendwann
einmal an einen weit entfernten Ort mit dem Namen Hölle kommen, wenn wir nicht so handeln, sondern darum, daß wir und
andere die Hölle in unserem Leiden hier und jetzt erleben werden,
wenn wir nicht so handeln. Dies soll keine Warnung oder Ermah-
nung sein, sondern lediglich eine Darstellung einer einfachen Tatsache des Lebens. Spezielle Meditationen und spirituelle Informationen werden im folgenden Kapitel vorgestellt.

VERHALTEN IN BESTIMMTEN JAHRESZEITEN

In den Tantras der Heilkunde wird erläutert, auf welches Verhalten wir bei unterschiedlichen Klimabedingungen und in verschiedenen Jahreszeiten achten sollten.

In den verschiedenen Jahreszeiten stellt die Umgebung unterschiedliche Anforderungen an unseren Körper. Bei kaltem Wetter
versucht unser Körper, Wärme zu erzeugen, damit der Körper rich-

tig funktionieren kann. Bei heißem Wetter kühlt unser Körper ab. Bei
trockenem Wetter versucht der Körper, die physiologischen Mechanismen für das Bewahren der Feuchtigkeit aufrechtzuerhalten.

Bei jeder Änderung von Temperatur, Luftdruck und Luftfeuchtigkeit werden andere Organsysteme und Gewebe unseres Körpers stimuliert oder beansprucht. Dies gilt auch für unsere psychische Disposition. Beispielsweise weiß man, daß sich die Menge
an Sonnenlicht, die wir erleben, auf unsere Stimmung auswirkt.
Meist können wir diese Umstände nicht ändern, außer natürlich,
wir fahren in Urlaub, ziehen um oder anderes mehr. Wir alle können jedoch unsere Ernährung, unser Körpertraining und unsere
Gewohnheiten so ändern, daß es unserem Körper leichter fällt,
sich wirkungsvoll an die Umgebungsbedingungen anzupassen.
Wir müssen flexibel sein, um uns anzupassen. Eine Kost, die diesen Monat gesund ist, kann im nächsten Monat Beschwerden verursachen. Ein Körpertraining, das wir zu einem bestimmten Zeitpunkt intensiv betreiben, darf in anderen Zeiten nur vorsichtig
oder auch gar nicht durchgeführt werden.

Die Angaben über jahreszeitengemäße Verhaltensänderungen in
den Tantras der Heilkunde konzentrieren sich vorwiegend auf die
Änderung der Ernährungsweise, wobei der Schwerpunkt auf den
Geschmacksrichtungen und der Art der Nahrung liegt, die für die
energetischen Bedingungen der jeweiligen Jahreszeit am besten
geeignet sind, und zwar abgestimmt auf den jeweiligen Konstitu-
tionstyp. Für jeden Konstitutionstyp sind, wie im Kapitel
»Ernährung« angegeben, drei Geschmacksrichtungen förderlich.
Wenn Sie Nahrungsmittel auswählen, *sollten Sie daher den Schwerpunkt auf die Geschmacksrichtung legen, die sowohl zu Ihrem
Konstitutionstyp als auch zu der jeweiligen Jahreszeit paßt.* Neben
Ernährung, Körpertraining und Hygiene werden auch bestimmte
Reinigungs- und Entgiftungsmethoden, wie etwa Klistiere, Abführ-
mittel und Brechmittel, empfohlen. Ausführlichere Angaben hierzu
enthält das Kapitel »Entgiftung und Verjüngung«.

**Von der Win-
tersonnwende
bis zum Beginn
des Frühlings**

(Nördliche Erdhalbkugel: 21. Dezember bis 3. Februar)
(Südliche Erdhalbkugel: 21. Juni bis 3. August)
Dies ist in der Regel die kälteste und dunkelste Zeit des Jahres.
Die Pflanzen sterben oberhalb des Erdbodens ab und ziehen sich
in ihre Wurzeln zurück, um Energie für den Frühling aufzubauen.

Die Tiere sind im Winterschlaf oder setzen ihre Aktivität herab. Dies hat den Zweck, Energie zu speichern und zu bewahren.

Um einen Energieverlust aufgrund der Kälte zu vermeiden, sollten Sie sich warm anziehen (insbesondere um die Taille herum, am Rücken und den Ohren, da diese Bereiche mit den Nieren und der Energie des Elements Wasser im Körper in Zusammenhang stehen) und sich in einer warmen Umgebung aufhalten. Sie sollten Sport nicht so intensiv betreiben, daß Sie schwitzen, da der Wärmeverlust des Körpers nur schwer ausgeglichen werden kann. Aus dem gleichen Grund sollte auch weniger häufig gebadet werden. Damit sich die Poren besser schließen, ist es ratsam, den Körper nach dem Baden mit Sesamöl einzureiben.

In dieser Jahreszeit sollte kein rohes Obst, keine ungekochten Säfte, Rohkostsalate und ähnliches gegessen werden. Außerdem sollte auch nicht gefastet werden. In dieser Jahreszeit sollte das »Feuer geschürt«, wärmende Eintöpfe, Suppen und dergleichen gegessen werden. Falls Sie Fleisch essen, ist in dieser Jahreszeit ein erhöhter Verzehr von Fleisch empfehlenswert. Es kann auch mehr Fett gegessen werden. Die Geschmacksrichtungen sauer, salzig und süß sind zu bevorzugen. Menschen des LUNG-Konstitutionstyps sollten diese Empfehlungen besonders sorgfältig beachten.

Vom Beginn des Frühlings über die Tagundnachtgleiche bis zum Ende des Frühlings

(*Nördliche Erdhalbkugel: 4. Februar bis Anfang Mai*)
(*Südliche Erdhalbkugel: 4. August bis Anfang November*)
Aufgrund der verlangsamten Aktivität und der reichhaltigen Kost, die während des Winters benötigt wird, entsteht die Zähigkeit und Dicke von BEKAN als Nebenprodukt. Wenn diese Tendenz nicht auf natürliche, gesunde Weise abgebaut wird, können zu Beginn des Frühlings Erkältungen und Grippe sowie andere Formen von Stauungen des Lymphsystems auftreten. Der Hauptfaktor hierfür ist, daß der Körper nicht mehr soviel Stoffwechselhitze, insbesondere Verdauungsfeuer, benötigt, wenn die Frühlingssonne mehr Wärme und Licht liefert. Wenn das Verdauungsfeuer abkühlt, kann der Körper die reichhaltige Kost und die angegebenen Geschmacksrichtungen für den Winter nicht mehr so gut verdauuen.

In dieser Jahreszeit sollte eine leichtere Kost und die Geschmacksrichtungen bitter (wie z. B. in Kräutern und Frühlingsgrüngemüse), scharf (pikant) und herb (herbe Nahrungsmittel sind jene Nahrungsmittel, die in keine andere Geschmackskategorie gehören) bevorzugt werden. Falls Fleisch gegessen wird, sollte das Fleisch von Tieren stammen, die ursprünglich in einem trockenen Klima leben (z. B. Büffel oder Bison). Um die BEKAN-Ansammlung abzubauen, sollte Ingwertee mit Honig getrunken werden.

In dieser Jahreszeit ist Körpertraining ratsam, da es den Abbau über das Lymphsystem anregt. Gehen Sie an die frische Luft, und atmen Sie angenehme Düfte ein. Ein Minitrampolin oder ein Gerät, mit dem eine Umkehrhaltung des Körpers erzielt wird, ist hilfreich, um die lymphatische Reinigung zu beschleunigen. Bei der Hygiene sollte besonders auf die Entfernung von übermäßigem Hautfett geachtet werden, das sich in der vorherigen Jahreszeit angesammelt hat. Es wird empfohlen, den Körper durch schnelles Gehen oder Laufen zum Schwitzen zu bringen und ihn anschließend mit Mehl aus roten Linsen abzureiben.[12] Um übermäßigen BEKAN in Form von Nebenhöhlen- und Magenschleim abzubauen, müssen gegebenenfalls Brechmittel eingesetzt werden. Da der Körper sich des Fetts und der Schwere des Winters entledigt, kann es sein, daß er unangenehm riecht. Das Ambrosia-Herz-Tantra empfiehlt, sich zum eigenen Wohle (aber natürlich auch zum Wohle anderer) in einen angenehm duftenden Garten zu setzen. Dr. Donden ist da direkter und gibt den Rat, Düfte und Parfums zu benutzen. Da diese Substanzen einerseits die Haut verstopfen und negative Reaktionen hervorrufen können, andererseits aber die Schönheit und Gesundheit des Körpers fördern können, sollten hochwertige Produkte bevorzugt werden, die für den jeweiligen Konstitutionstyp geeignet sind. Menschen des BEKAN-Konstitutionstyps sollten diese Empfehlungen besonders sorgfältig beachten. Weitere Informationen enthält das bereits erwähnte Buch von MELANIE SACHS über ayurvedische Schönheitspflege (deutschsprachige Ausgabe 1995 bei Windpferd erschienen).

Frühsommer

(Nördliche Erdhalbkugel: Anfang Mai bis Anfang August)
(Südliche Erdhalbkugel: Anfang November bis Anfang Februar)
Wir Menschen im Westen neigen dazu zu glauben, dies sei die schönste Zeit, um sich im Freien aufzuhalten. Wir joggen um die Mittagszeit, nehmen ein Sonnenbad oder toben uns schwitzend im Garten aus. Wir überhitzen unseren Körper und versuchen dann,

ihn in klimatisierten Räumen und in Swimmingpools oder mit eis-
gekühlten Getränken wieder abzukühlen. Es ist zwar notwendig,
den Körper in dieser Jahreszeiten zu kühlen, die Extreme, die wir
dabei anwenden, sind jedoch eine Reaktion auf die Überhitzung
unseres Körpers in dieser Jahreszeit. Wir übertreiben die Aufhit-
zung und überkompensieren daher anschließend, was zu einer
größeren Schwäche und Anfälligkeit für Erkrankungen in den
nachfolgenden Jahreszeiten führt. Symptome von Überhitzung
können Hautausschlag, Blasenbildung, Migräne oder Durchfall
sein. Wenn es zu diesen Körperreaktionen kommt, kann die Verwendung eines Kräuter- oder Ölabführmittels erforderlich sein.

Generell wird empfohlen, daß man sich nicht längere Zeit in der
Sonne aufhalten sollte, insbesondere während der heißesten Tageszeit. Bei den Körperübungen sollte die Entspannung im Vordergrund stehen und nicht die Anstrengung. Versuchen Sie, Ihre Tätigkeiten soweit als möglich im Schatten durchzuführen, insbesondere
das Essen. Drehen Sie nicht die Klimaanlage auf, sondern tragen
Sie lieber leichte Kleidung aus Baumwolle und anderen Fasern, bei
denen der Körper atmen kann. Bei der Hygiene sollten bevorzugt
kühlende entspannende Bäder genommen werden, ohne daß jedoch
der Körper zu stark abgekühlt wird. Düfte werden empfohlen,
zumal der Körper stärker schwitzt und Nahrungsmittel schneller
verderben. Zu dieser Jahreszeit sollte leichte Kost gegessen werden,
wobei die Geschmacksrichtung »süß« sowie leichte, fettarme und
kühlende Nahrungsmittel bevorzugt werden sollten. In dieser Jahreszeit sollten mehr Früchte und Salate sowie kühles Wasser und
kühle Getränke konsumiert werden. Falls Alkohol getrunken wird,
sollte er mit Wasser verdünnt werden. Scharfe, salzige und saure
Nahrungsmittel sind zu meiden, da sie die Körperwärme steigern.
Wenn die Hitze in der Umgebung zunimmt, sollten wir ausglei-
chende Maßnahmen ergreifen, damit der Körper kühl bleiben
kann. Dies gilt insbesondere für TrIPA-Typen.

Spätsommer *(Nördliche Erdhalbkugel: Anfang August bis Mitte*
bis Frühwinter *Dezember[Sonnwende])*
(Südliche Erdhalbkugel: Anfang Februar bis Mitte Juni [Sonn-
wende])
In der klassischen tibetischen Literatur wird die Jahreszeit, die wir
Herbst nennen, als »Regenzeit« bezeichnet. Dies ist in der Regel

eine Zeit, in der es mehr regnet, die Luft feuchter ist und der Wind allmählich kühler wird. Außerdem gilt diese Zeit als unbeständig, da die Temperaturen größeren Schwankungen unterworfen sind. Die höhere Luftfeuchtigkeit kann die Probleme des BEKAN-Typs verschlimmern, während der Wind und das unbeständige Wetter dem LUNG-Typen Beschwerden bereiten.

In dieser Jahreszeit muß man auf plötzliche Wetterveränderungen gefaßt sein. Wenn Sie beispielsweise leichte Kleidung tragen, sollten Sie eine Jacke, einen Regenmantel oder einen Schirm dabei haben. Das Baden sollte in lauwarmem bis warmem Wasser erfolgen, da die Wärme eine Möglichkeit ist, um die Abwehrkräfte zu stärken.

Hinsichtlich der Nahrung handelt es sich bei dieser Zeit um die Zeit der größten Ernte. Die meisten Nahrungsmittel müssen in dieser Jahreszeit gekocht werden, damit sie für die Umsetzung im Stoffwechsel des Körpers ausreichend aufgespalten sind. Die zu bevorzugenden Geschmacksrichtungen sind sauer, salzig und süß, und zwar in dieser Reihenfolge. Süße Nahrungsmittel, die üblicherweise eine kühlende Wirkung haben, sollten warm gegessen werden, wie etwa gekochte Fruchtsoßen, -pürees und warme Obstkuchen. Die Kost sollte auch etwas schwerer und fettreicher sein als im Sommer. Indem die Nahrungsmittel warm gegessen werden, aber nicht zu schwer sind, wird ein Verlust an Stoffwechselhitze verhindert. Dies hilft dem Körper dabei, mit dem Aufbau seiner Wärmereserven für den bevorstehenden Winter zu beginnen.

In dieser Jahreszeit kann der Gebrauch von Klistieren erforderlich sein, um bei einer empfindlichen Verdauung Abhilfe zu schaffen. Weitere Symptome, die auftreten können, sind Allergien, Blähungen, Verstopfung und Spannungskopfschmerzen. Wenn diese jahreszeitlichen Empfehlungen beachtet werden, können die genannten Beschwerden gelindert werden und der Körper kann sich besser auf den Winter vorbereiten.

GELEGENTLICHES VERHALTEN

In den Tantras liegt der Schwerpunkt bei den gelegentlichen Verhaltensweisen auf der Reinigung und auf einem Verhalten, bei dem der Körper funktionieren kann, ohne daß natürliche Bedürfnisse unterdrückt werden.

Mit natürlichen Bedürfnissen sind die Funktionen gemeint, mit denen der Körper sich ernährt und Stoffe ausscheidet. Aus Gewohnheit, aufgrund gesellschaftlicher Konventionen oder aus reiner Unwissenheit essen oder trinken wir manchmal nicht, obwohl wir hungrig oder durstig sind, versuchen uns wachzuhalten oder unterdrücken ein Niesen, Aufstoßen oder den Abgang von Gasen aus dem Darm. In allen diesen Fällen wird die LUNG-Energie des Körpers gestört. Da LUNG an den Sinnesempfindungen in verschiedenen Regionen des Körpers sowie an den Bewegungen von Luft und Flüssigkeiten beteiligt ist, führt ein Ignorieren dieser Empfindungen oder ein Unterdrücken der Freisetzung zu einer Störung der Nyepas. Dies wiederum führt zu einem späteren Zeitpunkt zu mehr Schmerzen und Leiden im Körper. Da wir nicht wissen, daß die Unterdrückung von körperlichen Bedürfnissen zu diesen Symptomen führen kann, suchen wir möglicherweise medizinischen Rat und unterziehen uns überflüssigen Behandlungen, während es eigentlich ausreichen würde, den natürlichen Bedürfnissen nachzugeben und die einfachen Mittel zu befolgen, die in den Tantras empfohlen werden.

Im fünfzehnten Kapitel des *Gyud-Zhi* sind die Folgen der Unterdrückung natürlicher Neigungen angegeben sowie einige hilfreiche Mittel, mit denen die entstehenden Probleme beseitigt werden können. Zur Vereinfachung habe ich diese Angaben in einer Tabelle zusammengefaßt, in der die Bedürfnisse, die Symptome bei Unterdrückung und die Mittel zur Linderung der Beschwerden aufgeführt sind. Einige der Mittel sind leicht anzuwenden, während bei anderen entsprechende Rezepte für medizinische Bäder und Kräuterlösungen benötigt werden. Wegen dieser Rezepte sollten Sie sich an einen Heilkundigen des tibetischen Ayurveda wenden.

BEDÜRFNIS	SYMPTOME BEI UNTERDRÜCKUNG	MITTEL ZUR ABHILFE
Hunger	gestörter Appetit, körperliche Schwäche, lokalisierte Bauchschmerzen, Schwindel	ein Imbiß, bestehend aus leichten, warmen, etwas fettreichen Nahrungsmitteln (Fleischbrühe oder Nudelsuppe); achten Sie darauf, daß Sie jetzt nicht als Kompensationsreaktion zuviel essen

BEDÜRFNIS	SYMPTOME BEI UNTERDRÜCKUNG	MITTEL ZUR ABHILFE
Durst	trockener Mund, Schwindel, Vergeßlichkeit, Verwirrung, Herzprobleme	kühle Nahrung, vielleicht etwas Obst, übermäßig kalte oder heiße Getränke vermeiden
Schluckauf	Sinnesschwäche, Kopfschmerzen, steife Glieder, verzerrte Wangen	in die Sonne sehen, Rauch von Aloeholz und Sandelholz durch die Nase inhalieren.
Gähnen	Sinnesschwäche, Kopfschmerzen, steife Glieder, verzerrte Wangen	Nahrungsmittel und Arzneien zur Linderung von LUNG-Beschwerden
Niesen	gedämpfte Sinne, einseitige Nackenschmerzen, Kopfschmerzen, Verlust der Spannkraft in den Wangen	in die Sonne sehen, Rauch von Aloeholz und Sandelholz durch die Nase inhalieren, um die Nebenhöhlengänge frei zu machen
Speichel/ Ausspucken	Schwindel, die Nase tropft, Gewichts- und Appetitverlust, Herzleiden, Atem- und Schluckbeschwerden	alkoholische Getränke, Ruhe, angenehme Gespräche
Schleim im Hals/ Ausspucken	weitere Schleimansammlung, Schluckauf, Gewichts- und Appetitverlust, Atem- und Schluckbeschwerden, Herzleiden	warmes Getränk aus Rohrzucker, Pippali (Piper longum) und Ingwer, die zusammen gekocht werden (empfohlenes Mischungsverhältnis: 3 x Zucker, 1 x Pippali und 1 x Ingwer)
Atmen	Verlust der geistigen Klarheit, Tumorbildung, Herzkrankheiten	Ruhe, wärmende Nahrung (insbesondere nach Körpertraining oder Müdigkeit) (LUNG lindernd)

BEDÜRFNIS	SYMPTOME BEI UNTERDRÜCKUNG	MITTEL ZUR ABHILFE
Erbrechen	Atembeschwerden, Appetitverlust, Hautkrankheiten (akut oder chronisch), Juckreiz an den Augen, Lepra, Unterleibsschwellungen, ansteckende Krankheiten	Fasten, Rauch von Aloeholz und Sandelholz durch die Nase inhalieren, den Mund mit einem Absud dieser Hölzer auswaschen, Abführmittel
Schlafen	Gähnen, Schweregefühl im Kopf, schwache Verdauung und Sehkraft	Massage, Ruhe, leichte warme, etwas fettfettreiche Nahrungsmittel
Weinen	Augenschmerzen, Schwindel, Katarrhe, Appetitverlust, Kopf- und Herzschmerzen	Schlafen, fröhliche Gesellschaft, alkoholische Getränke
Abgang von Winden	schlechte Verdauungshitze, Herzleiden, harter Stuhl, Verstopfung, schlechte Sehkraft, Bauchschmerzen, Tumore	Bauchmassage mit Öl und/oder Kräuterklistiere, fermentierte Lebensmittel (wie Sauerkraut, Miso), damit die Gasausscheidung aktiviert wird
Stuhlgang	Krämpfe, Erkältungen, Schmerzen im Gehirn, Koliken, eingeschränktes Sehvermögen, Herzkrankheiten, Stuhlruckstau, Erbrechen	Sesamölmassage, Kräutereinläufe, Einweichen in Heilwässern, Baden, Einnahme von Kräuterarzneien
Urinieren	Bauchschmerzen, Nierensteine, Tumore, Sehschwäche, Herz- und Blasenkrankheiten, gestörte Verdauung, Krankheiten der Fortpflanzungsorgane	Ölmassage, Öleinläufe, Arzneien, die über den Penis oder die Vagina verabreicht werden, Nahrungsergänzungsmittel (Kräuter)
Ejakulation oder Freisetzung von sexuellen Substanzen	Peniskrankheiten, Impotenz, Fieber, Herzpochen,	Sesamöl, Hähnchen und Fleisch, Milch, Hirse in die Kost aufnehmen,

BEDÜRFNIS	SYMPTOME BEI UNTERDRÜCKUNG	MITTEL ZUR ABHILFE
	Hodenschwellungen, Gliederschmerzen, Probleme beim Urinieren, Sehstörungen und andere Sinnesstörungen	medizinische Bäder, Entspannungsübungen, alkoholische Getränke, Geschlechtsverkehr

Wie bereits in dem Abschnitt über gelegentliches Verhalten erwähnt wurde, wird in den Tantras die Bedeutung von richtiger Ausscheidung und innerlicher Reinigung erläutert. Im Ambrosia-Herz-Tantra heißt es, daß »gute Reinigung die Voraussetzung für eine vollständige Heilung und eine beschwerdefreie Gesundheit ist«.

Die innerliche Reinigung des Körpers ist ein bedeutender Aspekt der als *Len Nga* (Sanskrit: *Pancha Karma*) bezeichneten Therapie. Len Nga oder Pancha Karma bedeutet »fünf Handlungen«. Diese »Handlungen« sollen den Körper reinigen, aufbauen und verjüngen. Es gibt verschiedene Methoden für die Reinigung des Körpers, wobei jede dieser Methoden entsprechend des Konstitutionstyps und den vorhandenen Beschwerden angewendet werden sollte. Diese Methoden und ihre Anwendungsbereiche sind im Kapitel »Entgiftung und Verjüngung« ausführlich beschrieben.

Fünftes Kapitel
MEDITATION UND SPIRITUELLE LEBENSWEISE

Jeder ganzheitliche Ansatz für den Erhalt der Gesundheit basiert auf der Verantwortung für das eigene Leben. Verantwortung für das eigene Leben zu übernehmen, bedeutet nicht, mit etwas belastet zu sein, sondern in der Lage zu sein zu reagieren. Um auf eine Situation am wirkungsvollsten reagieren zu können, müssen wir eine klare Vorstellung davon bekommen, wie die Situation wirklich ist. Wie gut kennen wir unsere Umgebung, die Anforderungen, die durch die Zeit und durch andere Faktoren an uns gestellt werden? Sind wir uns darüber im klaren, welche Potentiale wir besitzen und wie wir diese Potentiale am besten nutzen können?

Häufig ist das Scheitern unserer Handlungen in der Welt in der Tasache begründet, daß wir Situationen falsch wahrnehmen, vorgefaßte Vorstellungen darüber haben, wie die Dinge unseren Wünschen nach ausgehen sollen, und daß wir dann mit den Menschen in unserer Umgebung verhandeln oder notfalls kämpfen, um uns durchzusetzen. Dieses Verhalten ist ein Ergebnis der drei Gifte Unwissenheit, Verhaftetsein und Aggression.

Bei der Erläuterung der Konstitutionstypen und der verschiedenen Mittel, die im tibetischen Ayurveda und den tibetischen Heilkünsten zur Verfügung stehen, um eine optimale Funktion unseres Nyepa wiederherzustellen, wurde dargelegt, welche Bedeutung die Nutzung unserer Fähigkeiten zur Vertiefung unseres spirituellen Lebens, zur Schaffung einer Quelle dauerhafter Freude für uns und für andere hat. Wahre Gesundheit zeigt sich darin, daß wir liebevoll für uns selbst und andere sorgen. Sie ist ein lebendiges Zeichen dafür, daß wir Unwissenheit, Verhaftetsein und Aggression durchbrechen und einen stärker erwachten Seinszustand erlangen.

Diese Art von Seinszustand tritt in der Regel nicht über Nacht ein. Aus den dargelegten Informationen geht hervor, daß man die Fähigkeit der Kontemplation und der Selbstreflexion entwickeln muß, um die Welt klarer sehen und effektiver handeln zu können.

Um die Ernährungsweise zu ändern, angemessenes Körpertraining zu betreiben und Änderungen des Verhaltens gemäß den Umständen herbeizuführen, muß man einen flexiblen, offenen Geist entwickeln. Ohne diese Flexibilität sind diese Veränderungen dogmatisch, so daß eine Art von Fanatismus entsteht, mit dem man sich selbst und vielleicht auch andere quält. Meditation kann dies verhindern, da sie eine flexible und offene Geisteshaltung bewirkt.

Eine alte Zen-Redensart lautet: »Suche nicht nach der Wahrheit. Höre nur damit auf, Meinungen zu pflegen.« Wie zutreffend sie auch sein mögen, so basieren doch alle Meinungen auf vorgefaßten Vorstellungen. Bei der Meditation geht es darum, vorgefaßte Meinungen zu durchbrechen und über das hinauszugehen, was durch unser Ego eingrenzend als unser Wesen definiert wird, und gleichzeitig nicht mißmutig mit uns selbst beschäftigt oder befangen zu werden. Bei der Meditation geht es darum, das Natürliche und Gesunde in uns als eine Quelle für kreatives Handeln in der Welt zu nutzen. Diesem Ansatz liegt die Prämisse zugrunde, daß wir von Natur aus gut sind und daß unsere wahre Natur eine Verbindung zur Realität hat. Wenn wir die Möglichkeit erhalten, uns auszudrücken, ohne durch Unwissenheit, Verhaftetsein und Aggression geblendet zu sein, werden unsere Handlungen gegenüber uns selbst und gegenüber anderen spontan und richtig. Da die drei Gifte auch den Nyepas zugrunde liegen, befassen wir uns durch die Meditation in der Tat auch mit den ursächlichen Faktoren, die dazu führen, daß wir uns von der Welt getrennt fühlen. Wir befassen uns also mit unserem ursprünglichen Konzept, der von uns selbst erstellten Landkarte, und beginnen damit, uns unseren Weg durch das Labyrinth unseres Lebens hindurch zu einer Wiedervereinigung mit der Welt zu bahnen. Wir erlangen eine größere körperliche, emotionale und spirituelle Stärke.

Aufgrund der unterschiedlichen Konstitution treten während der Meditation bei jedem andere Aspekte in den Vordergrund. Je nach den Themen, mit denen der Einzelne bei seiner spirituellen Entwicklung konfrontiert wird, und den jeweiligen Menschentypen, müssen die Meditationen entsprechend variiert werden. Manche Menschen müssen sich vorwiegend mit Verhaftetsein oder Unwissenheit beschäftigen. Manche Menschen brauchen Meditationen, die in Stille durchgeführt werden, während andere eine Stimulation durch Musik oder Bilder benötigen. In den Tantras der Heilkunde werden keine unterschiedlichen Meditationsarten empfohlen. Früher waren die Ärzte häufig auch Priester oder Mönche und wählten gemäß ihren religiösen Erfahrungen Meditationsverfahren aus, die für den jeweiligen Patienten am besten geeignet waren.

Die in dem vorliegenden Buch vorgestellten Meditationen sind allgemeiner Art und können von allen Menschen praktiziert werden, unabhängig von ihren religiösen Überzeugungen oder dem jeweiligen Konstitutionstyp. Alle Religionen und spirituellen Traditionen der Welt kennen Gebete und meditative Übungen. Die in diesem Buch beschriebenen Methoden und Richtlinien sind für sich bereits hilfreich und in sich abgeschlossen, sie können aber auch als Grundlage verwendet werden, von der aus Sie Ihre eigenen Gebete und Meditationen vertiefen können.

WAS IST MEDITATION?

Meditation ist nicht das gleiche wie Entspannung. Entspannung ist ein Versuch, eine spezifische physiologische und psychologische Wirkung durch die Veränderung der Gehirnwellen zu erreichen. Bei der Meditation ändern sich auch die Gehirnwellen, dies ist jedoch nur ein Nebeneffekt. Die Meditation ist ein Verfahren, durch das Sie lernen, in jeder Situation im Hier und Jetzt zu leben. Dieses im Hier-und-Jetzt-Leben ist die Grundlage für ein tiefergehendes Erkennen.

Bei der Meditation wird nicht bezweckt, daß der Geist leer wird. Ein leerer Geist ist für manche Menschen eine beängstigende Vorstellung und häufig der Grund, den religiöse Eiferer anführen, um Menschen Angst vor der Meditation zu machen. (»Ein leerer Geist ist das Spielfeld des Teufels.«) Die Wahrheit ist, *daß Sie Ihren Geist gar nicht leer machen können.* Jede Sekunde des Denkens enthält ungefähr 60.000 Geistesmomente. Aufgrund unserer Gewohnheitsmuster treffen wir eine Auswahl und identifizieren uns mit bestimmten Eindrücken, die unserem Denkprozeß die Illusion von Kontinuität und Stabilität verleihen. Dies ist ein Prozeß, mit dem wir uns selbst einschränken. Die Meditation ist ein Versuch, unsere Fixierung auf einen Eindruck aufzulösen. Das Ergebnis ist eine größere Entspannung, eine verbesserte Fähigkeit, die Dinge neu zu sehen, und das Gefühl, mehr Möglichkeiten zu besitzen.

Meditation ist keine Hypnose. Eigentlich leben wir unser Leben in einem hypnotischen Zustand, wenn wir nicht bewußt und wach sind, und glauben an Illusionen, leben nach diesen Illusionen, ohne darüber nachzudenken, wie diese entstehen. Meditation soll ein aktiver Vorgang sein, bei dem man den jeweiligen Gegenstand der Meditation im Zentrum der Achtsamkeit behält. In unserem Alltag hilft uns diese Achtsamkeit dabei, Illusionen aufzulösen und die Dinge so zu sehen, wie sie sind, und uns nicht in ein von uns selbst geschaffenes Trugbild hineinzusteigern.

Bei einigen Meditationsverfahren wird auch die Methode der Visualisierung eingesetzt. Visualisierung ist in diesem Kontext nicht gleichzusetzen mit bildlichen Vorstellungen. Bildliche Vorstellungen sind Illusionen, die psychisch-körperliche Prozesse bestätigen oder leiten sollen, um einen bestimmten Seinszustand basierend auf vorgefaßten Einstellungen zu erreichen. Visualisierung ist im wahrsten Sinne der Vorgang des Demaskierens der Realität, wobei sie als das gesehen wird, was sie wirklich ist; hierzu wird die Vision der Realität verwendet, die von denen stammt, deren Sichtweise nicht verzerrt ist.

MEDITATION ÜBER GELASSENHEIT

Zweck dieser Meditationstechnik ist es, Gelassenheit eintreten zu lassen – einen ruhigen und klaren Geist zu erreichen.

Unser Geist ist wie ein aufgewühlter Teich voll Schmutz und Schlick. Wir wissen vielleicht, daß das Wasser eigentlich sauber und frisch ist, aber wir wissen nicht, wie wir den Schmutz aus dem Wasser entfernen können, da es aufgewühlt ist. Wir könnten den Schmutz allmählich heraussieben, aber dies kann lange dauern und viel Mühe kosten. Andererseits könnten wir versuchen, das aufgewühlte Wasser zu beruhigen, so daß sich der Schmutz und der Schlick absetzen und das saubere frische Wasser übrig bleibt. Dann können wir das Wasser kosten und als das erkennen, was es ist. In der gleichen Weise bringt uns die Ruhe des Geistes in Kontakt mit einer gesunden Erkenntnis dessen, wer wir sind. Wie beim ersten Kosten des Wassers entwickeln wir ein tieferes Verständnis unserer Lebendigkeit. Und so, wie ein ruhiger Teich klar ist, sehen wir die Dinge klar und unverzerrt.

Die Meditationstechnik, die wir hier anwenden, besteht bereits seit Tausenden von Jahren und wird in verschiedenen religiösen und weltlichen Zusammenhängen eingesetzt. Sie ist sehr einfach und wie die meisten einfachen Dinge auch sehr tiefgehend. Es ist empfehlenswert, regelmäßig zu üben (an einem ruhigen Ort zu einer bestimmten Tageszeit) und sich mindestens 20 Minuten Zeit dafür zu nehmen.

Der Schwerpunkt liegt bei dieser Technik auf der Atmung. Anders als bei Atemübungen jedoch, bei denen man auf eine bestimmte Art und Weise atmen soll, wird bei dieser Technik die natürliche Bewegung des Atems – das Einatmen und Ausatmen – lediglich passiv beobachtet. Man konzentriert sich also auf das, was einen von Augenblick zu Augenblick am Leben erhält.

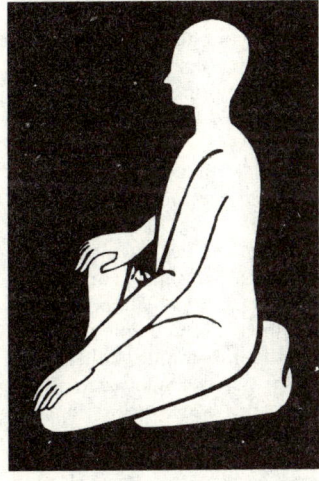

SCHRITT 1: Nehmen Sie eine bequeme Sitzhaltung ein. Wenn Sie auf einem Stuhl sitzen, setzen Sie sich so aufrecht wie möglich, möglichst ein wenig von der Rückenlehne des Stuhls entfernt, und setzen Sie die Füße fest auf den Boden. Legen Sie die Hände mit den Handflächen nach unten auf die Oberseite der Oberschenkel. Wenn Sie auf dem Boden sitzen, sollten Sie sich auf ein halbfestes oder festes Kissen setzen, das mindestens zehn bis fünfzehn Zentimeter dick ist. Kreuzen Sie die Beine so, daß die Knie sich unterhalb des Nabels befinden. Halten Sie die Wirbelsäule aufrecht, wobei die Haltung jedoch bequem sein sollte. Legen Sie die Hände mit den Handflächen nach unten auf die Knie oder auf eine Stelle direkt oberhalb der Knie.

Schritte der Meditation

SCHRITT 2: Halten Sie den Kopf so, daß das Kinn ein wenig eingezogen ist. Die Zungenspitze sollte hinter den oberen Schneidezähnen anliegen,

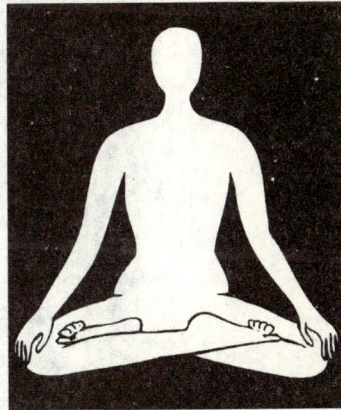

Meditationshaltung Lotus-Sitz

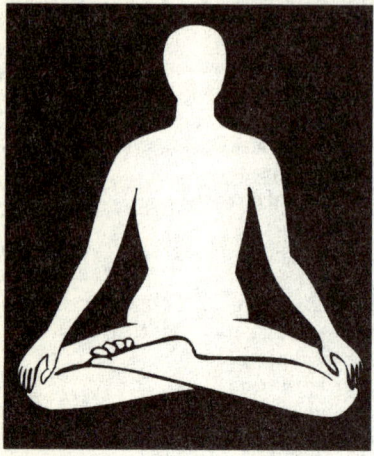

*Meditations-
haltung halber
Lotus-Sitz*

und die Lippen sollten locker geschlossen oder leicht geöffnet sein. Die Augen sind etwas geöffnet, und der Blick sollte entlang der Linie der Nase auf den Boden gerichtet sein. Sitzen Sie auf einem Stuhl, sehen Sie zwischen Ihren Knien hindurch auf den Boden; sitzen Sie auf dem Boden, sehen Sie auf einen Punkt, der 45 Zentimeter von dem Punkt entfernt ist, an dem sich Ihre Beine überkreuzen.

SCHRITT 3: Atmen Sie langsam durch die Nase ein und spannen Sie anschließend den Bauch, den Unterleib und das Gesäß an. Halten Sie den Atem einen Moment lang an, und lassen Sie dann die Spannung und Ihren Atem los, so daß Sie entspannt auf dem Kissen zu sitzen kommen. Lassen Sie das Zwerchfell bewußt entspannter werden, so daß sich Ihr Bauch mit jedem Atemzug ganz natürlich hebt und senkt.

SCHRITT 4: Konzentrieren Sie sich nun auf den Atemstrom an der Nasenspitze. Wenn die Luft in den Körper hineingeht, spüren Sie, daß sich Ihr Bauch dadurch ausdehnt. Achten Sie beim Aus-

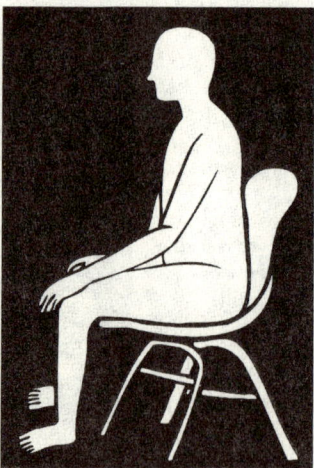

*Meditations-
haltung auf
einem Stuhl*

atmen darauf, wie es sich anfühlt, wenn die Luft an der Nasenspitze ausströmt. Konzentrieren Sich sich besonders auf diese Empfindung, und entwickeln Sie ein Gefühl dafür, daß sich die Luft von Ihren Nasenlöchern aus zu dem Punkt hin bewegt, auf den Ihre Augen gerichtet sind. (Starren Sie nicht auf diesen Punkt. Richten Sie nur Ihre Augen sanft darauf. Hierbei ist es hilfreich, wenn Sie sich vorstellen, daß sich der anvisierte Punkt zweieinhalb Zentimeter über dem Boden an der Stelle befindet, auf die Sie sehen. Dies ist der Punkt, an dem Sie sich vorstellen, wie sich die Luft auflöst.)

SCHRITT 5: Wir beginnen zuerst mit der Konzentration auf diesen Vorgang. Hierzu lassen Sie die Luft eintreten, und denken Sie anschließend beim Ausatmen die Zahl eins. Die Luft kommt herein, und das nächste Ausatmen ist zwei. Machen Sie dies weiter bis 21. Wenn Ihr Geist abgelenkt wird und Sie nicht mehr mitzählen können, beginnen Sie wieder mit eins. Sie sollten auch nicht automatisch zählen. Das Wichtigste ist, daß Ihr Geist konzentriert und in Harmonie mit Ihrem Körper ist.

SCHRITT 6: Wenn Sie bis 21 gezählt haben, sollten Sie die Übung fortführen, indem Sie auf den Atemstrom an der Nasenspitze und auf das Gefühl achten, daß sich die Luft in dem Raum vor Ihnen auflöst. Falls Ihr Geist von der Konzentration auf diese Empfindungen abschweift, sagen Sie sich einfach das Wort *Denken*. Richten Sie die Aufmerksamkeit dann wieder auf Ihren Atem und machen Sie weiter.

SCHRITT 7: Lassen Sie sich für diesen Vorgang mindestens zwanzig Minuten Zeit. Mit der Zeit können Sie die Übung auf vierzig Minuten und schließlich auf eine Stunde ausdehnen. Wichtig hierbei ist, daß Sie konsequent üben. Durch kurzes, aber regelmäßiges Meditieren erreichen Sie bessere Ergebnisse als durch unregelmäßige, länger andauernde Meditationen.

Das Ziel dieser Meditation ist, die Gelassenheit ganz natürlich entstehen zu lassen. Man lernt, die Fixierung auf verschiedene Gedanken und Gefühle aufzugeben, indem man erlebt, wie diese kommen und gehen – wie der Atem. Wenn wir sehen, daß dies für unser eigenes Leben gilt, sind wir auch dazu in der Lage, zu sehen, daß dies auch für andere gilt. Wenn man weiß, wie leicht wir auf etwas fixiert oder von etwas abhängig werden und welches Leiden daraus erwächst, nehmen wir die Leiden anderer wahr und sehen sie auf eine neue Art. Auf diese Weise können wir Schuldgefühle und Schuldzuweisungen aufgeben und mit dem grundlegenden Guten in uns in Kontakt kommen, das unsere Natur und die Natur der anderen Menschen ist. Wenn wir diese Erfahrung vertiefen, entstehen Mitgefühl und echte Zuwendung für andere ganz von selbst.

HEILMEDITATION

Im Jahr 1988 hielt Dr. Lobsang Rapgay ein Tagesseminar über Heilung und den Einsatz der Meditation bei Heilungsprozessen als Teil seines einmonatigen Schulungsprogramms in Francisco ab. Die vorgestellte Heilmeditation entspricht in ihrer Form anderen Meditationsübungen des tibetischen Buddhismus. Sie stellt zwar keine Visualisierung im engeren Sinne dar, basiert jedoch auf einer bewährten Methode, mit der die besten Ergebnisse bei der Meditation und bei Heilungsritualen erzielt werden. Wenn Sie noch keine traditionelle Übung anwenden, können Sie diese Methode nutzen, um ein effektiveres Heilmeditationsritual für Ihre Situation zu erarbeiten. Diese Form beruht auf der Förmlichkeit und der Etikette einer zivilisierten »Interaktion«. In diesem Fall findet Ihre Interaktion mit der Heilkraft, dem Heilgeist oder der Heilgottheit statt, mit der Sie sich identifizieren. Sie denken darüber nach, warum Sie in der Gegenwart des Heilers oder der Heilerin sein möchten und warum Sie von ihm oder ihr geheilt werden möchten. Visualisieren Sie den Heiler oder die Heilerin und versuchen Sie, einen Kontakt herzustellen; versuchen Sie ein Gefühl für die Gegenwart des Heilers und dafür zu bekommen, daß Sie sich in seiner oder ihrer Gegenwart befinden; loben Sie die Heilfähigkeiten des Heilers so, als würden Sie einem geehrten Gast ein Kompliment machen; bringen Sie Ihre Bitte vor; seien Sie dazu bereit, jeden Vorgang durchzuführen, den der Heiler von Ihnen verlangt; und danken Sie schließlich ihm oder ihr für sein beziehungsweise ihr Kommen. In der Tradition der tibetischen Medizin und der buddhistischen Ethik ist Altruismus ein Zeichen einer gesunden Absicht; es ist auch Ihr Wunsch, daß andere geheilt werden, und Sie hoffen, daß jede Heilung, die Ihnen zuteil wird, auch anderen zugute kommt.

Der folgende Meditationstext kann zu Beginn der Übung gelesen werden, damit Sie sich mit der Abfolge vertraut machen können. Vielleicht möchten Sie auch eine persönlichere Version verfassen, indem Sie eine Bandaufnahme machen, wobei Pausen in der Abfolge vorgesehen werden sollten, damit Sie Zeit für die Visualisierung haben und damit die Heilinteraktion stattfinden kann. Die Meditationssitzung kann zwar solange dauern, wie es für Sie angenehm ist, ideal wäre jedoch, wenn Sie sich mindestens zwanzig Minuten Zeit nähmen. Und ebenso wie bei den Sitzmeditationen sind kurze Meditationen, die täglich oder regelmäßig durchgeführt werden, besser als sporadische Meditationsmarathons. Diese gelegentlichen langen Meditationen stellen ein Krisenmanagement dar, und sind in der Regel nicht so wirksam wie konsequenteres Üben. Eine gute Vorbeugung erzielt man durch die Einübung guter, konsequenter Gewohnheiten.

Die hier vorgestellte Heilmeditation besteht aus drei Teilen.

Im ersten Teil geht es darum, ein Gefühl einer tiefen Entspannung auf der Ebene des Körpers, der Sprache und des Geistes zu erlangen, und zwar durch den Einsatz isometrischer Übungen, bestimmter Atemrhythmen und durch die Wiederholung bestimmter Klänge, die wir leise in Gedanken sagen.

Der zweite Teil ist eine kontemplative Übung. Wir versuchen, uns selbst so zu sehen, wie wir wirklich sind. Wir werden uns unserer eigenen Sterblichkeit bewußt, indem wir über Geburt, Krankheit, Alter und den Tod selbst reflektieren. Wir betrachten auch unseren Geist. Wir betrachten unsere Verletzlichkeit auf einer fundamentalen Ebene und erkennen die Zerbrechlichkeit unseres Lebens sowie verschiedene Bedingungen, die unsere Existenz beeinflussen, und die Auswirkungen der Gesellschaft und anderer Faktoren auf unser Wohlergehen. Bei diesem Teil erleben wir auch ein existentielles Bewußtsein der unserer menschlichen Existenz eigenen Einsamkeit und ein Bewußtsein dafür, wie sehr wir von unserer Welt und ihren verschiedenen Bedingungen abhängig sind.

Der dritte Teil ist ein schrittweises Verfahren, mit dem wir von diesen Bedingungen frei werden sollen, indem wir mit dem Heilungsprozeß arbeiten, der uns in Kontakt mit unserer wahren Natur bringt. Für diesen Prozeß ist es erforderlich, daß wir unsere Abhängigkeit von äußeren Bedingungen, Gegenständen, Personen und dergleichen loslassen. Wir versuchen, zu der Erkenntnis zu kommen, daß die Einsamkeit und die dunklen Kräfte, die wir erleben, Mittel für uns sind, um uns selbst und unsere Verbindung zu dem, was uns umgibt, zu erkennen. Wir betrachten unsere eigenen Potentiale, um unabhängig zu werden.

Wenn wir mit dieser Einstellung meditieren, bekommen wir ein entspannteres Verhältnis zu dem, was wir sind. Wenn wir weniger aufgewühlt sind, sind wir weniger der Vergangenheit, Gegenwart und Zukunft verhaftet. Das Leben im Hier und Jetzt bewirkt ein ausgeglichenes Funktionieren von Geist und Körper. Und so wird echte Heilung möglich.

Teil 1   **SCHRITT 1:** Setzen Sie sich mit gekreuzten Beinen so auf ein Kissen, daß sich die Knie unterhalb des Nabels befinden, und atmen Sie normal, wobei das Zwerchfell entspannt sein sollte, damit sich der Bauch mit jedem Atemzug heben und senken kann. Legen Sie die Hände so auf die Knie, daß die Ringfinger in der Vertiefung außen an den Kniescheiben liegen; hierdurch wird die Energie des sogenannten »Weisheitskanals« aktiviert. Lassen Sie die Zungenspitze vorne an der Wölbung des oberen Gaumens ruhen.

SCHRITT 2: Atmen Sie vollständig und tief drei- bis fünfmal ein und aus.

SCHRITT 3: Spannen Sie jede der folgenden Körperregionen dreimal an, wobei Sie sie nach jeder Anspannung entspannen. Wenn Sie diese isometrische Übung für jede Körperregion dreimal durchgeführt haben, atmen Sie dreimal zur Entspannung, bevor Sie zu der nächsten aufgeführten Körperregion übergehen.

a. Atmen Sie ein, halten Sie den Atem an, und spannen Sie die Füße einen Moment an; atmen Sie anschließend aus und lösen Sie die Spannung. Wiederholen Sie dies noch zweimal, so daß Sie insgesamt dreimal anspannen und entspannen. (Gehen Sie so bei allen aufgeführten Körperregionen vor.)

b. Waden.

c. Bauch (hierbei sollten Sie auch die Muskeln des Unterleibs nach oben ziehen).

d. Arme und Hände (die Finger sind hierbei gestreckt).

e. Kiefer (beißen Sie die Zähne zusammen).

SCHRITT 4: Atmen Sie wie unten beschrieben, und sagen Sie still in Gedanken die angegebenen Klänge.

a. Atmen Sie ein, und sagen Sie dabei still den Klang »OM« (gesprochen: AUM).

b. Halten Sie den Atem einen Moment an, und sagen Sie still »AH«.

c. Atmen Sie aus, während Sie still den Klang »HUNG« sagen.

d. Wiederholen Sie diese Abfolge drei-, fünf-, sieben- oder einundzwanzigmal.

SCHRITT 5:
Nachdem Sie diese Klänge in Gedanken erzeugt haben, richten Sie Ihre Aufmerksamkeit auf Ihren Atem. Beobachten Sie den Strom

des Atems – wie er in den Körper eintritt, hinunter in den entspannten Magen und bis zu einem Punkt knapp vier Zentimeter unterhalb des Nabels geht, und wie er anschließend den Körper über die Nasenspitze wieder verläßt. Spüren Sie, wie der Atemstrom die Nasenspitze verläßt und sich in einem Bereich auflöst, der sich ungefähr 1,80 m vor Ihnen auf dem Boden befindet. Beobachten Sie Ihren Atem auf diese Weise weitere fünf Minuten lang.

Die verbleibenden Teile sind zunächst in der folgenden Übersicht zusammengefaßt:

Teil 2 und 3

1. Denken Sie kontemplativ über den Zweck und die Absicht für die Meditation nach.
2. Visualisieren Sie das Bild Ihres idealen Heilers.
3. Bitten Sie den Heiler um seine Zustimmung.
4. Erleben Sie Zufriedenheit.
5. Treten Sie mit dem Heiler in Interaktion.
6. Entwickeln Sie Selbstvertrauen und Unabhängigkeit.
7. Bringen Sie Ihren Dank zum Ausdruck.

Die hier vorgestellte Technik ist allgemeiner Art, sie entspricht in der Form jedoch den verschiedenen Meditationen des traditionellen tibetischen Buddhismus, einschließlich der Meditation des Buddha der Heilkunde. Für diese Meditation können Sie sich soviel Zeit nehmen, wie Sie möchten, Sie sollten jedoch mindestens 20 Minuten darauf verwenden.

SCHRITT 1: Denken Sie kontemplativ über den Zweck und die Absicht nach, die Sie mit der Meditation verfolgen. Warum machen Sie diese Übung? Meditieren Sie, während Sie ruhig dasitzen, darüber, an was Sie arbeiten müssen, damit sich Ihre Gesundheit offenbaren kann. Denken Sie auf allen Ebenen Ihrer Existenz: auf der körperlichen, psychischen/emotionalen und der spirituellen Ebene. Wenn Sie einmal erkannt haben, was angegangen werden muß, geht es darum, diesen Zustand zu heilen.

Zu Anfang können Sie sich auf sich selbst konzentrieren, aber damit Ihre Motivationen für das Heilen völlig rein sind, müssen Sie auch das Leiden anderer erkennen. Wenn Sie das Leiden sehen, das alle Lebewesen erleben, entsteht in Ihnen die Absicht, diese Heilmeditation nicht nur für Sie selbst, sondern auch zum

Nutzen anderer zu machen. Ihr Schmerz ist nur ein Teil des größeren Schmerzes, den andere erfahren.

SCHRITT 2: Visualisieren Sie das Bild Ihres idealen Heilers. Wenn Sie herausgefunden haben, an was Sie arbeiten müssen, meditieren Sie darüber, wer der ideale Heiler ist, mit dem Sie in Interaktion treten möchten. Ist es der Buddha der Heilkunde? Ist es Jesus? Ist es ein heilender Geist oder eine heilende Energie, zu der Sie eine starke Verbindung haben? Machen Sie sich ein Bild von dem Heiler, mit dem Sie in Interaktion treten möchten, und visualisieren Sie diesen Heiler klar und deutlich vor Ihnen, ein wenig über der Ebene des Horizonts.

SCHRITT 3: Bitten Sie den Heiler um seine Zustimmung. Wenn Sie Kontakt zu dem Heiler aufnehmen möchten, ist dies so, als vereinbarten Sie einen Termin mit einem berühmten Arzt. Bitten Sie den Heiler, mit dem Sie in Interaktion treten möchten, um die Zustimmung, positive Energien für sich und andere empfangen zu dürfen. Durch die Tatsache, daß Sie andere in Ihre Bitte miteinbeziehen, wird die Zustimmung erteilt. (Was Sie hier üben, ist ein sehr respektvoller und reifer Ansatz für die Situation. Sie setzen gewöhnliche alltägliche soziale Fähigkeiten ein und nutzen sie für Ihr spirituelles Leben. Bei allen tantrischen Meditationspraktiken werden tatsächlich zivilisierte soziale Fähigkeiten als Mittel dafür eingesetzt, auf eine gesunde und ausgewogene Art und Weise mit spirituellen Kräften zu arbeiten. Dies wiederum wirkt sich positiv auf alle Ihre alltäglichen Interaktionen aus.)

SCHRITT 4: Erleben Sie Zufriedenheit. Nachdem Sie einen richtigen Kontakt zu Ihrem Heiler hergestellt und die Zustimmung erhalten haben, mit dem Heiler in Interaktion zu treten, erleben Sie ein Gefühl des Glücks. Lassen Sie sich Zeit, dies wirklich zu spüren, bevor Sie mit dem nächsten Schritt fortfahren.

SCHRITT 5: Treten Sie mit dem Heiler in Interaktion. Im Grunde vertrauen Sie sich ganz der Führung durch den Heiler an. Sie sehen zu dem Heiler hin, und der Heiler sendet weiße Lichtstrahlen von seinem Herzen in alle Richtungen aus. Dieses Licht wird von allen erleuchteten Wesen aller Richtungen empfangen. Wenn diese Wesen das Licht empfangen, wissen sie, daß Sie diese Heilungsübung aus einer reinen Motivation heraus durchführen.

Daher senden die erleuchteten Wesen als Antwort mehrfarbiges, insbesondere dunkelblaues Licht zurück, das zurück in das Herz des Heilers fließt. Nun ist der Heiler noch mächtiger als zuvor. Er verkörpert die Energie und die Heilkraft aller erleuchteten Wesen.

Wenn Sie nun einatmen, sehen Sie, daß von dem Herzen des Heilers Lichtstrahlen ausgehen und in Ihre Nasenlöcher führen. (Für einen LUNG- oder TrIPA-Rang-Zhin sowie für LUNG- oder TrIPA-Beschwerden ist die allgemeine Heilungsfarbe Dunkelblau. Wenn Ihre Beschwerden eher BEKAN entsprechen, brauchen Sie eher ein rötlich weißes Licht.) Das Licht fließt in Ihre Nasenlöcher und durch Ihren ganzen Körper, insbesondere jedoch in die Regionen, in denen Sie Schmerzen oder Belastungen spüren. Das farbige Licht löst dann den Schmerz oder die Belastung in kleine dunkle Partikel auf, die beim Ausatmen wie Rauch aus Ihren Nasenlöchern austreten und sich in den natürlichen Elementen im Boden vor Ihnen auflösen, wo sie keinen Schaden mehr anrichten können.

Atmen Sie auf diese Weise drei-, sieben- oder einundzwanzigmal ein und aus. Konzentrieren Sie sich anschließend auf andere Wesen. Sehen Sie die Personen vor sich, mit denen Sie persönliche Schwierigkeiten haben, sehen Sie Ihre Freunde hinter sich und andere Menschen seitlich neben sich. Sehen Sie, wie das Licht von dem Herzen des Heilers ausströmt und in alle anderen eindringt und diese reinigt, wie dies auch bei Ihnen geschehen ist. Sehen Sie, wie dies drei-, sieben- oder einundzwanzigmal geschieht.

SCHRITT 6: Entwickeln Sie Selbstvertrauen und Unabhängigkeit. Sie sind nun transformiert und nicht mehr verletzlich wie zuvor. Sie sind sicherer und haben Selbstvertrauen. Sie sind frei von innerer Unruhe und nicht mehr durch Umstände oder Projektionen gefangen. Sie spüren Unabhängigkeit und Ihre wahre Stärke.

Wenn Sie diese Eigenschaften in Ihrem Wesen spüren, sehen Sie, daß der Heiler vor Ihnen weiter entfernt ist. Er steht nun als Zeuge da. Was Ihnen gegeben wurde, ist lediglich Ihre wahre Natur, die nun jedoch nicht mehr verschleiert ist. Sie befinden sich also nicht mehr in einem Zustand der Abhängigkeit.

SCHRITT 7: Bringen Sie Ihren Dank zum Ausdruck. An diesem Punkt danken Sie dem Heiler und anderen für ihre Hilfe. Die richtige Motivation ist hier der Wunsch, daß jeder Nutzen, den Sie erhalten haben, auf alle empfindungsfähigen Wesen ausgedehnt werde, die Schmerz und Leid erleben. Mit diesem Gedanken und

einem Gefühl der Dankbarkeit lassen Sie nun zu, daß sich das Bild
des Heilers auflöst und wieder in die Leere zurückgeht, aus der es
entstanden ist.[1]

DER INDIVIDUELLE SPIRITUELLE WEG

Bei einem Seminar von Matrix Software in Big Rapids im US-Bundesstaat Michigan stellte SANGYE WANGCHUCK, ein Astrologe aus
Bhutan, im Jahr 1988 verschiedene Aspekte der tibetischen Astrologie vor. Sangye erläuterte einen der Hauptaspekte dieses astrologischen Systems, die sogenannten *Mewas*. Das Wort *Mewa* könnte
ungefähr als »Makel« oder als »Muttermal« übersetzt werden. Die
Mewas stehen mit den Aspekten Yin und Yang der transformie-
renden Energien in Zusammenhang, die im chinesischen Gesetz der
fünf Wandlungen zum Ausdruck kommen. Ausführlichere Informationen über die Theorie der Mewas und über das Gesetz der
fünf Wandlungen enthält mein Buch *The Complete Guide to Nine-
Star Ki*, in dem ich ausführlich auf ein astrologisches System Tibets,
Chinas und Japans eingehe, das auch in der vedischen Astrologie
Indiens andeutungsweise zum Ausdruck kommt.[2]

Kurz zusammengefaßt kann man sagen, daß jedes Jahr von einem
bestimmten Mewa beherrscht wird. Der Mewa des Jahres, in dem
Sie geboren wurden, hat einen tiefgreifenden Einfluß darauf, wie Sie
Ihr Leben am effektivsten führen. Sangye Wangchuck ging in seinem Vortrag insbesondere darauf ein, wie der Mewa, der dem Jahr
der Geburt zugeordnet ist, eine bestimmte Art der Orientierung im
spirituellen Leben zur Folge hat. Bestimmte Meditationen zu buddhistischen Gottheiten wurden angegeben, mit denen man sich auf
das Erlernen derjenigen Eigenschaften konzentriert, die die spirituelle Entwicklung besonders fördern. Manche Menschen benötigen
Meditationen für Gelassenheit, manche für Reinigung; manche
Menschen brauchen das Gefühl, bereichert worden zu sein, andere
möchten ein Gefühl für die Verbindung zu ihren Vorfahren erleben.

In meinem Buch *The Complete Guide to Nine-Star Ki* wird das
System der Mewas so vorgestellt, daß die Leser selbst die Richtung
finden können, die für ihre spirituellen Bemühungen am nützlichsten ist. Die speziellen Gottheitsübungen des Buddhismus habe ich
zwar weggelassen, die Eigenschaften, die von der jeweiligen Gott-
heit verkörpert werden, stehen in dem Text jedoch weiterhin im
Mittelpunkt. Wer die Originaltexte mit den Angaben zu den Gott-

heitsübungen, die von Sangye Wangchuck vorgestellt wurden, beziehen möchte, kann sich an Matrix Software in Big Rapids, Michigan, wenden (die Anschrift ist im Adressenteil aufgeführt).

Es gibt neun Mewas, denen jeweils eine Zahl – 1 bis 9 –, eine Farbe und ein Element oder eine Wandlungsphase zugeordnet sind. Diese Zuordnungen stellen eine Art Kurzschrift dar, die bestimmte körperliche, psychische und spirituelle Neigungen angibt. Der spirituelle Aspekt der einzelnen Mewas ist nachfolgend in neun Abschnitten beschrieben. Um festzustellen, welcher Abschnitt für Sie gilt, können Sie im Kapitel »Zeit und Ort« am Ende dieses Buchs in der Tabelle Ihr Geburtsjahr nachsehen.

**EINS
Weiß Wasser**

Aufgrund ihres tiefen spirituellen Wesens ist es die *Bedeutung*, die eine zentrale Rolle im spirituellen Leben der Menschen mit dem Mewa EINS Weiß Wasser spielt. Diese Menschen werden überraschend und heftig mit den Ereignissen des Lebens konfrontiert, und für sie besteht die Herausforderung darin, nahezu gleichzeitig zu lernen und loszulassen.

Um im Hier und Jetzt zu leben, müssen diese Menschen eine Art Reinigungsprozeß durchlaufen – vergleichbar mit einer Taufe – damit sie von manchen Dingen befreit werden und die Fähigkeit entwickeln, das loszulassen, was freigesetzt werden muß. Humor ist ein Wesensmerkmal, das diese Menschen pflegen sollten, da sie dazu neigen, die Bedeutung, die für sie alle Dinge haben, zu ernst zu nehmen und sich unnötig an Problemen festzubeißen. Wenn sie loslassen und sich dem Strom des Lebens anvertrauen, werden ihre Erkenntnisse leichter mitteilbar und sind keine tiefen dunklen Geheimnisse mehr.

Aufgrund ihrer Tiefe und Sensibilität besitzen diese Menschen ein angeborenes Verständnis für die Conditio humana. Sie können sich zwar anderen gegenüber herablassend verhalten, dies kommt zum größten Teil jedoch daher, daß sie sich zu sehr um andere sorgen. Wenn sie stärker loslassen können, vermag diese Wesensart, die sonst Barrieren zwischen ihnen und anderen Menschen schafft, in aktives Mitgefühl verwandelt werden, das für ihre Mitmenschen wie ein Labsal ist.

Entspannungsübungen und stille Meditation sind für diese Menschentypen hilfreich. Auch Zeiten des Rückzugs in die Abgeschiedenheit sind gut, sofern sie sich dabei nicht isoliert fühlen. Schalen

mit Wasser auf einem Schrein wirken für diese Menschen erdend,
wie auch Klänge, insbesondere von Glocken und Klangschalen oder
Gongs. Meditationen über Mitgefühl sind für diese Menschen wichtig. Da die Sexualität ein bedeutender Faktor in ihrer spirituellen
Entwicklung sein kann, sollten die Menschen des Typs EINS Weiß
Wasser, die bereits Reinigungsübungen gemacht haben und eine
gewisse psychische Stabilität durch Meditation erreicht haben, sich
mit dem Tao der Liebe befassen oder sich an einen authentischen
Meister für Tantra-Sexualübungen wenden.[3]

ZWEI
Schwarz Erde

Der Dienst am Mitmenschen ist das Kennzeichen der Menschen
mit dem Mewa ZWEI Schwarz Erde. Und damit diese Tugend
stärker aus Altruismus heraus entstehen kann, müssen sie an den
Selbstzweifeln und der tiefen Traurigkeit arbeiten, die sie häufig
erleben. Wenn sie zulassen, daß diese beiden Faktoren ihre Welt-
sicht beeinträchtigen, können Zynismus, Verachtung für andere
oder Mißgunst die Folge sein. Daher müssen diese Menschen
daran arbeiten, ein größeres Selbstvertrauen zu entwickeln.

Hierzu sollten die Menschen mit dem Mewa ZWEI Schwarz
Erde andere Menschen suchen, die sich den spirituellen Werten
und dem spirituellen Weg verschrieben haben, dem sie folgen
möchten. Aufgrund ihres hingebungsvollen Wesens und ihres
Teamgeists können sie für andere Menschen Vorbilder für religiöse oder spirituelle Disziplin sein. Allerdings müssen diese Menschen sehr darauf achten, daß sie zwischen echtem Glauben und
blindem Befolgen von Dogmen unterscheiden.

Das Mitgefühl ist bei diesen Menschen stark ausgeprägt, und
doch müssen sie unterscheiden lernen zwischen wahrem Mitgefühl und dem, was der große tibetische Meister, der Ehrwürdige
CHOGYAM TRUNGPA RINPOCHE, als dummes Mitgefühl oder als
Co-Abhängigkeit bezeichnet. Anstatt aufgrund von Pflichtge-
fühlen anderen gegenüber zu geben, sollten sie stärker darauf achten, was in der jeweiligen Situation wirklich erforderlich ist,
damit sie mit ihrem Dienen für andere wirklich etwas Positives
bewirken und nicht häufiger Zurückweisung als Wertschätzung
für ihre Taten ernten.

Für Menschen mit dem Mewa ZWEI Schwarz Erde sind Stär-
kungsübungen und -meditationen empfehlenswert. Musik und
Chanting sind hierfür gut geeignet. Wenn sie einmal ihre Zweifel

überwunden haben und so Vertrauen in ihr Dienen und ihr Mitgefühl entwickelt haben, kann das bedingungslose Wesen der Menschen mit dem Mewa ZWEI Schwarz Erde eine mächtige Kraft werden, die sie einsetzen können, um für sich selbst und für ihre
Mitmenschen Hindernisse im Leben aus dem Weg zu räumen.[4]

Die wichtigsten Themen im spirituellen Leben der Menschen mit
dem Mewa DREI Blau Raum sind Erdung und Reifung. Diese
Menschen haben ein natürliches Gefühl von Weite in ihrem
Wesen sowie eine Intensität, die auf ihre Mitmenschen hemmend
wirken kann. Menschen dieses Typs hilft es in allen Fällen, eine
größere Sensibilität für andere zu entwickeln und zu lernen, wie
sie ihre Energie erden können.

**DREI
Blau Raum**

Da den Menschen mit dem Mewa DREI Blau Raum ihr Sehvermögen – sowohl im weltlichen wie auch im spirituellen Sinne
– ein lebhaftes Bild jedes Aspekts der Realität vermittelt, mit dem
sie sich befassen, ist für diese Menschen jede Art spiritueller
Übungen, die mit Visualisierungen verbunden sind, ausgezeichnet
geeignet, um die Intensität dieser Menschen zu kanalisieren und
zu erden. Aufgrund des natürlichen Erlebens des Raums sind für
diese Menschen gleichzeitig auch alle Meditationen des Zen-Typs
hilfreich, bei denen der Schwerpunkt auf der immateriellen Natur
der Erscheinungen, dem Atem, sogar dem Raum selbst liegt. Heilige Klänge, also Mantras, sind für diese Menschen gut, da sie die
enorme Energie kanalisieren, die in der Stimme dieser Menschen
liegt. Andere meditative Übungen und Disziplinen, bei denen die
Reinigung im Mittelpunkt steht, werden diesen Menschen dabei
helfen, ihre Handlungen, ihre Rede und ihre Denkmuster zu erden
und zu klären.

Vor was sich diese Menschen hinsichtlich der erwähnten Methoden in acht nehmen müssen, ist die Tendenz, ständig eine andere
Methode anzuwenden und die Methoden zu vermischen, so daß sie
ihre Wirksamkeit nicht entfalten können. Diese Menschen haben
sehr vielseitige Interessen und neigen dazu, sich zu verzetteln und
nicht in die Tiefe zu gehen, um den Erfolg von spirituellen Übungen
zu ernten, so daß sie in keiner Richtung viel erreichen. Wenn sie sich
tiefergehend mit einer Methode beschäftigen, können sie ihre mysti-
sche Natur entfalten, die der wichtigste Ausdruck und die Stärke ist,
die ihren spirituellen Eigenschaften zugrundeliegt.[5]

VIER
Grün Raum

Menschen mit diesem Mewa haben viele Fähigkeiten; um jedoch eine bessere Wahrnehmung der Realität zu erlangen, müssen sie die Fähigkeit der Durchdringung entwickeln. Die Eigenschaft »Raum« ihres Mewa bewirkt, daß sie ein gutes Gefühl dafür haben, was um sie herum vor sich geht, jedoch über die ersten Eindrücke hinaus noch tiefer blicken müssen. Diese Menschen besitzen eine angeborene Ungeduld, die sie immer weiter zur nächsten Sache treibt; was sie im Moment umgibt, wird also zwar wahrgenommen, allerdings nur vage. Wenn sie innehalten, genauer hinsehen und eine bessere Perspektive erreichen, sind ihre augenblicklichen Handlungen kraftvoll und erfolgreich. Bezüglich des anderen Aspekts ihres Mewa, der Wald oder Bäumen zugeordnet wird, könnte man sagen, daß sie wie die ersten Triebe junger Pflanzen sind, die im Frühling aus dem Boden sprießen. Alle Elemente der Umgebung – Wind, Sonne, Wasser usw. – treffen zum ersten Mal auf sie. Sie nehmen alles wahr, was auf sie einwirkt, und sind gegenüber dieser Stimulation sehr verletzlich; sie müssen jedoch eine größere Klarheit darüber erlangen, was wirklich mit ihnen und ihren Mitmenschen geschieht. Also müssen sie lernen, Geduld zu haben, was ein wirksames Gegenmittel gegen ihre Tendenz sein kann, gelangweilt oder frustriert zu sein.

»Ordnung ist alles« ist für die Menschen mit dem Mewa VIER Grün Raum ein gutes Motto. Sie müssen sich um ihre eigene Ordnung und die Ordnung ihrer Umgebung kümmern. Denn nur in einer ruhigen Umgebung können sie den Raum erleben, den sie brauchen, um den heftigen Sturm zu besänftigen, der in ihr Leben kommt, wenn sie sich im Chaos befinden. In einer ruhigen Atmosphäre dringen sie tiefer in die Geheimnisse des Lebens ein und können so eine innere Stärke aufbauen, die sie davor bewahren kann, aufgrund ihrer Sensibilität abgelenkt oder überwältigt zu werden.

Für Menschen dieses Typs ist es ratsam, sich einen Lehrer zu suchen, mit dem sie sich verwandt fühlen. Meditationsarten, bei denen Bewegungen eingesetzt werden (zum Beispiel Tai-chi oder Yoga), sind ebenfalls vorteilhaft.[6]

FÜNF
Gelb Erde

In der tibetischen Tradition gelten die Menschen mit dem Mewa FÜNF Gelb Erde als die am stärksten von Natur aus religiösen Menschen. Sie haben eine starke Verbindung zu ihren Vorfahren und sollten daher die Verehrung der Vorfahren zu einem festen

Bestandteil ihres spirituellen Lebens machen, wobei auch Abstammungslinien von Lehrern oder Lehren miteingeschlossen werden sollten, auf die sie sich ausrichten möchten.

Die Menschen mit diesem Mewa haben sehr starke Sehnsüchte, wenn es um ihr spirituelles Leben geht. Da sie jedoch beim Handeln und beim Denken sehr schnell sind, verpassen sie leicht Gelegenheiten für das Wachsen und Lernen, falls diese nicht offensichtlich sind. Um tiefergehende Erkenntnisse zu erlangen, sollten sie lernen, besser zuzuhören, und sich Zeit für die Kontemplation nehmen. Die Menschen mit dem Mewa FÜNF Gelb Erde brauchen Meditationen ohne Bewegung, um ihr ruheloses Wesen auszugleichen. Da es Menschen mit diesem Mewa besonders gut geht, wenn sie von Musik umgeben sind, sind rituelle Musik und Chanting für ihre spirituelle Entwicklung förderlich. Diese Methoden können sie vor einer übermäßigen Beschäftigung mit sich selbst bewahren.

Diese Menschen sind von Natur aus altruistisch, gleichzeitig jedoch stoisch und gelegentlich barsch. Ihr Altruismus bleibt häufig unbemerkt, da sie in der Regel eine ungewöhnliche, meist aber perfekte Lösung für ein Problem finden. Dies hat zur Folge, daß andere vielleicht ihre Hilfe ablehnen oder nicht zu schätzen wissen, was die Menschen mit diesem Mewa für sie getan haben. Von allen Mewa-Typen sind sie diejenigen, die am meisten mißverstanden und dafür abgelehnt werden, daß sie sie selbst sind. Den Menschen mit dem Mewa FÜNF Gelb Erde wird geraten, ihre Tugenden der Geduld, Toleranz und Bescheidenheit zu pflegen, um ihren Charakter weicher zu machen und die Probleme leichter lösen zu können, die zwischen ihnen und anderen auftreten können.[7]

SECHS Weiß Luft

Die Menschen mit diesem Mewa verfügen über starke psychische Fähigkeiten und eine gute Intuition. Außerdem haben sie ein ausgeprägtes Moralgefühl und brauchen die Sittenkodexe von sozialen Strukturen und Gemeinschaften. Da für sie historische Faktoren von Bedeutung sind, verschreiben sie sich in der Regel einer Religion oder einer spirituellen Tradition, die in ihrer Gesellschaft oder Kultur legitimiert ist.

Wenn die Menschen mit dem Mewa SECHS Weiß Luft, bedingt durch Faktoren der Ernährung und Lebensweise, aus dem Gleichgewicht geraten, kann es sein, daß sie psychische Fähigkeiten überbetonen und ihre Erdung und die Verbindung zum Alltags-

leben verlieren. Wenn sie andererseits bei Ernährung und Lebensweise zu starr werden, kann es sein, daß sie ihre intuitive Wahr-
nehmungsfähigkeit ignorieren und in fanatischen Dogmatismus
verfallen. Durch eine ausgewogene Lebensweise können sie eine
starke Grundlage für ihr religiöses oder spirituelles Leben entwickeln – ein Leben, das es ihrem Geist ermöglicht, Bereiche zu
erforschen, für die andere nicht empfänglich sind. Wenn sie ihre
Intuition mit ihrer Verbindung zur Gesellschaft ausgleichen, kann
ihr tiefes intuitives Wissen eine Quelle sein, von der aus sie auf
Frieden und universelle Brüderlichkeit hinarbeiten können. Die
Menschen mit diesem Mewa werden es angenehmer empfinden,
nicht alleine, sondern in einer Gruppe zu meditieren.

Menschen mit dem Mewa SECHS Weiß Luft sollten die Bedeutung beachten, die ihre Umgebung und ihre Vorfahren haben. Dies
dient als Schutz bei ihrem spirituellem Wachstum und Ausdruck.
Diese Menschen neigen auch von Natur aus zu philanthropischen
Gesten, sofern sie das Gefühl haben, daß sie einen Beitrag zu etwas
leisten, das einen Nutzen für die Gesellschaft hat.[8]

SIEBEN
Rot Luft

Das I-Ging-Trigramm für diesen Mewa ist der See der Freude
(Tui). Wie ein ruhiger, kühler See sind die Menschen mit diesem
Mewa von einem sanften ruhigen Äußeren geprägt, das ein starkes tiefes Inneres verbirgt. Sie können an der Oberfläche ruhig
erscheinen und haben die Fähigkeit, alles zu reflektieren, was sie
umgibt. Obwohl diese Spiegelbilder vielleicht nur oberflächlich
sind, können die Menschen mit diesem Mewa sich sehr stark mit
diesen Erscheinungen befassen, als würden sie einer Fata Morga-
na erliegen. Sie erkennen vielleicht sogar, daß das, mit dem sie
sich so intensiv beschäftigen, nur an der Oberfläche ist, aber da
sie in der Aufregung der Erfahrung gefangen bleiben, kann es
sein, daß sich ihnen die tiefere Bedeutung entzieht. Je stärker sie
sich darauf konzentrieren, um so mehr werden sie wie ein See, der
aufgewühlt ist. Sie sehen dann nur noch Verzerrungen, können
ziemlich haltlos wirken und stürzen sich in Erfahrungen, nur aus
dem Zwang heraus, diese machen zu müssen.

Menschen mit diesem Mewa müssen sich also ihrer Neigung
bewußt werden, süchtigmachende Einstellungen zu entwickeln.
Um dieser Neigung entgegenzuwirken, sollten sie Zeit und
Raum für Einsamkeit pflegen. Atemmeditationen sind hilfreich,

um Geist und Körper zu beruhigen. Wenn der See einmal zur Ruhe gekommen ist, können die Spiegelbilder auf der Oberfläche betrachtet und beurteilt werden, und was unter der Oberfläche liegt, kann klarer erkannt werden. Menschen mit diesem Mewa können aus ihren Tiefen Erkenntnisse und Wahrnehmungen nach oben bringen, die vor ihnen selbst und vor anderen verborgen waren. Obwohl sie diese Erkenntnisse vielleicht in intellektuellen oder metaphysischen Begriffen zum Ausdruck bringen, können die Menschen mit diesem Mewa ein anhaltendes Gefühl der Freude erleben, wenn sie aus ihren eigenen Tiefen schöpfen.

Meditationsübungen, bei denen der Schwerpunkt auf Heilung liegt, sind für die Menschen mit diesem Mewa besonders empfehlenswert.[9]

Die natürliche Neigung zu Stille und Beständigkeit, die die Menschen mit diesem Mewa bei ihren Alltagsaktivitäten an den Tag legen, findet ihren höchsten Ausdruck in der Schaffung eines friedlichen und zutiefst spirituellen Lebens. Menschen mit diesem Mewa müssen daran arbeiten, eine umfassendere Sicht der Funktionsweise und des Wesens der Dinge um sie herum zu entwickeln, und nicht auf winzige Details zu achten. Auf die Details können sie sich leicht konzentrieren, aber wenn sie zu stark von diesen Details besessen sind, kann es sein, daß sie den Wald vor lauter Bäumen nicht sehen. Sie sind für andere von besonderem Wert, wenn sie pragmatische Möglichkeiten dafür finden, wie sie anderen Menschen bei deren Problemen helfen können. Die Menschen mit diesem Mewa sind in ihrem emotionalen Ausdruck sehr zurückhaltend und haben daher Probleme, wenn ihnen gegenüber viel Gefühl zum Ausdruck gebracht wird oder sie ihre Gefühle zeigen sollen. Diese Menschen verfügen über einen starken Glauben, der sich durch ihre Taten zeigt.

Den Menschen mit diesem Mewa fällt die spirituelle Kontemplation in sauberen, ordentlichen Umgebungen leichter. Ein Schrein oder Altar, mit dem die irdischen Kräfte oder Elemente gewürdigt werden, ist hilfreich. Eine umfassendere Sicht zu erlangen und bei ihren Meditationen einen Bezug zur Schönheit der Natur herzustellen, kann der Tendenz dieser Menschen entgegenwirken, alles im Leben unumstößlich zu machen, einschließlich

**ACHT
Weiß Erde**

ihrer Vorstellungen von sich selbst, und somit dazu beitragen, ihre
Bürde zu erleichtern. Für die Menschen mit diesem Mewa darf
das spirituelle Leben nicht zu ernst und intensiv sein.[10]

**NEUN
Kastanien-
braun Feuer**

So, wie das Feuer die Dunkelheit erhellt und das ans Licht bringt,
was vorhanden ist, so verfügen die Menschen mit diesem Mewa über
das Potential zur kritischen Bewußtheit. Und ebenso, wie das Feuer
sowohl den Gegenstand als auch seinen Schatten zeigt, kann es sein,
daß Menschen mit diesem Mewa besser als ihre Mitmenschen in der
Lage sind, sowohl das Offensichtliche als auch die zugrundeliegende
Bedeutung zu erkennen. (Diesen Menschen fehlt jedoch unter
Umständen eine gewisse Diskretion, wenn sie ihre Erkenntnisse
anderen mitteilen. Sie neigen dazu, sehr direkt zu sein.) Diese Menschen sind in der Erde verwurzelt und strecken sich zum Himmel,
daher haben sie einen sehr direkten Zugang zu spirituellen Angelegenheiten. Selbst die esoterischsten Wahrheiten sind für sie offensichtliche Fakten. Bei diesen Menschen kommt noch die Tatsache
hinzu, daß sie hellseherische Fähigkeiten haben und sich daher mehr
als andere der unsichtbaren Welt um sie herum bewußt sind.

Menschen mit diesem Mewa können also ein Licht für sie selbst
und – aufgrund ihrer starken Ausstrahlung – auch für ihre Mitmenschen sein. Sie müssen sich allerdings davor hüten, zu sehr in
ihren eigenen Emotionen gefangen zu sein, die sehr leidenschaft-
lich sein können. Diese Leidenschaft kann sie manchmal blind
machen, besonders wenn es um persönliche Dinge geht. Sie sollten sich bemühen, ihre Neigung, sich in Äußerlichkeiten zu verlieren, zu mäßigen und sich stärker auf das konzentrieren, was sie
wahrnehmen. Wenn sie ihre subtile Bewußtheit weiterentwickeln,
werden sie klarere Wahrnehmungen haben und eine bessere intuitive Urteilskraft darüber erlangen, wie sie ihre Eindrücke anderen
mitteilen, und sie werden mit einer stärker vom Geist geprägten
Klarheit reden.[11]

Wenn Sie mehr über tibetische Astrologie erfahren möchten, können Sie sich an die Firma Windhorse Imports in Hereford, Groß-
britannien, wenden, die Kontakte zu tibetischen Astrologen in
Indien herstellt, die astrologische Übersichten speziell zu spirituellen Themen und nützlichen Lebenspraktiken anfertigen (siehe
im Adressenteil).

UMGANG MIT PROBLEMEN,
DIE BEI DER MEDITATION AUFTRETEN

Wie bereits erwähnt wurde, ist die Meditation ein aktiver Prozeß, ein Prozeß, bei dem man im Hier und Jetzt lebt und es zuläßt, daß sich unser Gefühl des Getrenntseins von der Welt auflöst. Unsere eingeschränkten Ansichten unterdrücken unsere natürlichen Potentiale, und indem wir diese Ansichten durchdringen, werden wir stärker. Hierbei geht es jedoch nicht darum, daß das »Ich« stark wird. Die Erstarkung findet statt, wenn das »Ich«, das eine Trennung von allem bewirkt, das nicht das »Ich« ist, sich auflöst, und der Strom der Energie, der innerhalb von uns selbst und außerhalb von uns vorhanden ist, als ein einziger Energiestrom erlebt wird. Im Buddhismus wird dies manchmal als die Erfahrung »eines Geschmacks« bezeichnet.

Natürlich mag das Ego das nicht besonders. Die Veränderung von Ansichten und Fixierungen ist häufig ein sehr schmerzhafter Prozeß. Manchmal erleben wir körperliche Schmerzen, manchmal psychische, sogar spirituelle Schmerzen. Der Shambhala-Lehrmeister CHOGYAM TRUNGPA RINPOCHE vergleicht diesen Vorgang mit dem Versuch, als Schmetterling aus einem Kokon herauszukommen.[12] Anders als bei dem natürlichen Vorgang des Entstehens eines Schmetterlings gibt es allerdings bei unserem spirituellen Wachstum keine Garantie dafür, daß es nach bestimmten Regeln oder einem vorhersehbaren Muster ablaufen wird. Beim Prozeß der spirituellen Entwicklung kann uns die Selbstverunglimpfung, der letzte Ego-Trick, an unserem alten Platz festhalten, wenn alle anderen Mittel fehlschlagen, um den Prozeß der Ego-Auflösung zu stoppen, so daß wir uns lediglich unserer Grenzen bewußt werden und nicht unserer Potentiale.

Ablenkungen, Schmerzen und Verwirrung treten bei der Meditation auf, wenn wir lernen, unseren Geist zu disziplinieren und das loszulassen, was in unserem Erleben hochkommt. Wenn wir mehr Erfahrung darin haben, im meditativen Gleichgewicht zu bleiben, kommen und gehen diese Schmerzen und Ablenkungen, ohne daß wir eingreifen müssen. Sie werden sogar inspirierend, wenn wir sie als das sehen, was sie sind.

Es kann jedoch auch vorkommen, daß wir stark durch einen Schmerz, eine Emotion, einen Gedanken oder durch eine Abgestumpftheit oder Dumpfheit des Geistes abgelenkt werden. Für diese Situationen werden folgende Methoden vorgeschlagen.

(Jede empfohlene Methode ist in sich abgeschlossen. Die Methoden stellen keine Abfolge dar. Es kann jedoch sein, daß Sie feststellen, daß in manchen Situationen eine Methode besser hilft als die andere.) Die Methoden stammen zwar aus verschiedenen Quellen, trotzdem möchte ich hier insbesondere auf den Ehrwürdigen Karthar Rinpoche, Chime Rinpoche, Dr. Lobsang Rapgay und Lama Ole Nydahl verweisen.

Dumpfheit des Geistes

1. Lassen Sie die Augen beim Meditieren geöffnet; richten Sie den Blick nach oben.
2. Richten Sie den Blick nach oben auf die Stelle, an der Zimmerdecke und Wand sich berühren, und lassen Sie die Augen dabei ein paar Minuten lang hin und her schwenken. Richten Sie anschließend den Blick wieder auf die übliche Stelle. (Diese Methode ist besonders gut geeignet, wenn Sie müde sind.)
3. Stellen Sie sich vor, daß ein erleuchtetes Wesen (zum Beispiel Buddha), das sehr schwer ist, ungefähr vier Zentimeter über Ihrem Kopf sitzt.
4. Denken Sie einige Minuten an etwas, das Ihnen Freude macht, so daß eine positive Intensität entsteht. Sobald Ihr Geist wacher ist, können Sie die Meditation fortsetzen.

Ablenkung

1. Wenn Sie durch den Raum, in dem Sie sich befinden, abgelenkt werden, schließen Sie beim Meditieren die Augen. Wenn Sie bei geschlossenen Augen durch innere Bilder abgelenkt werden, sollten Sie mit offenen Augen meditieren. Am besten ist es meiner Erfahrung nach, wenn die Augen zu einem Viertel geöffnet sind.
2. Achten Sie beim Meditieren auf Ihren Atem, wobei der Geist durch den Atem mit dem Raum vermischt wird.
3. Stellen Sie sich vor, daß ein erleuchtetes Wesen, das fünf Zentimeter hoch ist, sich in einem Abstand von ungefähr 1,20 m vor Ihnen befindet und Ihnen direkt in die Augen sieht.
4. Stellen Sie sich vor, daß sich eine kleine schwarze Erbse im Boden direkt unterhalb Ihres Sitzplatzes befindet. Stellen Sie sich beim Ausatmen vor, wie Ihr Atem direkt nach unten in die schwarze Erbse strömt.
5. Denken Sie kontemplativ an etwas, das Sie emotional bewegt. Dies fördert die Erdung und bringt Sie in den Körper zurück (beruhigt LUNG). Setzen Sie die Meditation fort.

Wenn Sie high werden

Mischen Sie ein wenig Asafoetida (auch als Asant bekannt) und Ingwerpulver in eine kleine Menge Ghee. Erwärmen Sie diese Mischung und reiben Sie sie in Ihre Nasenlöcher, bis die Augen zu tränen beginnen.

Schwindel, Herzklopfen, Erbrechen, stechende Schmerzen

Diese Symptome können aus verschiedenen Gründen auftreten, so z. B. wegen falscher Ernährung, zu starker nervlicher Anspannung oder Sorgen. Denken Sie darüber nach, was in Ihrem Leben vor sich geht. Falls diese Symptome jedoch häufiger auftreten, sollten Sie mit der Meditation aufhören, bis Sie richtigen Unterricht bei einem Meditationslehrer nehmen können.

Gelegentliche stechende Schmerzen

Massieren Sie Sesamöl in die Ohren, auf den Scheitelpunkt des Kopfes, auf die Fontanellenpunkte, die Schläfen und die Marma-Punkte des Hinterhauptkamms.

Blitze und Sterne vor den Augen

Dies ist ein LUNG-TrIPA-Symptom. Massieren Sie die folgenden Punkte in der Augenumgebung in der angegebenen Reihenfolge.

PUNKT 1 – Drücken Sie an den Tränenkanälen nach innen.
PUNKT 2 – Drücken Sie auf den oberen Teil des Auges und des Augenlids.
PUNKT 3 – Drücken Sie auf den Punkt, der in der Mitte und leicht über den Augenbrauen liegt.

Herzschmerzen beim Visualisieren von Mantras im Herzen

Die Energie in den feinstofflichen Kanälen fließt in die falsche Richtung. Hören Sie mit den Visualisierungsübungen auf, bis Sie richtigen Unterricht bei einem Meditationslehrer nehmen können.

Negative Gemütszustände

Ungezähmte oder nichttransformierte Gefühlszustände, die weitere Verwirrung oder weiteres Leiden bewirken, werden als geistige Verunreinigungen oder Verschleierungen bezeichnet (auf tibetisch *Klesas*). Im folgenden werden psychologische Einstellungen diskutiert, die man bei der Meditation einnehmen kann, um diese negativen Gemütszustände vorübergehend zu vertreiben.

Bei **Verlangen** sollten Sie über Vergänglichkeit meditieren. Die Tibeter suchten Bestattungsplätze auf und meditierten über Skelette. Wir können über das Gefühl meditieren, wie unser Herz Blut durch unseren Körper pumpt, oder über eine andere Funktion unseres Körpers.

Aggression/Wut gilt als die schlimmste der geistigen Verschleierungen, da sie die spirituelle Entwicklung hemmt und die Selbstwertschätzung mindert. Gegen diesen Gefühlszustand hilft das Meditieren über liebevolle Freundlichkeit und über Geduld (eine ähnliche Wirkung erzielt man, wenn man bis zehn zählt). Zeit und Ort sind häufig sehr hilfreich, um mit der eigenen Wut und der von anderen umzugehen. Wir sollten Mitgefühl für andere Menschen zeigen, die Wut äußern.

Die Wut kann manchmal so stark sein, daß kein geistiger Raum bleibt, in dem meditiert werden könnte. In diesem Fall sollten Sie die Meditation für den Augenblick beenden und etwas Positives oder Nützliches tun. Arrangieren Sie Blumen auf einem Schrein; tun Sie etwas, das für Sie selbst oder für andere nützlich ist. Auf diese Weise können Sie die Wirkung der Wut verringern, indem Sie sie nicht verstärken.

Bei **Unwissenheit** müssen Sie den Widerstand gegenüber Veränderungen auflösen. Meditieren Sie über den Atem und zählen Sie dabei bis 25. Atmen Sie ein (eins), aus (zwei), ein (drei) und so weiter. Beobachten Sie Ihren Atem, den Rhythmus des Atems und die Bewegung Ihres Bauches. Entspannen Sie dann Ihren Geist und beobachten Sie, wie Ihr Atem in jedem Moment anders ist. Diese Methode bewirkt eine Leichtigkeit und Beweglichkeit, die die BEKAN-Eigenschaften überwinden.

Bei **Mißgunst** sollten Sie über Großzügigkeit meditieren.

Bei **Stolz** lehrt der große indische Heilige NAGARJUNA, daß man sich seiner eigenen Unwichtigkeit bewußt werden soll. Gehen Sie auf einen Berg, und blicken Sie über ein Tal. Oder begeben Sie sich in eine Menschenmenge, und erleben Sie sich im Meer der Menschheit.

Die hier vorgeschlagenen Methoden sind lediglich als Beispiel aufgeführt. Viele bedeutende Meditationslehrer bieten alternative Lösungen oder Mittel an, mit denen negative Gemütszustände gelindert und geistige und physische Ablenkungen überwunden werden können.

Sechstes Kapitel
ENTGIFTUNG UND VERJÜNGUNG

Die Entgiftung ist ein wesentlicher Bestandteil guter Gesundheitsvorsorge. Und dennoch ist sie in ihrer westlichen Anwendung
auch das am meisten unterschätzte und am häufigsten falsch ein-
gesetzte Verfahren. In der herkömmlichen Allopathie des Westens
wird sie als Faktor der Gesundheitsvorsorge schlichtweg ignoriert. Häufige Probleme, wie etwa Erkältungen, Grippen, Verdauungsstörungen und Kopfschmerzen, sind oft Signale dafür, daß
eine Entgiftung angezeigt ist. Aber allzu oft suchen Arzt und Patient Abhilfe durch Medikamente, die die Unannehmlichkeiten dieser Symptome maskieren oder beseitigen, jedoch nicht die Ursache des Übels beheben. Hierdurch kann das Problem noch
verschlimmert werden, und es können chronische, sogar degenerative Krankheiten folgen, für die stärkere Medikamente oder
chirurgische Maßnahmen verordnet werden. Das andere Extrem
stellen gesundheitsbewußte Menschen dar, die die Entgiftung
übertreiben – mit fettfreier Kost, Abführmitteln, exzessivem
Sport, zu häufigen Darmspülungen und dergleichen. Wenn sie
richtig durchgeführt werden und auf den Konstitutionstyp und
den aktuellen Gesundheitszustand abgestimmt sind, können alle
diese Methoden recht hilfreich sein. Eine Reinigung ist nützlich;
wenn man den Körper aber ausreichend gereinigt hat, muß man
wissen, wie man ihn wieder stärkt und verjüngt. Die Vertreter der
Alternativmedizin wissen zwar häufig, wie man die Toxine aus
dem Körper eliminiert, aber sie wissen nicht, wie man den Körper
wieder aufbaut. Bei chronischer Schwäche und Mattigkeit kann
eine Entgiftung in der Tat die Beschwerden verstärken, so daß der
Patient noch anfälliger wird. In diesen Fällen muß der Patient
häufig erst wieder mit Nährstoffen versorgt werden, um wieder
mehr Kraft aufzubauen, bevor ein gutes Entgiftungsverfahren
effektiv eingesetzt werden kann.

Ebenso wie die Entgiftung wird auch die Verjüngung häufig
falsch verstanden oder angewendet. Geistig jugendlich und vital zu
sein, wird allgemein als erstrebenswert und erreichbar betrachtet.
Während manche Menschen jedoch die Möglichkeit für ein Hirn-

gespinst halten, sich einen jugendlichen Körper zu erhalten oder die
Jugendlichkeit wiederzuerlangen, und andere dies für ein Ziel
betrachten, das es fanatisch zu verfolgen gilt, halten manche Menschen die Verjüngung immer noch für eine Verleugnung unseres
unvermeidlichen biologischen Endes. Obwohl die westliche Medizin die Verjüngung als unwissenschaftlich betrachet, streben dennoch viele Menschen danach. Und da so viele Menschen den
Wunsch haben, jung zu bleiben, gibt es unzählige Experten für
Schönheits- und Gesundheitsprodukte, deren tatsächlicher Nutzen
allerdings hinter den versprochenen Wirkungen weit zurückbleibt.

Laut dem indischen und dem tibetischen Ayurveda sowie dem
chinesischen Taoismus (der in seinen Ansätzen für die Energetik
des Körpers eine auffallende Ähnlichkeit mit den fortgeschrittenen tibetischen Yogi-Praktiken aufweist) ist es möglich, den Alterungsprozeß zu verlangsamen oder umzukehren. Das höchste Ziel
der angewendeten Methoden ist es, jugendliche Kraft zurückzuer-
langen, damit man dieses Leben soweit wie möglich für die Selbstverwirklichung und die spirituelle Entwicklung nutzen kann.
Diese Methoden einzusetzen, um sich die körperliche Schönheit
zu erhalten oder das Liebesleben zu verlängern, wird als eitel und
sinnlos betrachtet. Dennoch dienen diese Methoden durchaus
auch weltlichen Zwecken, beispielsweise wurde die Potenzsteigerung zur Zeugung einer ausreichenden Zahl an Nachkommen (in
der Regel Söhne) traditionell dafür eingesetzt, um Abstammungslinien in Familien fortzusetzen.

Jugendliche Stärke und Klarheit zur Entwicklung von Weisheit
und Mitgefühl sind Hilfen für die Entwicklung unseres menschlichen Potentials. Doch auch wenn man körperlich krank und
gebrechlich ist, können diese schönen Eigenschaften entwickelt
werden. Die geistigen und spirituellen Eigenschaften Weisheit und
Mitgefühl sind weitaus mehr wert als die körperliche Vollkommenheit. Und wenn wir unsere spirituellen Fähigkeiten nicht entwickeln, kann ein längeres und jugendlicheres Leben Zeitverschwendung sein. Der Ehrwürdige CHOGYAM TRUNGPA hat einmal
gesagt, daß bei einer Lebenserwartung von tausend Jahren die
meisten Menschen ohne eine klare spirituelle Entwicklung im
Alter von dreihundert Jahren Selbstmord begingen.[1] Wenn kein
wirkliches geistiges und spirituelles Wachstum besteht, würde uns
die Möglichkeit, unser Fleisch für die Ewigkeit zu erhalten, nur zu
Gefangenen des Alptraums alter Gewohnheitsmuster machen.

LEN NGA (Pancha Karma)

Entgiftung und Verjüngung sind am wirksamsten, wenn sie in Übereinstimmung mit dem jeweiligen Konstitutionstyp erfolgen. Hierfür haben indisches und tibetisches Ayurveda ein Verfahren mit dem Namen *Len Nga* (tibetisch) beziehungsweise *Pancha Karma* (Sanskrit) entwickelt. Übersetzt bedeutet dies fünf (*Nga*, *Pancha*) Handlungen (*Len*, *Karma*).

IVY BLANK, ein früherer Direktor des ayurvedischen Zentrums von Santa Fe im US-Bundesstaat New Mexico, gibt folgende Definition für dieses Verfahren:

»Pancha Karma (Len Nga) ist eine Methode, die von alten Weisen des Ayurveda entwickelt wurde, um den menschlichen Körper vollständig und wissenschaftlich von krankmachenden Substanzen, Toxinen sowie von Ansammlungen von Abbauprodukten zu reinigen und eine Verjüngung durch den Einsatz von revitalisierenden Substanzen und Methoden zu erreichen. Dieses Verfahren trägt dazu bei, die Menschen besser in die Lage zu versetzen, ihre Lebensaufgaben mit Stärke, Begeisterung und mit einem glücklichen Geist zu erfüllen.«[2]

Dies beinhaltet auch, daß die Anwendung von Len Nga nicht nur den spirituell Suchenden vorbehalten bleibt. *Charak Samhita*, die wichtigste Abhandlung, aus der die Informationen und Methoden des heutigen Ayurveda stammen, enthält praktische Anweisungen für die Anwendung von Len Nga für bestimmte Erkrankungen, als frühzeitig eingesetztes Reinigungs- und Verjüngungsverfahren oder in einem spirituellen Kontext. Für nahezu jede Erkrankung der Menschheit bestehen Len-Nga-Verfahren und -Kuren. Den Lesern wird empfohlen, sich wegen der Verfahren für bestimmte Krankheiten an einen kompetenten Ayurveda-Heilkundigen zu wenden (siehe bei den Adressen).

Obwohl Len Nga beträchtliche positive körperliche Wirkungen hat, weist Dr. LOBSANG RAPGAY aufgrund der psychologischen und spirituellen Ausrichtung der tibetischen Medizin insbesondere auf den Einsatz einer Len-Nga-Behandlung für die psychische und spirituelle Transformation hin. Die Entgiftungs- und Verjüngungsmethoden von Len Nga bewirken einen tiefen Zustand echter Entspannung sowie eine größere Beweglichkeit des Körpers und sind hilfreich für die Geist/Körper-Transformation. Aber noch wirkungsvoller ist Len Nga für den Weg der Bewußtwerdung und des persönlichen Wachstums hin zu einem erleuchteteren Seinszustand.

Die Methoden

Bevor ich darauf eingehe, in welcher Weise die einzelnen Nyepa-Typen Len Nga einsetzen können, sollen zunächst die verwendeten Methoden allgemein beschrieben werden.

Bei Len Nga handelt es sich tatsächlich um fünf Verfahren, mit denen der Körper gründlich entgiftet wird, und zwar um Klistiere, Abführmittel, Brechmittel, Verabreichungen über die Nase und die Blut- und Nervenreinigung. Dies sind die fünf angewendeten zentralen Methoden. Daneben bestehen noch andere Methoden, die vor oder zusammen mit den hier genannten Methoden angewendet werden. Manche Methoden dienen der Vorbereitung und werden fast immer angewendet, während andere für bestimmte Beschwerden gelten und nur im Bedarfsfall eingesetzt werden.

Falls Sie Ihren Rang-Zhin nicht kennen und nicht wissen, wie sich Ihr momentaner Gesundheitszustand auf die Konstitution auswirkt, sollten Sie dies zuerst feststellen, da sich die Art und Weise, in der die Len-Nga-Behandlung durchgeführt wird, nach dem jeweiligen Konstitutionstyp richtet.

Vor dem Beginn der Behandlung sollten vorbereitende Änderungen in der Lebensweise vorgenommen werden. Einige Tage vor Beginn der Behandlung sollten Sie Ihre Ernährung umstellen und sämtliche rohen Nahrungsmittel, Alkohol, Säfte, koffeinhaltige Getränke und Fleisch aus der täglichen Kost streichen. Traditionell wird ein Gericht mit dem Namen *Kichadi* empfohlen. Es wird aus weißem Basmati-Reis, getrockneten halben Mungo-Bohnen und Gewürzen zubereitet und besitzt ausreichend Nährwert, um den Körper mit Kalorien und Nährstoffen zu versorgen, während sich das Verdauungssystem beruhigen kann. Dieses Gericht nimmt man zusammen mit gedämpftem Gemüse und milden Kräutertees oder warmem Wasser vor, während und einige Tage nach der Len-Nga-Behandlung zu sich. Wenn dieses Gericht nicht zubereitet werden kann, wird eine einfache milde vegetarische Kost aus Getreide und Gemüse empfohlen. Zu diesem Zeitpunkt kann mit einem Darmreinigungsmittel auf Kräuterbasis mit dem Namen *Trifala* begonnen werden. In manchen Fällen werden speziellere Kräuterzubereitungen zur Darmreinigung empfohlen.

Die eigentliche Len-Nga-Therapie beginnt mit Massagen und Hydrotherapie, und zwar in der Regel in Form von Kräuterbädern oder Dämpfen. Je nach Konstitutionstyp werden für die Massage verschiedene Arten und Mengen von Ölen verwendet. Im allgemeinen wird Sesamöl verwendet, da es die toxischen Stoffe am wirkungsvollsten aus den Geweben zieht und die Zellen gleichzeitig wieder mit Nährstoffen versorgt. Neben den traditionellen Massagetechniken des Klopfens, Streichens und Knetens wird die Stimulation bestimmter Punkte, die als *Marmas* bezeichnet werden, eingesetzt. Wörtlich übersetzt bedeutet *Marma* »Punkt, der töten kann«. Einige der *Marmas* sind tatsächlich bei manchen Kampfkünsten als Angriffspunkte bekannt. Die leichteste Berührung bestimmter *Marmas* kann den Gegner lähmen oder sogar töten. Sie können jedoch unbesorgt sein: Diese gefährlichen *Marmas* werden bei den beschriebenen Massageverfahren nicht angegeben und auch nicht eingesetzt. Dr. HARISH JOHARI beschreibt die *Marmas* in seinem Buch *Ancient Indian Massage* als neurolymphatische Punkte. Die Stimulation dieser Punkte regt den Lymphfluß an, so daß die Ausscheidung gefördert wird und sämtliche Organsysteme des Körper aktiviert werden. Neben den *Marma*-Punkten wird auch den Gelenken und dem Bauch große Bedeutung zugemessen. Die größte Konzentration der roten Blutkörperchen befindet sich im Bereich der Gelenke. Eine Massage der Gelenke verbessert also die Blutzirkulation und die Sauerstoffversorgung des Bluts. Wenn der Bauch gründlich bearbeitet wird und dort Wärme angewendet wird, wird der Darm auf die Toxine vorbereitet, die durch die Massage ins Blut und in das Lymphsystem abgegeben werden. Auf diese Weise wird eine wirkungsvollere Ausscheidung sichergestellt.

Je nach Konstitutionstyp variiert der Schwerpunkt der Massage-Anwendung. Für LUNG-Typen werden langsame Berührungen mit sanftem und gleichmäßigem Druck empfohlen. Menschen dieses Typs müssen bei der Massage ein Gefühl der Beruhigung und des Geborgenseins vermittelt bekommen. TrIPA-Typen brauchen präzise, aber großflächig durchgeführte Massagen. Sie können

Massage und Dampf-Hydrotherapie

während der Massage äußerst gesprächig sein und fragen, was Sie tun und aus welchem Grund Sie es tun. Geben Sie den TrIPA-Typen klare Erklärungen, aber fordern Sie sie ständig auf, sich zu entspannen. Bei der Massage der *Marmas* und der Akupunkturpunkte (falls diese eingesetzt werden) sollte der Schwerpunkt nicht auf dem Drücken der Punkte nach innen liegen, sondern auf dem Loslassen. BEKAN-Typen schlafen während der Massage häufig ein. Für diese Menschen ist eine starke Stimulation empfehlenswert, dies heißt jedoch nicht, daß tief geknetet werden sollte. Schnelles Streichen ist sehr wirkungsvoll. Gelegentliche unerwartete Bewegungen oder eine Änderung des Massageablaufs können dazu beitragen, daß diese Menschen aufmerksam bleiben und daß ihre Energie konzentriert bleibt. Man kann zusammenfassen, daß bei LUNG-Typen für Ruhe und Wärme gesorgt werden sollte, TrIPA-Typen sollten sich entspannen, und bei BEKAN-Typen muß man darauf achten, daß sie aufmerksam bleiben.

Kräuter- oder Dampfbäder werden nach der Massage durchgeführt. Manche Kräuter sind allgemein für alle Konstitutionstypen günstig, wie etwa Lorbeer, Eukalyptus und Ingwer. Für spezielle Zwecke jedoch werden andere Heilkräuter eingesetzt. Das wichtigste Ziel dieser Verfahren ist die Anregung der Zirkulation und das tiefe Eindringen der Öle und Kräuter, damit die Entgiftung effektiver wird. Anders als bei einer Schwitzhütte oder einer Saunakabine führt man dieses Dampfbad alleine durch. Es werden Dampfschränke wie in Kurbädern eingesetzt, damit der Kopf kühl bleibt; dies kann man jedoch auch dadurch erreichen, daß Wasser über den Kopf gegossen wird oder der Kopf in ein kühles Handtuch gewickelt wird. Wenn der Kopf kühl bleibt, kann der Körper längere Zeit mehr Wärme aufnehmen, wobei fünfzehn bis zwanzig Minuten in der Regel ausreichen.

Nach dem Dampfbad wird der Körper von den Ölrückständen gereinigt, die sich auf oder direkt unter der Haut befinden. Dies wird dadurch erreicht, daß der Körper mit verschiedenen Getreide- oder Bohnenmehlen abgerieben wird. In der Regel wird Kichererbsenmehl oder Garbanzomehl verwendet. Das Mehl absorbiert das Öl, und die Haut wird glatt und straff. Mit dem Abreiben wird auch erreicht, daß Toxine, die von dem Öl absorbiert wurden, vom Körper entfernt und nicht wieder durch ihn aufgenommen werden. Hierdurch wird verhindert, daß der Körper am nächsten Tag schmerzt oder träge ist. Masseure sollten wissen, daß Müdigkeit und Schmerzen nach der Massage nicht unbedingt ein Zeichen von Entgiftung sind, sondern auf die erneute Aufnahme von Toxinen zurückzuführen sind, wenn zuviel des verwendeten Öls absorbiert wird und der Verdauungstrakt nicht auf Toxine vorbereitet ist. Die am Bauch angewendete Wärme und die Reinigung mit Mehl, wie sie bei der vorbereitenden Massage vor Len Nga angewendet werden, gewährleisten, daß diese Symptome nicht auftreten.

Massage und Hydrotherapie können zwar allgemein als angenehme streßlindernde Methoden eingesetzt werden, während einer Len-Nga-Behandlung werden sie jedoch täglich durchgeführt. Eine tiefere Wirkung wird erreicht, wenn Massage und Hydrotherapie während einer beliebigen Behandlungsdauer täglich durchgeführt werden. Über die allgemeine entspannende Wirkung hinaus gehen tiefere Wirkungen wie die Linderung oder Beseitigung chronischer Symptome sowie eine emotionale Lösung und eine intensivere spirituelle Ausrichtung für den spirituellen Weg.

Abhängig vom Gesundheitszustand und dem Nyepa-Typ eines Patienten sollte eines oder mehrere der folgenden Verfahren (in der Fachsprache als Len Nga oder die fünf Handlungen bezeichnet) zusammen mit der vorbereitenden Massage und Hydrotherapie eingesetzt werden. Die folgenden Beschreibungen sollen einen Eindruck davon vermitteln, wie die Verfahren oder Techniken durchgeführt werden und unter welchen Umständen sie sinnvoll sind.

Die fünf Handlungen

Reinigung des Verdauungstrakts

Für jeden Nyepa gibt es im Körper einen Speicher. Wenn sich der Körper im Gleichgewicht befindet, funktionieren diese Speicher wie Batterien: Sie speichern die Nyepa-Energie und stellen sicher, daß die Gewebe, Organe und Fluide im Körper, die Energie eines bestimmten Nyepa benötigen, sie auch bekommen. Wenn ein Ungleichgewicht besteht, ist es, als wären die Batterien leck: Die Energie sickert aus dem Speicher und wird in den Geweben, Organen und Kanälen des Körpers falsch verteilt. Bei der Len-Nga-Therapie haben die Massage und die Hydrotherapie den Zweck, einen Teil der überschüssigen unausgeglichenen Energie durch die Poren der Haut auszuscheiden und den Rest zurück in die Speicher zu leiten, von wo aus sie über die normalen Ausscheidungskanäle aus dem Körper entfernt werden kann. Dieser Vorgang kann durch Heilkräuter unterstützt werden.

Diese Vorgehensweise zur Wiederherstellung und zum Ausgleich der Nyepas ist deshalb logisch und geeignet, da sich diese Speicher, auch Sitz genannt, im Verdauungstrakt befinden. LUNG hat seinen Sitz im Dickdarm, TrIPA hat seinen Sitz im Dünndarm, und der Sitz von BEKAN ist der Magen. Um eine effektive Ausscheidung aus diesen Bereichen des Verdauungstrakts zu erzielen, sind spezielle Techniken notwendig.

1. Klistiere (tibetisch: Jamtsi)

Klistiere sollen den Dickdarm reinigen und verjüngen. Daher dienen sie in erster Linie dazu, das Gleichgewicht von LUNG im Körper wiederherzustellen. Klistiere sind eine wesentliche Behandlungsmethode für LUNG-Konstitutionstypen und für LUNG-Beschwerden.

In der westlichen Alternativmedizin werden Klistiere als weniger therapeutisch wirksam betrachtet als Darmspülungen. Da bei Darmspülungen Wasser verwendet wird, sind sie gut dafür geeignete, den Dickdarm von alten Stuhlresten zu befreien, die die Zirkulation und eine effiziente Ausscheidung behindern. Wasser hat jedoch eine austrocknende Wirkung auf die Schleimhaut des Dickdarms. Die entstehende Trockenheit kann LUNG sogar noch verschlimmern. Daher können diese Spülungen bei LUNG-Typen zu noch mehr Winden und zu noch stärkerem Aufgeblähtsein führen. Unglücklicherweise sehen viele dies jedoch als ein Zeichen dafür an, daß noch mehr Darmspülungen erforderlich sind, während das Gegenteil der Fall ist.

In den Klistieren des tibetischen Ayurveda, die *Jamtsi* heißen, werden viele verschiedene Inhaltsstoffe verwendet. Zu den wichtigsten gehören Kräuterabsude, die dazu dienen, alte Stuhlreste aufzuspalten und aufzulösen und den Dickdarm zu revitalisieren, und Sesamöl oder Ghee, um die Darmschleimhaut zu beruhigen und LUNG zu verringern. Außerdem können beispielsweise Salz, Honig und Milch enthalten sein. Die Zusammensetzung der Klistiere wird also entsprechend den Bedürfnissen des Patienten gewählt, so daß die Klistiere eher reinigend, aufbauend oder beruhigend wirken. Zur Beruhigung des Darms werden beispielsweise Klistiere mit beruhigenden Heilkräutern eingesetzt, um Menschen mit Psychosen oder in extremer seelischer Not zu behandeln.[3]

Klistiere werden hier zwar als Teil des Len-Nga-Verfahrens beschrieben, sie können jedoch immer dann eingesetzt werden, wenn LUNG-Symptome (Blähungen, Verstopfung, Spannungskopfschmerzen) auftreten. Klistiere sollten am besten zwischen 4.00 Uhr und 7.00 Uhr oder zwischen 16.00 Uhr und 19.00 Uhr angewendet werden.

2. Abführen (tibetisch: Shel)

Der Dünndarm ist der Sitz von TrIPA, und die wichtigste Len-Nga-Methode für TrIPA-Konstitutionstypen und -Beschwerden sind Abführmittel. Abführmittel wirken auf den Dünndarm, und Klistiere wirken auf den Dickdarm.

Während der Vorbereitungsphase mit Ölmassage und Dampfbädern werden Klistiere oft täglich verabreicht. Bei Abführmitteln ist dies nicht der Fall. Das Abführen (Shel) erfolgt in der Regel am Ende einer bestimmten Anzahl von Behandlungen. Es ist üblich, den Körper mehrere Tage lang auf die Verabreichung des Abführmittels vorzubereiten, indem der Patient angewiesen wird, morgens nach dem Aufstehen auf nüchternen Magen eine kleine Menge Ghee (geklärte Butter) zu sich zu nehmen. Bei dem Abführmittel selbst kann es sich um eine beliebige Anzahl ayurvedischer Kräutermischungen handeln. Ein starker Sennesabsud oder einige Eßlöffel Rizinusöl sind jedoch recht wirkungsvoll. Diese Abführmittel sollten ein bis zwei Stunden vor dem Mittagessen (zwischen 10.00 Uhr und 13.00 Uhr) oder abends vor dem Zubettgehen (22.00 Uhr bis 1.00 Uhr) eingenommen werden.

Klistiere können zwar reinigend, aufbauend oder beruhigend wirken, Abführmittel hingegen dienen in erster Linie der Reinigung. Nach einigen Stunden, während denen der Patient ruht und nichts ißt, tritt Durchfall ein. Der Stuhl fühlt sich dabei heiß an und kann sogar eine hellgrüne oder gelbliche Farbe haben. Dies ist ein Zeichen dafür, daß überschüssiger TrIPA den Körper über den Mastdarm verläßt. Interessant hierbei ist, daß im Gegensatz zu gewöhnlichem Durchfall, der allgemein dazu führen kann, daß man sich ausgelaugt fühlt, der Durchfall bei einer Len-Nga-Kur während des Abführens bewirken kann, daß sich der Patient fitter und doch entspannt fühlt. Das Abführen ist beendet, wenn nur noch Wasser in der Farbe von Brackwasser aus dem Darm ausgeschieden wird.

Das Abführen kann nicht nur zu einem bestimmten Zeitpunkt während der Len-Nga-Therapie eingesetzt werden, sondern kann auch hilfreich sein in Zeiten, in denen TrIPA-Symptome, wie etwa Migräne, Übelkeit und schwaches, anhaltendes Fieber, auftreten. Wenn ein Abführmittel eingenommen wurde und der Durchfall abgeklungen ist, sollte nur allmählich wieder mit der Nahrungszufuhr begonnen werden, wobei die Kost zu Anfang aus milden Nahrungsmitteln, wie weichem, wäßrigen weißem Basmati-Reis und stark gedämpftem Gemüse, bestehen sollte. Abführmittel stellen eine Belastung für das Verdauungsfeuer (tibetisch: Pho-Thut) dar, daher wird empfohlen, nur allmählich wieder zu normaler Kost überzugehen. Mindestens zwei bis drei Tage lang sollten nur milde Nahrungsmittel gegessen werden, und es sollte nur gegessen werden, wenn man tatsächlich Hunger hat. Während dieser Zeit sind Fleisch und rohe Säfte zu meiden. Da diese Behandlung sehr stark wirkt, ist sie bei Schwangerschaft, Hämorrhoiden und Anämie grundsätzlich kontraindiziert. Außerdem sollte diese Methode nicht bei sehr jungen oder sehr alten Menschen angewendet werden.

3. Erbrechen (tibetisch: Kyuk)

Wie auch das Abführen dient das therapeutische Erbrechen (*Kyuk*) in erster Linie dazu, den Körper zu reinigen. Und wie bei einem guten Abführmittel ist auch beim therapeutischen Erbrechen das Endergebnis eine gesteigerte Energie.

Ebenso wie das Abführen wird das Erbrechen nach mehreren Tagen vorbereitender Massage, Dampfbehandlung und eventuell nach Verabreichung von Kräutern und Klistieren eingesetzt. Beim therapeutischen Erbrechen geht es vorwiegend darum, übermäßigen BEKAN auszuscheiden, und zwar meist in Form von Stauungen und zuviel Schleim. Der Sitz von BEKAN ist der Magen. Entsprechend wird BEKAN nach oben durch den Mund entfernt. Die richtige Tageszeit hierfür ist die Zeit zwischen 8.00 Uhr und 10.00 Uhr, in der BEKAN am stärksten vorherrscht.

Das folgende Verfahren für das Erbrechen wird von dem ayurvedischen Arzt Dr. SUNIL JOSHI vorgeschlagen:

Bereiten Sie sich nach dem Aufstehen einen leichten Brei aus einem Eßlöffel Vollkornweizenmehl, Ghee, einer Tasse Wasser und vier Teelöffel Rohzucker oder Ghur zu. Mit diesem Brei wird die Magensekretion zur Vorbereitung des Erbrechens angeregt. Eine Stunde später bereiten Sie einen Tee mit einem Gramm Kalmuswurzelpulver zu und geben Honig je nach Geschmack hinzu, nachdem der Tee gezogen hat. Lassen Sie diesen Tee ungefähr 15 Minuten im Magen wirken, bevor Sie einen starken Süßholzwurzeltee zubereiten. Nehmen Sie hierzu 80 g Süßholzwurzelpulver und knapp einen Liter Wasser. Trinken Sie hiervon soviel wie möglich, damit sich der Magen dehnt.

Innerhalb von ungefähr 15 Minuten kommt es spontan zum Erbrechen. Überschüssiger Schleim aus dem Magen und den Stirn- und Nebenhöhlen fließt heraus. Wenn das Erbrechen erfolgreich ist, ist die Menge des Erbrochenen größer als die Menge an Flüssigkeit und Brei, die Sie zu sich genommen hatten. Wenn ein Gallegeschmack auftritt, so ist dies ein Zeichen dafür, daß der überschüssige BEKAN erfolgreich entfernt wurde.[4]

Aus der Beschreibung wird wahrscheinlich deutlich, daß es sich hierbei um einen sehr stark kathartischen Vorgang handelt, der interessanterweise nicht so unangenehm ist wie das Erbrechen bei einer gewöhnlichen Magenverstimmung oder bei Verdauungs- störungen. Nach dem Erbrechen sollte man ruhen. Außerdem sollte nur allmählich wieder Nahrung zugeführt werden, und zwar insbesondere leichte und wärmende Nahrungsmittel. Dies stimmt mit den Ernährungsempfehlungen für BEKAN-Typen und BEKAN-Beschwerden überein. Da hauptsächlich Schleim ausge- schieden wird, ist das Frühjahr die beste Jahreszeit für das Erbre- chen. Ebenso wie Klistiere und Abführmittel kann das Erbrechen auch außerhalb einer Len-Nga-Behandlung eingesetzt werden, wenn BEKAN-Symptome vorliegen, wie etwa allergisches Bron- chialasthma, Schweregefühl im Brustkorb, Erkältungen und bestimmte Hautprobleme. Zu den Kontraindikationen gehören Tuberkulose und Schwangerschaft. Da wir in der Jugend stärker zu BEKAN neigen, besteht bei Kindern die natürliche Neigung zum Erbrechen bei Verdauungsstörungen. Daher wird davon abgeraten, bei Kindern das Erbrechen herbeizuführen.

4. Verabreichung über die Nase (tibetisch: Na Jong)

Luft enthält die Lebenskraft (Sanskrit: *Prana*; tibetisch: *Sok Lung*), die die feinstoffliche Form des LUNG-Nyepa darstellt. Da diese Kraft hauptsächlich über die Nasengänge in den Körper gelangt, ist es von wesentlicher Bedeutung für den Erhalt der Gesundheit, diese Gänge sauber und in einem Zustand zu erhal- ten, in dem sie *Sok Lung* gut aufnehmen können.

Wenn unsere Stirn- und Nebenhöhlen aufgrund von falschen Ernährungsgewohnheiten verstopft sind, wenn unser Geruchssinn durch unangenehme Gerüche geschockt wird oder wenn wir falsch atmen, wie bei Aufregung oder wenn wir uns beim Körpertraining überfordert haben, kann das gesamte Gleichgewicht der Lebens- kraft in unserem Körper gestört sein. Übermäßiger LUNG kann im Kopf eingeschlossen sein, so daß wir uns high oder nicht ganz auf der Höhe fühlen. Unsere Stimmungen können davon betroffen sein. Im physiologischen Bereich können dunkle Ringe unter den Augen als Zeichen einer Nebenhöhlenbelastung auftreten. Diese Ringe sind laut der asiatischen visuellen Diagnose auch Anzeichen für eine Belastung der Nieren. Die Verbindung zwischen den Nasengängen und den Nieren kann demonstriert werden, indem man kräftig einatmet. Achten Sie dabei auf das Ziehen im mittleren Bereich des Rückens über den Nieren. (Dies könnte auch eine Erklärung dafür sein, warum Menschen, die gewohnheitsmäßig Kokain schnupfen, schließlich Nierenprobleme bekommen.)

Die Verabreichung von Ölen, Heilkräuterpulvern oder Rauch über die Nase heißt *Na Jong*. Als Len-Nga-Therapie, bei der der Hauptschwerpunkt auf dem feinstofflichen Aspekt LUNG liegt, wirkt sie ähnlich wie Klistiere. Die Verabreichung verschiedener Arzneien über die Nase kann reinigend, beruhigend und aufbauend wirken. Sie »leitet Körperenergie um, die im Hals, in der Nase, den Nebenhöhlen und allgemein im Kopf eingeschlossen ist ... und bewirkt verbesserte zerebrale, sensorische und motorische Funktionen einschließlich der Bewegung der Nieren.«[5]

Die Verabreichung über die Nase wird bei der Len-Nga-Therapie in der Regel nach der Massage und der Hydrotherapie durchgeführt. Sie kann während der Len-Nga-Behandlung je nach den Bedürfnissen des Patienten jeden Tag oder alle paar Tage erfolgen. Mit dieser Therapie können jedoch auch bei alleiniger Anwendung positive Wirkungen erzielt werden.

Im folgenden wird das Verfahren in der Form beschrieben, wie es von MELANIE SACHS gelehrt wird. Sie verwendet Ingwersaft und Rohzucker in der Na-Jong-Flüssigkeit. Hierbei geht es darum, die Stirn- und Nebenhöhlengänge frei zu machen, überschüssigen LUNG aus dem Gesicht und dem Kopf zu entfernen und die Nieren anzuregen, wobei die angegebenen Kontraindikationen zu beachten sind.

Bei richtiger Anwendung ist Na Jong sehr hilfreich und hat tiefgehende physiologische und emotionale Wirkungen. Wenn Na Jong falsch angewendet wird, kann es die Körperenergie stören und es können unangenehme Symptome auftreten, die einige Tage anhalten können. Daher sollte Na Jong nicht nach einem Bad, nach Sex, nach dem Konsum von alkoholischen Getränken und nicht während der Schwangerschaft oder der Menstruation angewendet werden.

Das benötigen Sie für Na Jong:
1. eine Viertel Tasse Sesamöl (falls Sie eine Gesichtsmassage durchführen, die nicht zusammen mit anderen vorbereitenden Len-Nga-Behandlungen erfolgt)
2. eine Glas-Pipette
3. frische Ingwerwurzel
4. einen Teelöffel brauner Rohzucker
5. etwas sauberes Wasser
6. Kosmetiktücher
7. eine Wärmflasche und heißes Wasser oder eine warme Packung

Vorbereitung
1. Reiben Sie die Ingwerwurzel mit einer feinen Reibe. Pressen Sie den Saft aus, und füllen Sie ihn in eine kleine Schüssel. (Sie können auch einen Entsafter verwenden.)
2. Geben Sie pro zwei Eßlöffel Ingwersaft eine Prise braunen Zucker und einen Schuß Wasser hinzu. Der Zucker verhindert, daß der Ingwer in der Nase brennt. (Diese Lösung sollte im Kühlschrank aufbewahrt werden, wenn sie nicht sofort verwendet wird.)
3. Erhitzen Sie Wasser für die Wärmflasche.
4. Erwärmen Sie das Sesamöl.
5. Stellen Sie alle benötigten Dinge bereit, damit sie in greifbarer Nähe sind.

Vorgehensweise
1. Der Patient legt sich auf den Rücken.
2. (Falls dies nicht bereits bei den vorbereitenden Len-Nga-Verfahren durchgeführt wurde:) Massieren Sie das Gesicht kräftig mit Sesamöl. Kreisförmige Bewegungen im Uhrzeigersinn lösen Streß in den Gesichtsgeweben. Bei der Massage geht es jedoch in erster Linie darum, einfach die Zirkulation zu verbessern und das Öl in die Haut einzureiben.
3. Üben Sie direkten Druck auf die Nebenhöhlen auf beiden Seiten der Nase und schließlich auf die Stirnhöhlen über den Augen aus.
4. Legen Sie ein Kosmetiktuch auf beide Seiten des Gesichts, so daß nur noch die Nase freiliegt. Legen Sie die Wärmflasche oder die warme Packung zuerst eine kurze Zeit auf die eine Seite des Gesichts und anschließend auf die andere. (Falls Sie

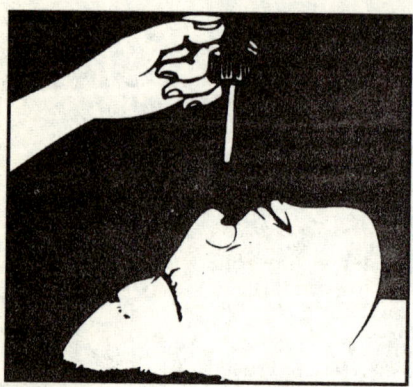

*Verabreichung
von Na Jong*

eine Wärmflasche verwenden, müssen Sie diese eventuell in ein Tuch wickeln, wenn sie zu heiß ist.) Erwärmen Sie das Gesicht auf diese Weise, bis es richtig rosig ist und das Öl nahezu vollständig von der Haut aufgenommen wurde.

5. Legen Sie ein zusammengerolltes Handtuch unter den Nacken des Patienten, so daß der Kopf gestützt wird, aber nach hinten geneigt ist, und die Nasenlöcher nach oben zeigen.

6. Während Sie mit Ihrem linken Zeige- oder Mittelfinger auf das linke Nasenloch drücken, geben Sie drei bis fünf Tropfen der Ingwersaftlösung mit der Pipette in das rechte Nasenloch. Massieren Sie die Neben- und Stirnhöhlenbereiche unter und über dem rechten Auge. Es kann sein, daß das Auge des Patienten tränt; dies zeigt ein emotionales Loslassen an. Der Patient kann auch ein prickelndes Gefühl von Energie auf dem Gesicht empfinden. Wenden Sie glatte Massagestriche an, um diese Energie zu erden. Fragen Sie den Patienten, wann er für die Anwendung beim linken Nasenloch bereit ist. Gehen Sie links genauso vor wie auf der rechten Seite.

7. Lassen Sie sich Zeit. Wenn das Verfahren beendet ist, stützen Sie den Patienten beim Aufsitzen an der Schulter. Stützen Sie das Brustbein mit einer Hand und streichen Sie auf der Wirbelsäule von oben nach unten. Sagen Sie dem Patienten, daß er sich langsam bewegen soll und sich während der nächsten Stunde Zeit bei seinen Tätigkeiten lassen soll.

Na Jong kann auf diese Weise drei Tage nacheinander durchgeführt werden. Die Patienten berichten, daß sie sich nach dieser Kur entspannter fühlen, besser schlafen, wacher sind und mehr Energie haben. Die Wangen können voller werden, und die Neben- und Stirnhöhlenbereiche sind offener. Na Jong löst auch Spannungen im Hals. In dieser kurzen Zeit kann man bereits beobachten, daß die Ringe unter den Augen nachlassen, und es kann sein, daß der Patient über eine bessere Nierenfunktion berichtet, die sich durch eine effizientere Harnausscheidung bemerkbar macht.[6]

Andere Probleme, die mit dem Len-Nga-Verfahren der Verabreichung über die Nase behandelt werden können, sind Migräne, Epilepsie sowie Ohren- und Augenprobleme. Für diese Probleme werden unterschiedliche Arzneien verwendet. Bei spezifischen Beschwerden sollte ein Heilkundiger konsultiert werden, der mit tibetischem oder indischem Ayurveda arbeitet.

5. Blut- und Nervenreinigung
Bei diesem Teil der Len-Nga-Behandlung unterscheidet sich das tibetische Ayurveda vom indischen Ayurveda. Beim indischen Ayurveda ist der Aderlaß das fünfte Len-Nga-Verfahren. Diese Technik wird der dritten Ebene der tibetischen Medizin zugeordnet, da sie als eine ebenso stark eingreifende Maßnahme betrachtet wird wie Operationen. Der Aderlaß sollte nur unter sorgfältiger Betreuung durch einen Ayurveda-Arzt praktiziert werden, daher soll hier auch nur kurz darauf eingegangen werden.

Ein tibetischer Lama, der zu Besuch in New Mexico war, erzählte einmal einem Freund von mir, daß sein Vater regelmäßig einen Schnitt an einem Blutgefäß an der Ferse vorgenommen habe, um das Blut von Giftstoffen zu reinigen. Zuerst war das herausströmende Blut dunkel, und wenn es wieder hell wurde, war die Prozedur beendet und er verband den kleinen Schnitt. Er und sein Freund führten den Aderlaß insbesondere dann durch, wenn sie zuviel gegessen und getrunken hatten.[7] TERRY CLIFFORD schreibt in *Tibetan Buddhist Medicine and Psychiatry* über den therapeutischen Einsatz des Aderlasses bei Besessenheit.[8] Dieses Verfahren wird also bei physiologischen, psychischen und spirituellen Beschwerden angewendet. Der Ayurveda-Arzt Dr. Sunil Joshi gibt an, daß der Aderlaß bei manchen Hautkrankheiten, bei Kopfschmerzen und bei Bluthochdruck positive Wirkungen habe.[9]

Die Blut- und Nervenreinigungsbehandlung, die als fünfte Len-Nga-Therapie in der tibetischen Tradition aufgeführt ist, umfaßt auch den Einsatz von Kräutern und inhalierten Substanzen zur Tonifizierung der Nerven und zur Reinigung des Bluts. Blutprobleme werden häufig als spezifisches TrIPA-Problem behandelt, da TrIPA der Nyepa ist, der dem Gefäßsystem zugeordnet wird. Daher werden für die Reinigung TrIPA-Heilkräuter und -Mischungen, die am besten von einem kompetenten Ayurveda-Heilkundigen verordnet werden sollten, eingesetzt. Diese Kräuter können in einem Massageöl, bei den Dampfbädern oder als Kräutertonikum verwendet werden. Diese Therapie wird zusammen

mit anderen Len-Nga-Therapien durchgeführt, kann jedoch auch
bei Bedarf angewendet werden, wenn Störungen von Blut und
Nerven beobachtet werden.

Bei den fünf wichtigsten Len-Nga-Therapien gibt es sehr viele
Variationen, und die Therapien können in sehr verschiedenartiger
Weise angewendet werden. Zusammen mit diesen fünf Methoden
sind jedoch auch zwei andere ayurvedische Behandlungsverfahren
erwähnenswert, da sie äußerst hilfreich sind und relativ leicht und
sicher durchgeführt werden können. Diese beiden Verfahren werden im folgenden beschrieben.

NETRA BASTI

Netra Basti ist eine Methode, bei der die Augen in reinem oder in
mit Arzneien vermischtem warmem Ghee gebadet werden. Um
das Auge herum wird ein Ring aus Teig gelegt, in den die Ghee-
Lösung gegossen wird. Diese Lösung läßt man ungefähr 20 Minuten am Auge einwirken.

Das Sanskrit-Wort *Basti* bezieht sich auf eine reinigende Wirkung. *Netra Basti* ist daher eine Methode, die eine reinigende
Wirkung auf die Augen hat. Staub, Schmutz, sogar Stoffe, die ins
Auge gelangt sind, ohne daß man es bemerkt hat, können in dem
flüssigen Ghee nach oben kommen. Neben dieser Reinigungswir-
kung hat *Netra Basti* auch eine stärkende Wirkung. Durch die
warme Ghee-Lösung zu blicken, hat eine direkte stärkende Wirkung auf den Sehnerv und das Nervensystem.

Im folgenden ist beschrieben, wie *Netra Basti* durchgeführt
wird. Diese Methode kann bei Bedarf im Rahmen der Len-Nga-
Therapie oder, falls erforderlich, auch unabhängig von einer solchen Therapie angewendet werden. Auch Laien können diese
Methode ausprobieren, da kaum mit Abreaktionen zu rechnen
ist. Die Kontraindikationen sind bestehende Augeninfektionen
oder Fälle, in denen das Sehvermögen oder die Struktur des Auges
durch Operationen, Medikamente oder andere medizinische Verfahren verändert wurde.

Für *Netra Basti* benötigen Sie folgendes:
1. Eine Tasse reines Ghee, d. h. geklärte Butter. (Sie können Ghee
   auf einfache Weise selbst herstellen oder in einem indischen oder
   asiatischen Lebensmittelladen oder Naturkostladen kaufen.)

2. Vollkornweizenmehl und Wasser, aus denen ein zäher
   Teig bereitet wird, der leicht klebrig sein sollte und zu
   einem Ring geformt wird, der so groß ist, daß er um das
   Auge gelegt werden kann.

3. Ein ruhiger, warmer und ordentlicher Raum, der wohltuend duftet und für die Sinne angenehm ist.

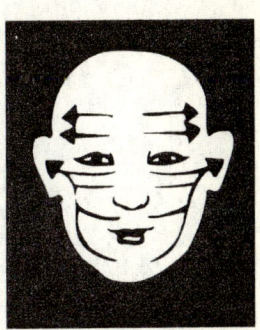

Die Person, die mit *Netra Basti* behandelt werden soll, legt
sich auf den Rücken, wobei der Kopf und der Nacken in
einer gut gestützten Haltung ruhen sollen. Wenn diese
Methode nicht im Rahmen von vorbereitenden Len-Nga-
Therapien durchgeführt wird, sollte das Gesicht fest, aber
sanft massiert werden, wobei streichende Bewegungen vom
Kinn zu den Schläfen und anschließend von der Mitte der Stirn zu
den Augen angewendet werden.

**Massage zur
Vorbereitung
von Netra Basti**

    Anschließend sollte der Patient den Kopf leicht nach links dre-
hen, damit die rechte Augenhöhle direkt nach oben gerichtet ist.
Legen Sie den Teig aus Vollkornweizenmehl um die rechte Augenhöhle und drücken Sie ihn fest an, damit er zur Haut hin gut
abschließt, wobei jedoch das Auge in dem Ring sich immer noch
ungehindert öffnen und schließen können muß. Sie bauen sozusagen um das Auge herum einen Damm für das flüssige Ghee.

    Der Patient muß nun das rechte Auge schließen. Füllen Sie jetzt
den Teigdamm mit Ghee, wobei
das Ghee etwas wärmer als Zim-
mertemperatur sein sollte. Gießen
Sie langsam und beginnen Sie am
äußeren Augenwinkel, damit der
Patient sagen kann, ob die Temperatur des Ghee richtig ist. Wenn
das Auge bis zu den Spitzen der
Augenbrauen bedeckt ist, fordern
Sie den Patienten auf, das Auge
behutsam und langsam zu öffnen
und zu schließen. Das Ghee sollte
eine klare bernsteinfarbene Flüssigkeit bleiben. Falls das Ghee trüb
oder fest zu werden beginnt,

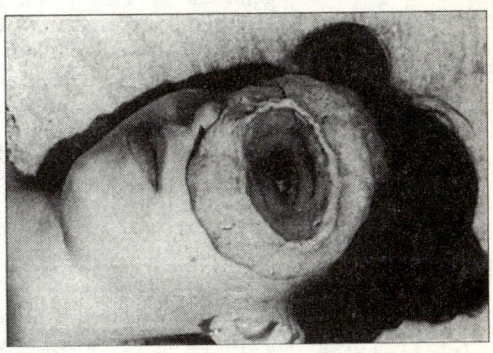

**Der Teigring um
das Auge dient als
Damm für das
Ghee**

bedeutet dies, daß das Ghee nicht warm genug war oder daß die
Temperatur im Raum zu niedrig ist. Im Idealfall sollte das Ghee
ungefähr fünfzehn bis zwanzig Minuten klar bleiben. Unserer

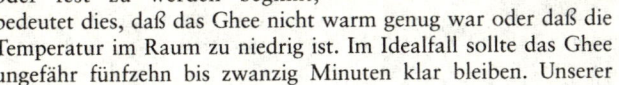

Erfahrung nach ist es am besten, den Kopf und den Hals während der Behandlung zu halten oder zumindest sanft zu berühren. Während das Ghee auf dem Auge bleibt, können körperliche und psychische Veränderungen auftreten. Das Ghee kann eine Zeitlang in den Augen brennen, während Tränen und Toxine vom Auge freigesetzt werden; teilen Sie daher dem Patienten mit, daß dies ein normaler Effekt des Verfahrens ist.

Um das Ghee zu entfernen, neigt der Patient den Kopf leicht nach rechts, so daß das Ghee in eine Schüssel abfließen kann. Das Ghee darf nicht nochmals verwendet werden. Wischen Sie das Auge und die Haut um das Auge gründlich ab. Wiederholen Sie das Verfahren für das linke Auge. Nach der Behandlung ist es normal, daß der Patient nur verschwommen sieht, daher sollte er angewiesen werden, nach der Behandlung fünfzehn bis zwanzig Minuten zu warten, bevor er mit dem Auto fährt.

Patienten haben mir häufig mitgeteilt, daß durch *Netra Basti* das Farbsehen und die periphere Sicht verbessert wurden. In Indien wird diese Therapie zur Behandlung von Hyperaktivität (Konzentrationsmangel-Störung) eingesetzt, da ayurvedische Ärzte glauben, daß diese Störung auf eine beeinträchtigte Lichtaufnahmefähigkeit des Auges zurückzuführen ist. Ich habe *Netra Basti* bei Hyperaktivität angewendet, und die Eltern haben berichtet, daß ihre Kinder durch die Behandlung besser schliefen und konzentrierter waren.

Netra Basti kann auch lediglich zu kosmetischen Zwecken angewendet werden. Die Behandlung läßt die Augen strahlen, beseitigt Streßfalten im Gesicht und kann Tränensäcke unter den Augen lindern. Wenn die Augen aufgrund von langanhaltender Konzentration überanstrengt sind (insbesondere bei Bildschirmarbeit), kann *Netra Basti* als wohltuende Behandlung am Feierabend oder am Wochenende eingesetzt werden.

Fallbeispiel   Das folgende Fallbeispiel soll zeigen, wie diese Methode in einem eher psychotherapeutischen Kontext eingesetzt werden kann:

Ein psychologischer Berater überwies eine Patientin an mich, da er meinte, Massage würde das durch das Beratungsverfahren angestrebte emotionale Loslassen unterstützen. Ich sollte hauptsächlich die tibetische Form von Shiatsu oder Akupressur einsetzen.

Die Patientin war Brillenträgerin, und es wurde schnell deutlich, daß bei ihr viel Spannung im Bereich um die Augen bestand. Nachdem ich sie gefragt hatte, wie lange sie bereits eine Brille getragen habe, erfuhr ich, daß sie seit der frühen Pubertät Augenprobleme hatte, die das Tragen einer Brille notwendig machten.

Wir erwogen, *Netra Basti* durchzuführen, um ihr Sehvermögen zu verbessern und die überanstrengten Augen zu entspannen. Meine Erfahrungen mit dieser Methode hatten gezeigt, daß die Sehkraft sich häufig deshalb in einem frühen Alter verschlechterte, weil die Person einem emotionalen Trauma ausgesetzt war, und das Nachlassen der Sehkraft entsprach dem Wunsch, unangenehme Aspekte des Lebens nicht sehen zu müssen. Aus unserem ersten Gespräch wußte ich, daß die Patientin ein Inzestopfer war. Daher war es mehr als wahrscheinlich, daß ihre Augenprobleme mit ihren Inzesterfahrungen als junges Mädchen in Zusammenhang standen. Die Patientin entschied sich dafür, *Netra Basti* auszuprobieren, um Fortschritte bei dem Inzestthema zu machen, mit dem sie sich bei ihren Beratungsgesprächen befaßte.

Die Patientin erlebte bei den ersten beiden Behandlungen die üblichen positiven Wirkungen, die von *Netra Basti* berichtet werden. Schmutz, der im Augengewebe eingelagert gewesen war, kam in dem Ghee an die Oberfläche, so daß sich ihre Augen nach der Behandlung sauberer anfühlten. Ihre periphere Sicht verbesserte sich, und auch die allgemeine Sehschärfe wurde besser. Erst bei der dritten Behandlung jedoch traten visuelle Erinnerungen an ihre Vergangenheit auf.

Netra Basti ist eine Behandlung mit großer stärkender Wirkung, und ihre beruhigenden Eigenschaften ermöglichen es, daß sogar die schmerzhaftesten visuellen Erinnerungen an die Oberfläche kommen, ohne daß eine Katharsis oder eine erneute Traumatisierung verursacht wird, was bei Beratungen auftreten kann, bei denen Themen unter Umständen schneller angegangen werden, als sie psychologisch integriert werden können. In dem Fall dieser Patientin kamen die visuellen Erinnerungen, die während einer tiefen Entspannung auftauchten, fast wie ein »Aha-Erlebnis« – eine allmählich entstehende Erkenntnis.

In den westlichen Kulturen wird Inzest als ein Vergehen betrachtet, von einem psychotherapeutischen Gesichtspunkt aus gesehen steht dieser Aspekt der familiären Verbindung zwischen Vätern und Töchtern jedoch häufig im Hintergrund. (Bei der buddhistischen psychologischen Sichtweise ist dieser Aspekt noch weniger deutlich, da die Verbindung zwischen Vätern und Töchtern – wie auch zwischen Müttern und Söhnen – als karmische Anziehung betrachtet wird, bei der Sexualität durchaus eine Rolle spielt.) Dies führt dazu, daß manche Frauen lernen, sich psychologisch dadurch zu schützen, daß sie sich selbst nicht als Opfer eines Vergehens betrachten, sondern meinen, sie seien in den Augen des Vaters etwas »Besonderes« gewesen, wobei die sexuelle Handlung ein Ausdruck dieser Bevorzugung war.

Dies ist eine hilfreiche Illusion, die es den Kindern manchmal ermöglicht, mit Schmerzen und Verwirrung umzugehen. Im Falle dieser Patientin war es so, daß ihre visuelle Erinnerung sie mit einem anderen Bild konfrontierte. Als sie entspannt dalag, während das Ghee auf ihrem Auge war, sah sie in ihren visuellen Erinnerungen ihren Vater. Er war mit der Babysitterin zusammen und ging mit ihr ins Schlafzimmer. Die Patientin hatte zwar versucht, bereits in einem frühen Alter ihre Inzesterfahrung dadurch zu rationalisieren, daß sie glaubte, für ihren Vater etwas Besonderes gewesen zu sein; diese Illusion wurde jedoch durch diese Rückerinnerung zerstört, als sie ihren Vater mit der Babysitterin sah und erkannte, daß er wahllos Sex hatte. Obwohl alle therapeutischen Versuche, sie in Kontakt mit der Gewalt zu bringen, die ihr angetan worden war, fehlgeschlagen waren, machte sie es so wütend, ihren Vater mit der Babysitterin ins Schlafzimmer gehen zu sehen, daß sie fast ihr rechtes Auge aus Wut zerstört hätte. Sie wollte dieses Bild auslöschen, indem sie ihr eigenes Augenlicht zerstörte. Mit dieser neuen Erkenntnis war sie in der Lage, ihre Beratungsgespräche mit einem neuen Ansatz fortzusetzen, der eher der Erfahrung dieser traumatischen Jahre entsprach.

Dieses Fallbeispiel ist zwar besonders dramatisch, ich habe jedoch häufig gesehen, daß *Netra Basti* zusammen mit Beratungsgesprächen und Psychotherapie durchaus ein wirksames Hilfsmittel bei solchen Fällen ist, in denen schmerzhafte Erinnerungen jahrelang unterdrückt worden waren. Diese einfache und doch wirksame alte Methode kann die klinischen Bemühungen um eine psychologische Transformation beträchtlich unterstützen.

SHIRO DHARA

Shiro Dhara ist ein Verfahren, bei dem ein feiner Strahl warmen Sesamöls auf die zentrale Fontanelle (den Scheitelpunkt) oder den

Punkt über und zwischen den Augen, der oft als
Bereich des dritten Auges bezeichnet wird, gegossen wird. Beim indischen Ayurveda wird in erster
Linie das dritte Auge behandelt, während im tibetischen Ayurveda vorwiegend der Scheitelpunkt
behandelt wird.

Shiro Dhara ist sehr entspannend und dient
daher dazu, überschüssigen LUNG aus dem
Kopfbereich zu entfernen. Diese Methode ist hilfreich bei der Behandlung von Spannungskopfschmerzen, empfindlicher Kopfhaut und nervlicher Überreizung. Dr. Lobsang Rapgay hat dieses
Verfahren als psycho-spirituelle Massage bezeichnet[10] – aus gutem Grund.

Die tibetische Medizin und der Buddhismus kennen einen Zentralkanal für spirituelle Energie, der
durch den Körper verläuft. Neben diesem Kanal
für spirituelle Energie verlaufen zwei andere kleinere Kanäle, die diesen ersten Kanal auch kreuzen
und dessen Energie binden. Diese kleineren Kanäle
beginnen an der Nasenspitze und enden über dem
Nabel. An den Stellen, an denen diese *Nadis*, die in
tibetisch als *Roma* und *Changma* bezeichnet wer-
den, den Zentralkanal kreuzen und einengen, befinden sich die Chakras. Bei der spirituellen Lebensweise geht es darum, die Verengung
dieser Kanäle zu lösen, so daß die spirituelle Kraft des Körpers
ungehinderter fließen kann. Dies führt zu einer gesteigerten spirituellen Integration und Bewußtheit sowie zu *Siddhis* (auf tibetisch
Ngo Drup), das sind Kräfte wie Hellsichtigkeit oder die Fähigkeit
der Levitation oder des Fliegens.

Indem warmes Sesamöl während eines Zeitraums von zwanzig
bis dreißig Minuten in einem stetigen Strahl auf das dritte Auge
gegossen wird, wird der Druck der Kanäle, die sich in diesem
Bereich um den Zentralkanal befinden, gemindert. Das Ergebnis
ist eine Beruhigung des Geistes, eine Minderung der Unkonzentriertheit und eine Öffnung für mehr spirituelle Energie. Aus diesen Gründen wird *Shiro Dhara* als Vorbereitung für intensive
Meditationsübungen oder Retreat-Situationen eingesetzt. Ich
habe beobachtet, daß die zutiefst entspannende Wirkung von
Shiro Dhara die Alpha- und Theta-Gehirnwellenaktivität steigert.
In diesem geistigen Zustand kommen Antworten auf tiefgründige

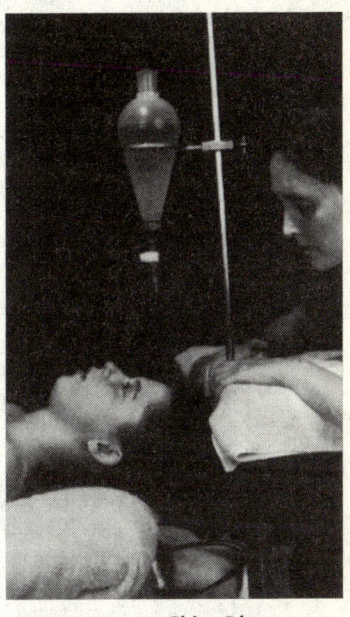

*Shiro-Dhara-
Anwendung*

und verwirrende Fragen nahezu spontan. Und es können Visionen auftreten, die für Menschen auf Visionssuche hilfreich sind. Diese Wirkungen sind natürlich nur möglich, wenn die Person, die mit *Shiro Dhara* behandelt wird, mental und spirituell bereit ist, sich so weit öffnen zu lassen. Daher muß derjenige, der diese Behandlung durchführt, ein Vertrauensverhältnis zu dem Patienten aufbauen und sich darüber im klaren sein, ob *Shiro Dhara* für den Patienten geeignet ist.

Bei der folgenden Beschreibung von *Shiro Dhara* wird der Punkt des dritten Auges behandelt. Dabei werden sowohl laut dem indischen als auch dem tibetischen Ayurveda ähnliche positive Wirkungen erzielt.

Für *Shiro Dhara* benötigen Sie folgendes:
1. ungefähr einen Liter Sesamöl
2. einen Shiro-Dhara-Behälter aus Indien oder einen Scheidetrichter mit Ring und Ständer aus einem Geschäft für Chemiebedarf oder einem Chemielabor
3. eine Schüssel, in der das Öl aufgefangen wird

**Vorgehens-
weise**

Der Patient legt sich in Rückenlage auf eine Massagebank oder eine Fläche, die sich über dem Boden befindet. Falls noch keine vorbereitende Len-Nga-Massage und -Dampfbehandlung durchgeführt wurden, massieren Sie den Bauch und anschließend den Kopf und die Marma-Punkte. Legen Sie ein zusammengerolltes Handtuch unter den Kopf des Patienten, so daß die Stirn nach hinten geneigt ist. Die zu behandelnde Person sollte so auf der Bank oder der Fläche liegen, daß das Öl beim Auftreffen auf den Bereich des dritten Auges über die Kopfhaut nach hinten und schließlich in eine Schüssel fließt, die sich unter der Bank befindet. Achten Sie darauf, daß dem Patienten warm ist und er bequem liegt, so daß er ungefähr dreißig Minuten in dieser Position bleiben kann.

Erwärmen Sie das Sesamöl auf eine Temperatur, die leicht über der Körpertemperatur liegt, und gießen Sie es in den Shiro-Dhara-Behälter oder den Scheidetrichter. Setzen Sie das Gefäß in den Ring des Ständers ein, und positionieren Sie den Ständer direkt hinter dem Kopf der zu behandelnden Person, so daß sich die Spitze des Trichters ungefähr fünfzehn Zentimeter über der Stirn

befindet. Öffnen Sie den Absperrhahn allmählich und achten Sie
darauf, daß der Strahl auf einen Punkt genau über den Augenbrauen zwischen den Augen auftrifft, aber nicht in die Augen-
höhlen fließt. (Gegebenenfalls muß auch die Neigung des Kopfs
verändert werden.)

Während der Ölstrahl auf den Bereich des dritten Auges des Patienten auftrifft, sollten Sie anwesend und konzentriert sein.
Ermuntern Sie den Patienten dazu, sich zu entspannen. Sanfte,
meditative Musik ist hilfreich. Sie können einen Meditationsge-
genstand (ein Bild, ein Mantra oder ein Problem) vorschlagen, der
Patient sollte sich jedoch nur dann darauf konzentrieren, wenn
dies nicht anstrengend für ihn ist. Während der Behandlung kann
es sein, daß der Patient den Kopf spontan bewegt. Außerdem
kann sich die Neigung der Stirn verändern, wenn sich diese Region des Gesichts stärker entspannt. Daher müssen Sie die Position
des Ölstrahl unter Umständen neu einstellen, damit der Strahl auf
dem richtigen Punkt auftrifft.

Nach der Shiro-Dhara-Sitzung sollten Sie den Patienten darauf
hinweisen, daß er sich nur langsam bewegen soll. Da er nach der
Behandlung auch sehr empfindlich gegenüber psychischen Eindrücken ist, sollte er jegliche belastenden Situationen während
dieses Tages vermeiden. (Es ist empfehlenswert, vor der Sitzung
über den Terminkalender des Patienten zu sprechen.) Der Patient
sollte angewiesen werden, sich Zeit zu nehmen, um die Behandlung zu genießen, und Sie sollten ihm mitteilen, daß er in der folgenden und vielleicht auch in einigen darauffolgenden Nächten
einen veränderten Schlaf haben wird. (Viele Menschen berichten,
daß sie das Gefühl haben, ihre Augen seien beim Schlafen offen.)

Im Rahmen der Len-Nga-Therapie wird Shiro Dhara nach der
Dampfbehandlung, aber vor der Mehlreinigung durchgeführt. Es
kann auch an mehreren aufeinanderfolgenden Tagen gegen Ende
des Len-Nga-Verfahrens eingesetzt werden. Ebenso wie andere
beschriebene Methoden kann Shiro Dhara aber auch nur einmal
oder außerhalb der Len-Nga-Therapie durchgeführt werden, falls
der Behandelnde dies für sinnvoll erachtet. Generell gilt, daß
jemand, der mit Shiro Dhara behandelt wird, eine relativ gesunde
und stabile Lebensweise pflegen sollte. Ferner sollte der Thera-
peut darauf achten, daß der Patient keine Drogen oder Medikamente nimmt, obwohl Shiro Dhara in den letzten Phasen einer
Entziehungskur bei Drogen- oder Medikamentenabhängigkeit

hilfreich sein kann. Shiro Dhara scheint dazu beizutragen, daß die Gehirnaktivität wieder normalisiert und das Verlangen nach dem Suchtmittel gemindert wird; dies ist jedoch nur eine empirische Beobachtung, die wissenschaftlich noch überprüft werden muß.

ERSTELLUNG EINES ALLGEMEINEN LEN-NGA-BEHANDLUNGSPLANS

Bei der indischen Version der Len-Nga-Therapie liegt der Schwerpunkt auf *Kriya*, also der reinigenden Wirkung. Daher sind Reihenfolge und Intensität der während der Therapie angewendeten Methoden anders als bei der tibetischen Len-Nga-Therapie, bei der die Reinigung angemessen berücksichtigt wird, sie jedoch eher als Vorstufe für die wichtigere psychisch-spirituelle Transformation betrachtet wird.

Aufgrund der starken Betonung der Reinigung führt das indische Ayurveda die Menschen stärker als das tibetische Ayurveda durch kathartische Prozesse. Die Tibeter befürchten, daß eine zu schnelle körperliche Reinigung zu einem Ansteigen von LUNG führt. Daher kann es sein, daß ein Patient vielleicht ein Gefühl des Abgehobenseins erlebt, aber nicht die psychisch-spirituelle Integration erreicht, die mit dem Len-Nga-Verfahren, wie es in den Tantras gelehrt wird, bezweckt werden soll.

Dies bedeutet jedoch nicht, daß die tibetische Len-Nga-Therapie lediglich ein psychisch-spiritueller Prozeß wäre. Akute, chronische und degenerative körperliche Probleme können in der Tat durch die Len-Nga-Therapie wesentlich verbessert oder sogar völlig beseitigt werden. Wenn ein Patient starke körperliche Schmerzen oder Leiden hat, wird es ihm sehr schwerfallen, sich auf höhere Ziele zu konzentrieren. Daher kann ein Len-Nga-Therapeut körperliche Belastungen aktiv angehen, wird jedoch die psychisch-spirituelle Dimension des körperlichen Leidens nie aus den Augen verlieren. Denn jede körperliche Erkrankung hat einen psychischen und spirituellen Aspekt. Daher ist die Geschwindigkeit der Therapie so ausgelegt, daß einerseits eine körperliche Linderung erleichtert wird und andererseits einfacher erkannt werden kann, wie es zu diesen Beschwerden kam und wie in der Zukunft vorgegangen werden sollte. Die Len-Nga-Therapie sollte den Patienten wieder zurück zu seinem ursprünglichen Rang-Zhin führen, damit der Lebensstil und der spirituelle Weg zielgerichteter und effektiver sind. Das Fallbeispiel am Ende dieses Kapitels zeigt, in welcher Weise sich die Len-Nga-Therapie auf körperliche, psychische und spirituelle Aspekte des Lebens auswirken kann.

Vor diesem Hintergrund halten die Tibeter eine Len-Nga-Therapie für eine jährliche Reinigung und Erneuerung für notwendig. Wie beim Ayurveda im allgemeinen wird eine jährliche Reinigung als wichtiger Aspekt der Gesundheitsvorsorge betrachtet. Gemäß dem vorherrschenden Nyepa des jeweiligen Rang-Zhin kann ein jährlicher »Frühjahrsputz« gemacht werden, um eine Reinigung durchzuführen und die Gesundheit für das Jahr neu einzustellen. In der folgenden Tabelle sind die Maßnahmen angegeben, die die einzelnen Konstitutionstypen jährlich durchführen können, um eine vernünftige Gesundheitsvorsorge zu gewährleisten. Die Tabelle enthält Angaben für Konstitutionstypen, die von nur einem Nyepa dominiert werden. Wenn bei Ihnen zwei Nyepas vorherrschen, sollten Sie berücksichtigen, welche Symptome zu dem gegebenen Zeitpunkt bestehen, um zu ermitteln, welche Zeit des Jahres für Sie am besten für die Reinigung geeignet ist. Es kann auch sein, daß Sie Len Nga zu beiden Zeiten durchführen sollten. Die Len-Nga-Therapie sollte für diese Zwecke über einen Zeitraum von drei bis fünf Tagen angewendet werden.

REINIGUNG FÜR DIE EINZELNEN KONSTITUTIONSTYPEN

NYEPA Jahreszeit	LUNG Sommersonnwende	TrIPA Herbst-Tagundnachtgleiche	BEKAN Frühlings-Tagundnachtgleiche
Massagetechnik	Ölmassage (mit viel Öl) Akupressur	leichte Massage (mit sehr wenig Öl) Akupressur	Abreiben und Massage mit dickflüssiger Salz-Kräuteröl-Lösung oder körnigen Lotionen Akupressur
Art des Öls	Sesam-, Wacholder-, Kiefern- oder Aquilaria-Öl	Öl aus rotem Sandelholz, Sesam-/Mandelölmischung oder Sonnenblumenöl	Mandel-, Eukalyptus- oder Ingweröl
Art des Mehls	Kichererbsenmehl (bei starkem LUNG Gerstenmehl verwenden)	Kichererbsenmehl	Kichererbsenmehl

| Hydrotherapie | wärmende Heilkräuter (Ingwer, Lorbeer, Eukalyptus) | kühlend, entspannend (Berberitze, Sennesblätter, Lorbeer, Eukalyptus) | belebend (Ingwer, Süßholzwurzel, Lorbeer, Eukalyptus) |
| **Spezielle Len-Nga-Methoden** | Klistiere, Na Jong (mit Ghee) | Abführmittel und Blutreinigung (mit Myrobalan oder Terminalia chebula) | Brechmittel, Na Jong (mit Ingwer oder Kalmus) |

Wegen weiterer Einzelheiten wenden Sie sich bitte an einen Heilkundigen, der tibetisches Ayurveda praktiziert und mit Pancha Karma oder mit Len Nga vertraut ist (siehe im Adressenteil).

VERJÜNGUNG

In der von dem dritten Karmapa verfaßten Abhandlung mit dem Titel »Die tiefere innere Bedeutung« wird erklärt, warum wir, wenn wir geboren werden, ein psychisches Netz von lebenswichtigen Kanälen, Nerven und Winden besitzen, die uns das Potential verleihen, die vollkommene Erleuchtung zu verwirklichen und in der Welt effektiv handeln zu können.[11] Wenn wir älter werden – auch wenn wir schädliche Aktivitäten vermeiden – nimmt die Leistungsfähigkeit des Netzes ab. Wenn hierzu noch eine unausgewogene Lebensweise mit falscher Ernährung, Bewegungsmangel, unangemessenem Sexualverhalten, fehlender spiritueller Ausrichtung in einer unausgewogenen Umgebung mit zahlreichen Ablenkungen hinzukommt, ist es nicht erstaunlich, daß die wundersamen Geschichten von Männern und Frauen, die weit mehr als hundert Jahre alt wurden, wie biblische Geschichten, Sagen oder Märchen anmuten. In der heutigen Zeit sehen wir überall chronische und degenerative Erkrankungen bereits bei jüngeren Menschen und eine Lebenserwartung, die zu sinken begonnen hat.

Wenn wir mehr in Harmonie mit unserem Rang-Zhin leben, uns gut ernähren, angemessenes Körpertraining betreiben, uns ausgewogen und bewußt verhalten und nicht nur unseren Launen folgen, verlangsamen wir wirklich den Alterungsprozeß. Die Len-Nga-Therapie kann uns dabei helfen, Blockaden abzubauen, die dadurch entstehen, daß wir unseren Rang-Zhin nicht kennen, und mit unserer sich ständig verändernden Umgebung klarzukommen. Wenn wir uns dem spirituellen Weg widmen, überwinden wir unsere mentalen Fixierungen, die uns daran hindern, mit uns selbst, mit anderen und mit unserer Umgebung in Kontakt zu sein, und wir können die Kräfte anzapfen, die in dem psychischen Netz vorhanden sind. Es heißt sogar, daß eine spirituelle Lebensweise allein bereits das Leben verlängert, da sie die tatsächliche Ursache der Negativität beseitigt.

Die Tibeter haben den Alterungsprozeß untersucht und Methoden entwickelt, um ihn nicht nur zu verlangsamen, sondern sogar umzukehren. In seiner Darstellung des Themas Verjüngung und Potenzsteigerung zitiert Dr. YESHE DONDEN Beispiele von Lehrern in der Vergangenheit, die bestimmte Meditationen praktizierten und spezielle Arzneien verwendeten, um ihre Jugendlichkeit wiederzuerlangen.[12] Dr. Donden erklärt, daß die Potenzsteigerung sowohl eine weltliche als auch eine spirituelle Seite hat. In einer feudalen Gesellschaft, wie sie in Tibet bestanden hat, kommt den Abstammungslinien eine große Bedeutung zu, und Methoden zur Potenzsteigerung wurden eingesetzt, weil die Familie mehr Kinder haben wollte oder weil ein Sohn als Erbe gezeugt werden sollte, damit der Reichtum und die Macht der Familie an die nächste Generation weitergegeben wurden. Unter einem eher spirituellen Gesichtspunkt dient die Wiederherstellung der sexuellen Potenz dazu, dem Menschen auf seinem spirituellen Weg eine größere Fähigkeit zu verleihen, Einheit und Glückseligkeit zu erleben, ob mit oder ohne Sexualpartner. Wie bereits bei der Beschreibung der Len-Nga-Therapie erwähnt wurde, dient die Verjüngung neben der weltlichen Potenzsteigerung einem höheren Ziel, und zwar der Wiederherstellung der körperlichen und geistigen Energie, um somit eine weitere spirituelle Transformation zu ermöglichen.

In den Tantras sind Rezepte für *Chulens* (Sanskrit: *Rasayanas*), Essenzenextrakte, bekannt, die der Verjüngung dienen. Bei manchen dieser Rezepte handelt es sich lediglich um Kombinationen von Nahrungsmitteln. Bei anderen um Kräuter, Basmas und andere Substanzen, die sorgfältig zubereitet und nach einem Ritual eingenommen werden. Diese Substanzen sollten jedoch nur angewendet werden, wenn der Körper vorher entgiftet wurde, damit die Wirksamkeit der Substanzen verbessert wird. Man kommt also auf dem Weg zum Jungbrunnen um einen vernünftigen Lebensstil und vernünftige Verhaltensweisen nicht herum.

Von der Wirksamkeit dieser Arzneien zeugt die folgende Anekdote. Im Jahr 1989 hatte ich die Gelegenheit, einige Zeit mit einem westlichen *Repa*, also einem Yogi, zu verbringen. Dieser Yogi mit dem Namen RINCHEN REPA hatte lange Jahre in Nepal gelebt. Unter der Anleitung eines seiner Lehrer zog er sich in die Abgeschiedenheit einer Berghöhle zurück, wo er intensiv meditierte und seine Körperenergie nur mit einem Blütenessenz-Chulen nährte. Wenn ein solches Chulen während eines Retreat-Aufenthalts oder nach der vorgeschriebenen rituellen Weise eingenommen wird, erleichtert es das ausgewogene Funktionieren des Körpers, so daß die LUNG-Energie des Körpers harmonisch genutzt werden kann; dies ist für die Meditation besonders hilfreich.

Nachdem sich Rinchen Repa drei Monate in der Abgeschiedenheit aufgehalten hatte, machte er sich auf den Rückweg nach Kathmandu. Unterwegs machte er Pause in einem Dorfteehaus. Nachdem er eine Tasse Tee getrunken hatte und eben das Teehaus verlassen wollte, wurde ihm schwummrig und er fiel in Ohnmacht.

Drei Tage später erwachte er in der Praxis eines ortsansässigen Arztes. Man sagte ihm, daß er vergiftet worden sei. (In dieser Region Nepals versuchen Zauberer der schwarzen Magie, die spirituellen Kräfte von Yogis und Lehrern zu stehlen, indem sie sie vergiften. Viele Lamas sind dort an diesen Vergiftungen gestorben.) Außerdem teilte man ihm mit, daß die Menge an Gift, die er bekommen hatte, so groß gewesen war, daß er eigentlich auf der Stelle hätte tot sein müssen. Da er jedoch nicht gestorben war, fragte der Arzt Rinchen Repa danach, was er vorher gemacht habe. Als der Arzt von dem Chulen-Retreat erfuhr, meinte er, es sei die Kraft des Chulen gewesen, die Rinchen Repa das Leben gerettet hätte.

Heute empfehlen tibetische Ärzte unterschiedliche Chulens, Dr. LOBSANG RAPGAY beispielsweise verschreibt in den jeweiligen Fällen das Chulen 28 (siehe Anhang Adressen). Einige seiner Schüler im Westen erforschen die Wirkungen der anderen in den Tantras beschriebenen Chulens. Wenn diese Chulens ausreichend getestet sind, werden Informationen über diese Mittel veröffentlicht. Einige Rezepte sind so allgemeiner Art, daß sie zweifellos auf den Markt kommen werden. Andere wiederum sind nur für spirituelle Retreat-Situationen geeignet, bei denen der Schwerpunkt auf der Verjüngung liegt.

EIN FALLBEISPIEL FÜR DIE LEN-NGA-THERAPIE

Eine Patientin kam zu mir, nachdem sie miterlebt hatte, welche Wirkungen ein allgemeines Len-Nga-Programm bei ihrem Ehemann gehabt hatte. Bei ihrem Mann waren nicht nur die Nebenhöhlenprobleme, sondern auch seine Hämorrhoiden, seine Verspannungen im Beckenbereich und seine chronischen Schmerzen, die noch von einer Schulterverletzung von vor zehn Jahren herrührten, verschwunden.

Bei der Patientin lagen jedoch andere Probleme vor. Ihre Stimmungsschwankungen und periodischen Suizidgedanken, wegen derer sie in psychotherapeutischer Behandlung war, waren unerträglich geworden. Um weitere Unterstützung zu erhalten, konsultierte sie einen Psychiater, der eine manisch-depressive Psychose diagnostizierte und eine Lithiumbehandlung empfahl.

Nachdem die Patientin jedoch zwei Wochen lang Lithium eingenommen hatte, war sie davon überzeugt, daß sie es nicht ständig nehmen wollte. Sie hatte schon immer besonders empfindlich auf Medikamente reagiert und hatte daher nahezu jede klassische Nebenwirkung des Lithiums bekommen, einschließlich Schwitzen an den Händen und Füßen und eine ständige leichte Übelkeit. Ihre erste Entscheidung war, das Lithium und auch alle anderen verordneten Antidepressiva abzusetzen. Anschließend beschloß sie, dem Beispiel ihres Mannes zu folgen, gab das Rauchen auf, reduzierte ihren Kaffeekonsum und verzichtete versuchsweise für den Zeitraum von einem Monat fast vollständig auf Milchprodukte, rotes Fleisch und starke Gewürze. Danach kam sie regelmäßig zu tibetischen Shiatsu-Behandlungen zu mir. Nach sechs Wochen dieser Behandlung ging es ihr langsam besser, aber ihre Stimmungsschwankungen waren manchmal immer noch schlimm. Diese Stimmungsschwankungen untergruben ihr Vertrauen und sabotierten ihren Entschluß, ihre Ernährung umzustellen und ihren Nikotin- und Koffeinkonsum zu reduzieren. Zu diesem Zeitpunkt schlug ich ihr ein Len-Nga-Therapieprogramm vor, dem sie zustimmte.

Zuerst sprachen wir über ihren allgemeinen Lebensstil. Hierbei erfuhr ich, daß sie falsch und unregelmäßig aß und demzufolge unter Verstopfung, Blähbauch, Winden und Schlaflosigkeit litt, was in besonders schweren Phasen ihre Verzweiflung noch verstärkte und zu den heftigen Ausbrüchen führte. Interessant jedoch war, daß sie sowohl auf einer kognitiven als auch auf einer emotionalen Ebene sich selbst sehr gut kannte; dies hatte jedoch immer noch kaum Auswirkungen auf ihr Verhalten im Alltag. Die einzige Folge war, daß ihre Frustration durch die Diskrepanz zwischen ihrer Bewußtheit und den psychisch-körperlichen Problemen nur noch stärker wurde.

Zu Beginn empfahl ich fünf Tage Len-Nga-Therapie, die wir jedoch später auf den Zeitraum von einer Woche ausdehnten. Drei Tage vor Beginn der Behandlungen begann die Patientin mit einer reinigenden Diät aus Basmati-Reis mit getrockneten halben Mungo-Bohnen mit Gewürzen (das Gericht heißt Kichadi), gekochtem Gemüse und warmem Wasser. Am Abend nahm sie ein übliches ayurvedisches Darmentgiftungsmittel.

Die täglichen Behandlungen umfaßten Kräuterdampfbäder und Massagen mit warmem Sesamöl. Hierzu kamen an manchen Tagen *Nasya*, das sind Verabreichungen über die Nase, Kräuterklistiere und Shiro Dhara.

An den ersten beiden Tagen traten keine besonderen Ereignisse auf, sie berichtete jedoch, daß sie besser schlafe und die Blähbauchsymptome nachgelassen hätten. Am dritten Tag jedoch kam die Patientin extrem aufgeregt zur Behandlung. Sie sagte, sie spüre sehr viel Spannung, insbesondere im Kopf, mit vielen unruhigen Gedanken. Es war fast unerträglich für sie, sich zur Massage hinzulegen. Wie gewöhnlich begann ich mit der Massage des Kopfes. An diesem Tag beschloß ich, nach dieser Massage eine Verabreichung über die Nase auf Ingwerbasis und anschließend Kalmusöl einzusetzen.

Die Ergebnisse dieses Verfahrens waren enorm. Die Verabreichung von Ingwer über die Nase ruft zwar normalerweise zuerst ein Brennen hervor, diese Wirkung war bei dieser Patientin aber schnell vorüber. Auffallender war ihr großer Seufzer der Erleichterung. Der überschüssige LUNG – die Ursache für die Spannung und die unruhigen Gedanken – wurde aus ihrem Kopf geleitet. Sie sagte, daß sie eine Klarheit spüre, die sie seit Jahren nicht erlebt hatte, und daß sie auch ganz tief entspannt sei. Um diesen Prozeß zu unterstützen, wandte ich längere Zeit Wärme am Bauch an und empfahl ihr ein Kräuterklistier am Abend.

Am Morgen des vierten Tages war die Patientin ein anderer Mensch: Sie war entspannt und unbeschwert. Das Gefühl blieb während der übrigen Tage der Behandlung bestehen. Nachdem die Toxine, die sich über Jahre hinweg angestaut hatten, ihren Körper verließen und ihr Körper ins Gleichgewicht kam, merkte

sie, daß sie bei ihrer Psychotherapie tatsächlich erhebliche Fortschritte gemacht hatte. Es war so, als ob ihr Körper endlich den
Entwicklungsstand ihrer Psyche aufholen würde. Sie erlebte ein
stärkeres Gefühl der Ganzheit als zuvor.

Da ich sah, daß ihre Erregung nachließ, und wußte, daß sie sehr
intuitiv war und in dem Prozeß der Ganzwerdung weiterkommen
wollte, wandte ich Shiro Dhara an drei aufeinanderfolgenden
Tagen an, was dazu führte, daß Bilder und Eindrücke sanft an die
Oberfläche kamen, die für die Meditation und für die Psychotherapie hilfreich waren.

Meine Beobachtung war, daß sich der Zustand der Patientin
durch die Len-Nga-Behandlung enorm verbessert hatte. Dies
schien sich auch auf Ereignisse auszuwirken, die anschließend in
ihrem Leben auftraten. Nachdem sie die positiven Wirkungen von
Massage erlebt hatte, nahm sie anschließend an einem sechsmo-
natigen Massage-Kurs teil. Normalerweise hatte sie bei Prüfungen
unter Streß alle guten Ernährungsgewohnheiten vergessen,
geraucht und Kaffee getrunken, um sich wachzuhalten. Jetzt
jedoch war sie aufgrund ihres ausgewogeneren und entspannteren
Zustands in der Lage, den Massagekurs zu absolvieren, einen
regelmäßigen und förderlichen Lebensstil beizubehalten und die
Prüfungen mit einer größeren Klarheit anzugehen, als es früher in
ähnlichen Situationen der Fall war. Außerdem lösten sich viele der
Probleme, mit denen sie und ihr Mann zu kämpfen gehabt hatten,
nahezu von selbst auf. Kurze Zeit später zogen sie um, und meine
Patientin eröffnete eine therapeutische Massagepraxis, die inzwischen sehr erfolgreich ist.

Im Bereich der psychischen Gesundheitsberatung werden allzu
häufig der Lebensstil und die körperlichen energetischen Zustände nicht berücksichtigt, und es werden pharmazeutische Lösungen angeboten, die die Symptome maskieren und das Leiden verlängern. Die Patienten haben zwar den Eindruck, mit ihren
Problemen besser klarzukommen, wenn eine symptomatische
Erleichterung angeboten wird, aber wenn tiefere Schichten des
psychischen und somatischen Erlebens nicht berührt werden, ist
eine Verschlechterung des körperlichen und/oder geistigen
Zustands mehr als wahrscheinlich. Auch wenn die Patienten
einen hohen Grad an kognitiver Bewußtheit darüber erreicht
haben, was vor sich geht, kann die Diskrepanz bei ihrer Geist-
Körper-Erfahrung einen weiteren Verlust der Selbstachtung und
des Selbstvertrauens bewirken, während sie – wie auch der The-

rapeut – herauszufinden versuchen, warum es den Patienten an manchen Tagen gut geht und an anderen wieder so schlecht wie zuvor.

Wie bereits in der Einleitung dargestellt wurde, umfaßt die erste Ebene der tibetischen Medizin die Untersuchung der Lebensweise, einschließlich der Ernährungsgewohnheiten. Da wir es nicht gewöhnt sind, unser Alltagsleben unter die Lupe zu nehmen und zu sehen, wie unsere Gewohnheiten unseren geistigen und/oder körperlichen Zustand verschlechtern, scheint die Empfehlung, diese Gewohnheiten zu ändern, zwar logisch, jedoch nicht unbedingt realistisch zu sein. Durch den Einsatz der Len-Nga-Therapie neben den üblichen psychologischen und psychotherapeutischen Behandlungsmethoden können die Erfolgsaussichten eines Änderungsentschlusses verbessert werden. Wenn die Behandlung uns wieder ins Gleichgewicht bringt und uns wieder stärker zu unserem Rang-Zhin, unserem ursprünglichen Konzept, zurückführt, fühlen wir uns auf vielen Ebenen unterstützt und gestärkt. Das Ergebnis kann eine größere Sicherheit bei der Änderung von Lebensgewohnheiten und dem Beibehalten dieser Gewohnheiten sein.

Die in diesem Kapitel erläuterten Methoden zur Entgiftung und Verjüngung können jenen Menschen neue Möglichkeiten eröffnen, deren psychische Probleme durch Streß verursacht sind. Für Menschen, deren Probleme tiefere Ursachen haben, können Verjüngungs- und Entgiftungsmethoden eine neue Leichtigkeit des Seins bewirken, die eine positivere und produktivere Lösung erleichtert.

Siebentes Kapitel
ZEIT UND ORT

In dem vorliegenden Buch wurden bereits zahlreiche Möglichkeiten dafür beschrieben, wie wir die Qualität unseres Lebens mit Hilfe der Gesundheitsvorsorgemaßnahmen des tibetischen Ayurveda und verwandter Heilkünste verbessern können. Ob diese Maßnahmen wirksam sind, hängt jedoch von vielen Faktoren ab. Der wichtigste Faktor für erfolgreiche Änderungen in der Lebensweise ist der feste Entschluß, diese Änderungen durchzuführen. Ohne Motivation und persönlichen Einsatz werden wir keine erfolgreiche Veränderung mit positiven Ergebnissen erzielen. Wenn wir uns dazu gezwungen fühlen, uns zu ändern, sabotieren wir unsere eigenen Bemühungen.

Außer der Motivation brauchen wir auch das Vertrauen in die Methoden, das auf einer Kenntnis der Methoden beruht. Da eine Änderung des Lebensstils nicht nur uns selbst, sondern auch unsere Beziehungen zu anderen Menschen betrifft, müssen wir mit Widerstand gegen unsere Veränderungspläne rechnen. Zusätzlich zu einer starken Motivation und zu einem starken Vertrauen in die Methoden müssen wir Vertrauen in uns selbst haben. Wir müssen uns daran erinnern, daß wir uns ändern wollen, um stärker zu werden, vitaler zu werden und besser dazu in der Lage zu sein, unser Leben selbst in die Hand zu nehmen.

Es kommen noch drei weitere Faktoren dazu, die berücksichtigt werden müssen, damit Änderungen erfolgreich sind. Diese Faktoren betreffen unsere tatsächlichen Lebensumstände, die zu dem Zeitpunkt vorliegen, an dem wir uns entschließen, Änderungen vorzunehmen. Die tibetische Medizin und Tradition bieten Informationen darüber an, wie wir unsere Lebensumstände am besten nutzen können, indem wir die Umgebung (den Ort, an dem wir die Änderungen vornehmen) und den Zeitpunkt (wann wir verschiedene Änderungen planen) berücksichtigen. Schließlich möchte ich noch das Thema der Unterstützung von außen ansprechen. Unsere physische und soziale Umwelt müssen ebenfalls berücksichtigt werden.

Bei Zeit und Ort geht es darum, uns mit den uns umgebenden energetischen Kräften der Natur vertraut zu machen. Wir bestehen aus den fünf Wandlungen oder Elementen, die in der asiatischen Medizin, Philosophie und Religion bekannt sind. Diese Elemente sind nicht nur die Bausteine unserer psychisch-körperlichen Existenz, sondern auch die dynamischen Kräfte unserer Umwelt: Die Qualität der Luft, das Klima, die uns umgebende Landschaft, die Jahreszeiten und die in den größeren Zyklen der Zeit vorhandene Energie. Wir befinden uns in einem ständigen Tanz, bei dem unser Körper mit seinen eigenen festgelegten Rhythmen mit den Elementen der natürlichen Umwelt, in der wir existieren, in Interaktion tritt. Bei ihrem Studium der Natur befaßten sich die Weisen früherer Zeiten mit dieser Interaktion – diesem Tanz – und suchten nach Mustern, Rhythmen und Zyklen sowie deren Einflüsse auf unseren Körper, unsere Einstellungen und unsere spirituelle Entwicklung. Sie stellten fest, daß manche Umgebungen und Orte, Tageszeiten, Jahreszeiten oder größere Zeitzyklen uns in vorhersagbarer Weise beeinflussen. Auf dieser Grundlage sind die Geomantie und Astrologie für den Bereich der Gesundheit von Bedeutung.

ORT UND GEOMANTIE

Im Ayurveda heißt es, daß bestimmte Umgebungen die Nyepas verschlimmern. Beispielsweise wird der Nyepa LUNG in einem kalten, trockenen Gebirgsklima verschlimmert. Bei Menschen, bei denen dieser Nyepa dominiert, werden durch ein solches Klima also weitere LUNG-Symptome hervorgerufen. In diesen Umgebungen müssen LUNG-Typen bereits vorbeugend aktiv werden, um die Gesundheit zu erhalten, da sie dort leicht aus dem Gleichgewicht geraten. Während ein heißes und feuchtes Klima TrIPA verschlimmert, ist ein kaltes und klammes/feuchtes Klima für BEKAN-Typen nachteilig. Daher müssen Menschen mit dem jeweiligen Konstitutionstyp in dem entsprechenden Klima achtsam sein, ansonsten werden ihre Beschwerden stärker und problematischer.

Es gibt zwar Klimate, die insgesamt mit den oben beschriebenen übereinstimmen, die erwähnten Klimate können jedoch auch nur in bestimmten Jahreszeiten vorherrschen. Es kann also sein, daß eine Person mit einem bestimmten Rang-Zhin in einem Klima nur während ein oder zwei Jahreszeiten im Jahr vorsichtiger sein und vorbeugende Gesundheitspflege betreiben muß. Beispielswei-

se ist der Winter in New Mexico kalt und trocken und entspricht
einem Gebirgsklima, verschlimmert also LUNG. Im Sommer ist es
dort jedoch heiß. Die Hitze beruhigt LUNG. Daher müssen
LUNG-Typen, die in New Mexico leben, sich im Winter stärker
auf LUNG-reduzierende Methoden konzentrieren als im Sommer.
Wenn Sie Ihren Rang-Zhin und die Eigenschaften Ihrer Region
kennen, die den Nyepa verschlimmern oder unterstützen, ist es
leichter für Sie, das ganze Jahr über gesund und im Gleichgewicht
zu bleiben.

Ein weiterer wichtiger Aspekt ist der Lebensraum und der
Standort der Wohnung. Die Bedeutung, die eine gesunde Umgebung am Arbeitsplatz und zu Hause für die Gesundheit hat, wird
immer mehr erkannt. Auf Themen wie zu hohe Personenzahlen in
Räumen, Schadstoffe oder Baustoffe soll hier nicht eingegangen
werden. Diese Themen stellen eine gröbere Ebene der Realität dar,
die im Kontext der als Geomantie bezeichneten Wissenschaft verstanden werden kann. Im Chinesischen heißt diese Wissenschaft
Feng Shui und im Tibetischen *Sache* (Aussprache: sah tschai).
Übersetzt bedeutet Sache »Erdbeobachtung«.

Der Ehrwürdige TAI SITU RINPOCHE schreibt in seinem Buch
Relative World, Ultimate Mind:

»Von den vielen Möglichkeiten, die physischen und psychischen
Bedürfnisse des Lebens – wie zum Beispiel Komfort und Bequem-
lichkeit, Klarheit, Ruhe und Sicherheit – zu erfüllen, ist eine der
wichtigsten Möglichkeiten, die Umgebung anzupassen. Die Kunst
der Geomantie hilft uns hierbei, indem Umstände in der Umgebung aus dem Weg geräumt werden, die den Frieden von Geist
und Körper behindern, und indem Umstände geschaffen werden,
die förderlich für diesen Frieden sind.«[1]

Sache kann auf einer allgemeinen Ebene angewendet werden, wenn
es darum geht, unsere Position im Universum und auf der Erde und
die sich aus dieser Position ergebenden, dort vorherrschenden Elemente zu bestimmen. *Sache* kann aber auch ganz speziell dafür verwendet werden, die vor Ort wirkenden Kräfte zu ermitteln, die
beeinflussen, welcher Platz für einen Hausbau am besten geeignet
ist oder wo in einem Haus ein bestimmter Raum sein sollte. Manche Regeln von *Sache* gelten für alle Menschen gleichermaßen,
unabhängig von der Konstitution oder dem vorherrschenden Element. Andere Regeln sind spezifischer, und es müssen astrologische

Aspekte für einen Menschen berücksichtigt werden, um günstige
Richtungen, den günstigen Lebensraum usw. zu ermitteln.

Situ Rinpoche ermuntert die Menschen, die Umgebung und den
Wohnsitz basierend auf einem Verständnis der energetischen Ver-
hältnisse der Elemente zu wählen:

»Der Standort Ihres Hauses kann sich auf Ihre Gesundheit, Ihre
Gefühle, Ihre Persönlichkeit, Finanzen und Familienbeziehungen
entweder günstig oder nachteilig auswirken, je nachdem, ob die
Umgebung hinsichtlich des Energieflusses harmonisch oder
unharmonisch ist.«[2]

Von diesem Standpunkt aus betrachtet ist es interessant zu überlegen, warum beispielsweise bestimmte Teile einer Stadt stärker
verstopft sind, eine höhere Kriminalitätsrate aufweisen oder stärker von Umweltverschmutzung betroffen sind. Von einem eingeschränkten, gewöhnlichen Standpunkt aus betrachtet kann man
diese Umstände leicht auf die kulturelle Zusammensetzung der
Bevölkerung, auf sozioökonomische Faktoren oder politische
Manöver schieben. Aber können diese Orte auch deshalb diese
Eigenschaften aufweisen, weil die Energien und die Art und
Weise, wie sich die Menschen dort niedergelassen haben, nicht in
Harmonie sind? Wir kennen vielleicht Straßen, die in der Nähe
von Unruheherden liegen, in denen die Menschen jedoch bei gleicher kultureller und sozioökonomischer Zusammensetzung
glücklich und die Straßen ordentlich sind. Anstatt anzunehmen,
daß die Probleme oder der Erfolg eines bestimmten Gebiets oder
Volkes das Ergebnis von Motivation oder günstigen oder schwie-
rigen sozialen und politischen Kräften sei, kann es hilfreich sein,
die energetischen Bedingungen eines Gebiets auf der Grundlage
der Prinzipien der Geomantie zu betrachten.

Im Hinblick auf die Gesundheit zitiert die Literatur über Geomantie Beispiele von Menschen, die eine unheilbare Krankheit hatten und »auf wundersame Weise geheilt« wurden, nachdem ihr
Bett in ein anderes Zimmer im Haus gestellt worden war. In anderen genannten Fällen verbesserten sich bei Familien mit vielen inneren Konflikten sowohl die Familienbeziehungen als auch die finan-
ziellen Angelegenheiten, nachdem die Zimmer im Haus anders
angeordnet und die Farbzusammenstellungen geändert worden
waren. Das Buch *Feng Shui: The Chinese Art of Placement* von
SARAH ROSSBACH enthält zahlreiche Beispiele von Menschen, deren

körperliche, psychische und soziale Situation sich verbesserte, nachdem sie einen Geomanten zu Rate gezogen hatten.[3]

Eine ausführliche Darstellung der Geomantie ist im Rahmen des vorliegenden Buchs zwar nicht möglich, den Lesern wird jedoch empfohlen, Umgebungsfaktoren zu berücksichtigen, wenn sie sich einen sinnvollen Lebensstil für ihr persönliches Wachstum aufbauen möchten.

ZEITPUNKT UND ASTROLOGIE

In diesem Buch haben wir stets die Frage des richtigen Zeitpunkts für verschiedene Aktivitäten berücksichtigt. Einige jahreszeitliche Verhaltensweisen gelten für sämtliche Konstitutionstypen und manche nur für einen bestimmten Typ. Wie im Kapitel Ernährung erläutert wurde, sollten nicht nur verschiedene Arten von Nahrungsmitteln in verschiedenen Jahreszeiten verzehrt werden, sondern auch die Hauptmahlzeiten sollten dem Konstitutionstyp entsprechend zu verschiedenen Tageszeiten eingenommen werden. Die Entgiftungsverfahren der Len-Nga-Therapie sind nicht nur konstitutionsspezifisch, sondern sollten auch je nach Nyepa in einer anderen Jahreszeit durchgeführt werden, um die verschiedenen Nyepas zu reinigen. Über diese Richtlinien hinausgehend bietet die tibetische Astrologie, *Kar-Tse* (Aussprache: kar-tsei), zusätzliche Informationen dafür, wie die Wirksamkeit dieser Lebensweisen verbessert werden kann.

Die tibetische Astrologie ist ebenso komplex wie die Astrologie des Westens. Sie wird als eine der acht weltlichen Wissenschaften betrachtet, die laut TAI SITU RINPOCHE »die Elemente und Gesetze der Natur verwenden, um die Gegebenheiten des Lebens zu erklären, damit man die beste Möglichkeit finden kann, um sich diesen Gegebenheiten anzupassen und Nutzen aus ihnen zu ziehen«.[4] Da wir aus den Elementen der Natur bestehen, sind wir sozusagen ein Mikrokosmos des größeren Kosmos. Nach Auffassung der Tibeter gehört die Astrologie nicht zum spirituellen Leben, sondern zum weltlichen. Sie kann dazu beitragen, die Rahmenbedingungen dafür zu schaffen, daß wir so nutzbringend wie möglich mit unserer Welt in Interaktion treten können. Wenn wir uns darauf konzentrieren, das Nützlichste auf die effizienteste Weise zu tun, werden wir nicht nur besser bei dem, was wir tun, sondern wir erleben auch mehr Freude bei unserem ständigen Tanz mit dem Universum.

Seit 1990 veröffentlicht MICHAEL ERLEWHINE, der Astrologe
und der Inhaber von Matrix Software ist, einen Kalender, der auf
die tibetische Tradition zurückgeht. Bei diesem Kalender liegt der
Schwerpunkt auf den Mondphasen und darauf, wie man die Zeiten des Mondmonats bestimmen kann, die für bestimmte Meditationspraktiken am günstigsten sind. Erlewhine bietet eine ausgezeichnete Erklärung dafür, wie dieses System funktioniert und
warum es für die zeitliche Planung spiritueller Bemühungen nützlich ist. (Sie können diesen Kalender bei der im Adressenteil aufgeführten Anschrift bestellen.)

Es liegen zwar keine Übersetzungen von Literatur über tibetische Astrologie vor, doch der Astrologe SANGYE WANGCHUCK
stellte bei einem Workshop bei Matrix Software in Big Rapids im
US-Bundesstaat Michigan die grundlegenden Aspekte der tibetischen Astrologie vor. Er ging dabei vor allem auf die Mewas ein,
lieferte jedoch auch einige Informationen über den Zwölf-Jahres-
Zyklus der archetypischen Energiemuster, die metaphorisch als
Tiere ausgedrückt werden. Jedes Tier steht für typische Persön-
lichkeitsmerkmale von Menschen, die in dem Jahr eines bestimmten Tierzeichens geboren wurden.[5] Das Buch *Chinese Astrology*
von DEREK WALTER enthält eine ausführlichere Beschreibung dieser Zeichen und deren Bedeutungen, die mit der tibetischen Tradition übereinstimmt.

Bei Sangyes Beschreibung der Mewas steht das spirituelle Leben
im Vordergrund. In dem Kapitel »Meditation und spirituelle
Lebensweise« wurden die von ihm stammenden Informationen
zusammen mit Quellen aus anderen Kulturen berücksichtigt, die
dieses System verwenden. In diesem Kapitel ging es dabei um eine
Hilfe für jene Menschen, die sich auf ihrem eigenen spirituellen
Weg befinden. Die Mewas können jedoch auch nützliche Informationen über allgemeine Charakterzüge, bei Gesundheitsfragen,
Beziehungsproblemen, Karrierefragen, Reisen und Wohnortverän-
derungen geben. In meinem Buch *The Complete Guide to Nine-
Star Ki* wird das tibetische Material im Zusammenhang der Neun-
Häuser-Astrologie Chinas und des Neun-Stern-Ki-Systems Japans
untersucht, die dem Mewa-System entsprechen, aber die Perspek-
tive dieser Kulturen reflektieren.

In der folgenden Tabelle sind die Mewa-Zahlen und das jeweilige Tierzeichen für bestimmte Jahre angegeben. Bei dieser Tabelle ist zu beachten, daß sie auf einem tibetischen oder chinesischen
Kalender basiert und sowohl das chinesische als auch das tibeti-

sche Jahr zu Beginn des Frühlings, also Anfang Februar, beginnt. Die japanischen Neun-Stern-Ki-Tabellen setzen den Jahresbeginn auf den 4. Februar fest, dies kann jedoch von Jahr zu Jahr leicht unterschiedlich sein. Wenn Ihr Geburtstag also in den ersten drei Februarwochen liegt, sollten Sie den Text für den Mewa und das Tierzeichen des vorausgegangenen Jahres sowie den Text für den Mewa und das Tierzeichen lesen, die für das Jahr ab dem 4. Februar gelten. Sie können dann sehen, mit welcher Beschreibung Sie sich am stärksten identifizieren. Wenn Sie im Januar Geburtstag haben, gelten für Sie der Mewa und das Tierzeichen für das Jahr vor Ihrem Geburtsjahr nach dem westlichen Kalender.

JAHR	MEWA-NR.	TIER	JAHR	MEWA-NR.	TIER
1905	5	Schlange	1906	4	Pferd
1907	3	Schaf	1908	2	Affe
1909	1	Vogel	1910	9	Hund
1911	8	Schwein	1912	7	Maus
1913	6	Ochse	1914	5	Tiger
1915	4	Hase	1916	3	Drache
1917	2	Schlange	1918	1	Pferd
1919	9	Schaf	1920	8	Affe
1921	7	Vogel	1922	6	Hund
1923	5	Schwein	1924	4	Maus
1925	3	Ochse	1926	2	Tiger
1927	1	Hase	1928	9	Drache
1929	8	Schlange	1930	7	Pferd
1931	6	Schaf	1932	5	Affe
1933	4	Vogel	1934	3	Hund
1935	2	Schwein	1936	1	Maus
1937	9	Ochse	1938	8	Tiger
1939	7	Hase	1940	6	Drache
1941	5	Schlange	1942	4	Pferd
1943	3	Schaf	1944	2	Affe
1945	1	Vogel	1946	9	Hund
1947	8	Schwein	1948	7	Maus
1949	6	Ochse	1950	5	Tiger
1951	4	Hase	1952	3	Drache
1953	2	Schlange	1954	1	Pferd
1955	9	Schaf	1956	8	Affe
1957	7	Vogel	1958	6	Hund
1959	5	Schwein	1960	4	Maus
1961	3	Ochse	1962	2	Tiger
1963	1	Hase	1964	9	Drache

JAHR	MEWA-NR.	TIER	JAHR	MEWA-NR.	TIER
1965	8	Schlange	1966	7	Pferd
1967	6	Schaf	1968	5	Affe
1969	4	Vogel	1970	3	Hund
1971	2	Schwein	1972	1	Maus
1973	9	Ochse	1974	8	Tiger
1975	7	Hase	1976	6	Drache
1977	5	Schlange	1978	4	Pferd
1979	3	Schaf	1980	2	Affe
1981	1	Vogel	1982	9	Hund
1983	8	Schwein	1984	7	Maus
1985	6	Ochse	1986	5	Tiger
1987	4	Hase	1988	3	Drache
1989	2	Schlange	1990	1	Pferd
1991	9	Schaf	1992	8	Affe
1993	7	Vogel	1994	6	Hund
1995	5	Schwein	1996	4	Maus
1997	3	Ochse	1998	2	Tiger
1999	1	Hase	2000	9	Drache
2001	8	Schlange	2002	7	Pferd
2003	6	Schaf	2004	5	Affe
2005	4	Vogel	2006	3	Hund

Die Tierzeichen sind nicht nur für Ihre eigenen zukünftigen Studien in dieser Tabelle aufgeführt, sondern auch für die Berechnung von günstigen und ungünstigen Zeiten der Woche für die einzelnen Zeichen. Dr. LOBSANG RAPGAY hat der tibetischen Astrologieliteratur hilfreiche Informationen darüber entnommen, wie die einzelnen Tierzeichen von bestimmten Wochentagen beeinflußt werden. Er hat Wochentage ermittelt, die günstig, freundlich und feindlich sind. Ein günstiger Tag ist der beste Wochentag für Sie – ein Tag, um mit Veränderungen zu beginnen, Projekte zu starten, sich medizinischen Verfahren zu unterziehen oder Maßnahmen zur Gesundheitsvorsorge zu beginnen. Ein freundlicher Tag ist ein Tag, der komplementär zu Ihrem Zeichen ist. Dieser Tag ist gut, wenn Sie eine bestimmte Sache nicht auf Ihren günstigen Tag legen können. Die meisten anderen Tage sind relativ neutral, mit Ausnahme des feindlichen Tags. Ein feindlicher Tag ist ein Tag, an dem keine Ereignisse geplant oder Veränderungen vorgenommen werden sollten. An diesem Tag sollten Sie bei gesundheitlichen und persönlichen Angelegenheiten besonders achtsam sein.

TIBETISCHES TIERKREIS- ZEICHEN	GÜNSTIGER TAG	FREUNDLICHER TAG	FEINDLICHER TAG
Maus	Mittwoch	Dienstag	Samstag
Ochse	Samstag	Mittwoch	Donnerstag
Tiger	Donnerstag	Samstag	Freitag
Hase	Donnerstag	Samstag	Freitag
Drache	Sonntag	Mittwoch	Donnerstag
Schlange	Dienstag	Freitag	Mittwoch
Pferd	Dienstag	Freitag	Mittwoch
Schaf	Freitag	Montag	Donnerstag
Affe	Freitag	Donnerstag	Dienstag
Vogel	Freitag	Donnerstag	Dienstag
Hund	Montag	Mittwoch	Donnerstag
Schwein	Mittwoch	Dienstag	Samstag[6]

PERSÖNLICHE KONTAKTE UND GESELLSCHAFTLICHES UMFELD

Wenn Sie die Entscheidung treffen, Ihre Lebensweise zu ändern, wirkt sich dies nicht nur physisch, emotional und spirituell auf Sie aus, sondern hat auch eine Auswirkung auf alle Menschen, mit denen Sie in Kontakt kommen.

Nehmen wir das Beispiel, daß Sie Ihre Kost, den Zeitpunkt und die Art und Weise des Essens ändern möchten. Bisher gingen Sie mehrere Male in der Woche abends noch mit Ihren Freunden eine Kleinigkeit essen. Nachdem Sie Ihren Rang-Zhin kennen und sich besser fühlen möchten, nehmen Sie sich vor, früher am Tag zu essen und nicht spät abends noch Imbisse einzunehmen. Plötzlich ändern Sie die Dynamik, die zwischen Ihren Freunden und Ihnen besteht. Vielleicht waren Sie es gewöhnt, nach der Arbeit noch etwas trinken zu gehen, um abzuschalten. Nun gehen Sie nach Hause, um Körperübungen und Meditation zu machen, so daß die Zeit wegfällt, die Sie normalerweise mit Freunden verbracht haben. Dies kann zur Folge haben, daß Ihre Freunde das Gefühl haben, Sie würden sich von ihnen entfernen oder sogar ihre Lebensweise mißbilligen. Vielleicht denken Ihre Freunde, daß etwas nicht stimmt, daß Sie ein Gesundheitsfanatiker oder ein Hypochonder geworden sind oder irgend einen anderen Spleen haben.

Wenn Sie für die Familie kochen und nun Ihren Rang-Zhin und den Ihrer Familienmitglieder berücksichtigen wollen, kann es sein, daß die Essenszubereitung komplizierter wird und mehr Zeit in Anspruch nimmt oder daß Ihre Familie das von Ihnen zubereitete Essen nicht mag oder Einwände gegen die Änderungen hat. Motivation und Vertrauen sind zwar sehr wichtig, wenn Änderungen in der Lebensweise vorgenommen werden, ebenso wichtig sind aber *Mitgefühl, Geduld und die Bereitschaft zur Kommunikation*, um Mißverständnisse zu vermeiden und die Unterstützung von Freunden und Familienmitgliedern zu gewinnen.

In dieser Hinsicht können die folgenden Vorschläge hilfreich sein, wenn Sie Ihren Lebensstil ändern möchten:

1. Wenn Sie ein bestimmtes gesundheitliches Problem haben, aufgrund dessen Sie einen Gesundheitsexperten aufsuchen, besprechen Sie mit diesem die von Ihnen geplanten Änderungen.
2. Schaffen Sie sich eine Umgebung, die für eine *geordnete* Veränderung förderlich ist. Wenn Sie jemanden kennen, der sich mit Geomantie auskennt, wenden Sie sich an diese Person, um den optimalen Raum für die Durchführung Ihrer Änderungen zu schaffen. Berücksichtigen Sie auch die astrologischen Informationen in dem vorliegenden Buch, oder wenden Sie sich an eine der Personen oder Organisationen, die im Adressenteil aufgeführt sind.
   Wenn Ihnen Ihre Interaktionen mit bestimmten Menschen ein Anliegen sind, sollten Sie sich auch astrologische Daten für diese Menschen beschaffen. Diese Informationen können insbesondere hilfreich sein, wenn es um Beziehungen zu Menschen geht, die Ihnen nahestehen.
3. Falls dies möglich ist, sollten Sie sich nach Menschen in Ihrer Umgebung umsehen, die sich für Maßnahmen der Gesundheitsvorsorge interessieren, insbesondere für die Maßnahmen, die in dem vorliegenden Buch erläutert werden. Um Erkenntnisse über unsere gewohnheitsmäßigen Neigungen und auch darüber zu erhalten, wie unser soziales Umfeld diese Muster verstärken und ein Hindernis für Änderungen darstellen kann, ist ein Austausch von Erfahrungen und Kenntnissen mit Gleichgesinnten hilfreich, um die geplanten Änderungen zu fördern. Lesen Sie die in den Anmerkungen aufgeführten

Bücher, und setzen Sie sich mit den im Adressenteil aufgeführten Gruppen und Organisationen in Verbindung, die Ihnen bei der Informationssuche und bei Veränderungen weiterhelfen können. Durch diese Kontaktaufnahme erhalten Sie mehr Unterstützung bei Ihren Bemühungen. Versuchen Sie, sich mit kompetenten Heilkundigen, die tibetisches oder indisches Ayurveda praktizieren, zu treffen, oder laden Sie diese in Ihre Gegend ein, damit Sie selbst und auch andere von deren Wissen profitieren können.

Dies ist auch eine ausgezeichnete Möglichkeit, um Kontakt zu Gleichgesinnten vor Ort aufzunehmen, die sich gegenseitig unterstützen. Nehmen Sie, wenn möglich, an einem Retreat oder einem Seminar eines kompetenten Lehrers teil, um Ihr Wissen und Ihre Kenntnisse über ayurvedische Methoden zu vertiefen.

4. Wenn die Menschen, die Ihnen nahestehen, sich für das Thema interessieren und Sie unterstützen, ist das schön. Wenn nicht, versuchen Sie, deren Standpunkt zu verstehen, und seien Sie einfühlsam, geduldig und offen. Überlegen Sie, was Sie zu dem Entschluß gebracht hat, etwas ändern zu wollen. Denken Sie daran, daß Ihre »Bekehrung« im besten Falle als Ärgernis und im schlimmsten Falle als Beleidigung für den Lebensstil Ihrer Mitmenschen betrachtet wird. Wenn Sie ausgeglichener werden, mehr Lebenskraft haben und sich eines größeren Teils der Welt mit einem tieferen spirituellen Engagement annehmen, werden Sie Ihre Mitmenschen inspirieren. Ihr Lebensstil und Ihre Verwandlung werden für sich sprechen. Auch wenn dies Ihre Mitmenschen nicht dazu inspiriert, ihre eigene Lebensweise zu ändern, werden die Akzeptanz und die Freundlichkeit, die Sie selbst zeigen, unvermeidlich dazu führen, daß Sie Ihre Mitmenschen stärker akzeptieren und jeden seinen eigenen Lebensweg gehen lassen.

Meine große Hoffnung ist, daß sich Ihr Leben durch eine Lebensweise in Übereinstimmung mit Ihrem Rang-Zhin, Ihrem ursprünglichen Konzept, so entfaltet, wie es geplant war. Das ist das letztendliche Ziel der medizinischen Methoden des tibetischen Ayurveda und der tibetischen Heilkunde.

Euer Körper sei wie ein Regenbogen.
Eure Handlungen seien spontan und freudig.
Mögt Ihr die unbegrenzten Potentiale Eures Geistes erleben.
Und mögt Ihr alle einen Nutzen erfahren.

Anhang 1
EGO UND LEIDEN AUS BUDDHISTISCHER SICHT

Da unsere Unwissenheit die Fähigkeit beeinträchtigt, uns selbst und die Welt zu verstehen, entwickeln wir falsche Ansichten und es entsteht Verwirrung. Wir sind dieser oder jener Lebensweise verhaftet und denken, daß alles in Ordnung sein wird, wenn wir dies oder jenes tun, dies oder jenes essen oder wenn wir mit einem bestimmtem Menschen zusammen sind und nicht mit einem anderen. Obwohl niemand von uns wirklich leiden möchte, ist es wahrscheinlich – unabhängig davon, wie günstig die Umstände auch sein mögen –, daß wir Enttäuschungen erleben, wenn etwas nicht so wird, wie wir es geplant oder erhofft hatten. Die Folge ist Frustration oder Wut. Dann bemühen wir uns noch mehr und weigern uns einzusehen, daß wir die Situation falsch beurteilt oder daß wir falsch gehandelt haben. Wir schieben das zur Seite, was unserer Meinung nach nicht in unser perfektes kleines Universum paßt. Und wir klammern uns noch mehr an dem fest, von dem wir meinen, daß wir es erreicht hätten, und werden immer aggressiver.

Wir haben beschrieben, was in den Tantras der Heilkunde und in den Lehren des Buddhismus als die drei Gifte bezeichnet wird: Verhaftetsein, Aggression und Unwissenheit. Diese drei Gifte sind die Kräfte, die das Ego zusammenhalten und unser ganzes körperliches, emotionales und spirituelles Leiden verursachen. Sie sind die Basis für die einschränkende Realität, die transzendiert werden muß.

Obwohl diese Eigenschaften als Gifte bezeichnet werden, können sie mit unreifen Früchten verglichen werden. Verhaftetsein, Aggression und Unwissenheit sind die Quelle all unseres Leids und stellen gleichzeitig nach der tantrischen Sichtweise des Buddhismus ein unfertiges Bild der Realität dar; sie enthalten Erleuchtungspotentiale, wie unreife Früchte, die schließlich reif, saftig und eßbar werden. Verhaftetsein, Aggression und Unwissenheit zu durchbrechen heißt, nicht an die einschränkende Realität zu glauben, die diese Gifte darstellen. Wenn wir nicht in Eigendün-

kel steckenbleiben, sind wir offener. Manchen Lehren zufolge
wird Verhaftetsein in Weisheit, Aggression in förderliche Klarheit
und in Mitgefühl und Unwissenheit in positive Aktivität transformiert. Durch die Überzeugung, daß wir diese Potentiale stets in
uns tragen, auch wenn sie im Moment noch verschleiert sein
mögen, vertritt der Buddhismus die Auffassung, daß wir von
Natur aus gut sind. Was wir brauchen, sind die Mittel, um mit
den Giften richtig umzugehen, damit wir sie in positive Zustände
transformieren können. Ein guter Freund von mir, der Lama OLE
NYDAHL, hat diese Transformation einmal mit dem Vorgang des
Härtens von Stahl verglichen. Wenn der Stahl erhitzt wird, durch-
läuft er eine Phase der Oxidierung, bei der er schwarz wird. Wenn
der Stahl in dieser Phase aus der Hitze genommen wird, erhält
man ein schlechtes Ergebnis. Wenn man aber den Stahl länger in
der Hitze läßt, fällt die schwarze Schicht ab und der Stahl wird
transformiert, er wird hell, glänzend und nahezu unzerstörbar.

KARMA UND GEBURT

Wenn unser wahres Potential darin besteht, gleich einem Buddha
zu sein, scheint es eine berechtigte Frage zu sein, warum wir noch
nicht vollkommen sind. Fragen wie diese stehen bei allen Religionen im Mittelpunkt und haben häufig zu hitzigen Debatten und
sogar zu Kriegen geführt. Diskussionen über Themen wie der
Ursprung des Lebens, das Wesen Gottes und unser Verhältnis zum
Göttlichen sind bestenfalls interessant und schlimmstenfalls
destruktiv.

Wie bei vielen unergründlichen Lehren des Ostens ist die Frage
nach dem Warum nicht besonders hilfreich. Wir müssen auf einer
einfacheren Ebene beginnen – bei uns selbst. Wenn wir die
Mechanismen unseres eigenen Lebens verstehen, wenn wir stärker in Kontakt mit unseren Potentialen kommen, werden Antworten auf das Warum und andere kosmische Fragen nicht mehr
nur reine Erkenntnisse, sondern lebendige dynamische Wahrheiten, die wir auf der grundlegendsten Ebene unserer Existenz
erfahren. Dann löst sich die Trennung zwischen uns und unserer
Welt auf, und die Frage »Warum« wird durch unsere eigene Existenz beantwortet.

Bis dahin stehen wir unter dem Einfluß einer einschränkenden
Realität, deren Ausprägung sich danach richtet, in welchem Maße

wir in den drei Giften Unwissenheit, Verhaftetsein und Aggression gefangen sind. Die tibetische Medizin betrachtet Unwissenheit, Verhaftetsein und Aggression als die Ursachen dessen, was uns als unser Geist, unser Körper und unsere Aktivität erscheint. Dies bedeutet, daß die Wahrnehmung, die wir von unserem Geist, unserem Körper und unseren Fähigkeiten haben, von den drei Giften bestimmt wird, mit denen wir uns selbst einschränken.

Wir werden alle romantisch, wenn es um Empfängnis, Geburt und Babys geht. Was in Wirklichkeit wundervoll an dem ganzen Vorgang ist, ist die Tatsache, daß es sich hierbei um ein Zeichen für das Verlangen des Geistes nach Selbstverwirklichung oder nach Erwachen handelt. Unsere Zeugung hat deshalb stattgefunden, weil ungelöste Gefühle des Verlangens bestanden. Wenn unser Bewußtsein vom Tod weg wandert, wird es abhängig von den positiven und negativen Eindrücken, die von unserer vorherigen Existenz noch in unserem Bewußtsein sind, zu einer neuen Geburtssituation hingezogen. Dies ist Reinkarnation. (Zum Thema Reinkarnation sind inzwischen einige informative Bücher erschienen.) Wir werden von der Energie angezogen, die zwischen einem sich vereinigenden Paar (unseren Eltern) entsteht; hierbei handelt es sich jedoch bei weitem nicht um eine bewußte Wahl, sofern man nicht fast oder bereits ganz erleuchtet ist. Wir treffen zwar Entscheidungen in unserem Leben, die unser zukünftiges Karma bestimmen (diese Vorstellung stimmt mit dem biblischen Grundsatz überein, daß man das ernten wird, was man gesät hat), aber wenn wir gestorben sind, erleben wir mehr oder weniger das Ergebnis unserer Handlungen. Dies ist das Karma für unser zukünftiges Leben. Faktoren wie zum Beispiel die Art und Weise, in der wir unser Bewußtsein geformt oder wie und ob wir einschränkende Sichtweisen transzendiert haben, treiben uns zu dem, mit dem wir eine Resonanz fühlen.

Der Ehrwürdige Tai Situ Rinpoche hat gelehrt, daß die Trennung des Bewußtseins von den natürlichen Elementen, aus denen unsere physische Existenz besteht, über eine Wucht verfügt, die stärker ist als das schlimmste vorstellbare Erdbeben.[1] Wenn wir nicht über einen gewissen Grad an Beherrschung verfügen, werden wir von dieser Wucht ohnmächtig und werden aus unserem früheren Leben auf einer Bahn herausgeschleudert, die durch unsere Entscheidungen und das daraus resultierende Karma vorherbestimmt ist. Die Umgebung und die Eltern, bei denen wir landen, haben wir uns tatsächlich selbst gewählt, dennoch ist das bei

den meisten Menschen keine bewußte Entscheidung. Diejenigen,
die in der Lage sind, dem Schock der Trennung des Bewußtseins
von den Elementen standzuhalten, und aufgrund ihrer meditativen Disziplin wieder in eine empfindungsfähige Form nach ihrer
Wahl eintreten – sei es ein Mensch, ein Tier oder was auch immer
– sind bewußte Reinkarnationen, die im Tibetischen als *Tulkus*
bezeichnet werden. Es ist sehr selten, daß dies geschieht, und das
Wissen, das diese bewußten Reinkarnationen in das neue Leben
mitbringen, ist die Summe all dessen, was sie in früheren Leben
gelernt haben. Daher werden sie Rinpoche genannt, das heißt
»kostbarer Meister«.

Die Tatsache, daß die meisten Wesen dazu gezwungen sind,
geboren zu werden, und sich nicht bewußt dafür entschieden
haben, sollte jedoch nicht als etwas Negatives betrachtet werden,
da es ein Segen ist, geboren zu werden. Einen Körper zu haben,
mit dem man mit Energiefeldern in der Welt in Beziehung treten
und diese spüren kann, gibt uns eine neue Gelegenheit, unsere
selbstauferlegten Beschränkungen zu überwinden und unsere
ganzen Potentiale zu erreichen.

In unseren früheren Leben haben wir alle unsere Unwissenheit,
unser Verhaftetsein und unsere Aggression zumindest vorübergehend oder ansatzweise erkannt oder sogar gelernt, diese Gifte zu
einem gewissen Grad zu durchbrechen. Daher sind die drei Gifte
nicht in allen Menschen gleich stark. Vielleicht waren wir erfolgreicher dabei, unsere Aggression zu zügeln, als bei der Überwin-
dung unserer Unwissenheit und unseres Verhaftetseins. Oder wir
haben vielleicht viele Illusionen aufgegeben, sind jedoch immer
noch fixiert und wütend.

Das Bewußtsein, das sich wieder in der Welt befindet, setzt sich
aus den Eigenschaften zusammen, die wir überwunden oder nicht
überwunden haben. Dieses Bewußtsein ist die Quelle all unserer
Stärken und Schwächen. Als solches ist es unser Konzept für die
Erleuchtung, da es uns zeigt, welche Ressourcen wir haben und an
was wir in diesem Leben noch arbeiten müssen.

Der Buddhismus lehrt, daß es 84.000 mögliche Konfigurationen der drei Gifte gibt, wobei bei diesen Konfigurationen eines
oder mehrere der Gifte in unterschiedlichem Maße vorherrschend
sind. Die buddhistischen Lehren, die Teil der vierten Ebene der
tibetischen Medizin sind, befassen sich damit, wie diese verschiedenen Konfigurationen in ihr wahres Potential transformiert werden können. Im Osten werden Psyche und Soma, also Geist und

Körper, als ein Kontinuum und nicht als voneinander getrennt betrachtet; daher befassen sich die Tantras der Heilkunde mit den Manifestationen der verschiedenen Konfigurationen des Bewußtseins auf der Ebene des Körpers und auf der Ebene des Verhaltens. Ähnlich wie die Genetik der westlichen medizinischen Wissenschaft postuliert die tibetische Medizin, daß zusammen mit der jeweiligen Mischung aus Verhaftetsein, Aggression und Unwissenheit, die sich als Baby körperlich manifestiert, auch physiologische und psychologische Anlagen bestehen, denen sich ein Mensch im Laufe seines Lebens widmen muß. Im Westen bezeichnen wir dies als »Konstitution«. Das Wort für die Konstitution lautet in Sanskrit *Prakruti* und im Tibetischen *Rang-Zhin*.

Da Geist und Körper eine untrennbare Einheit bilden, beeinflußt jedes der Gifte, obwohl diese jeweils einem geistigen Zustand entsprechen, unsere Wahrnehmung dessen, was wir in Beziehung zu der uns umgebenden Welt sind. Die Gifte bestimmen, welche Vorstellung wir tatsächlich von der Zusammensetzung unseres dreidimensionalen Körpers haben, und sie bestimmen die psychologische Art und Weise, mit der wir mit anderen Menschen und der Welt in Interaktion treten. Der Weg, der von den drei Giften als gedanklichen Formen zu der Intention der körperlichen Manifestation in der dreidimensionalen Welt führt, folgt einem vorhersagbaren Muster, das in der buddhistischen Philosophie als die Lehre des Entstehens in gegenseitiger Abhängigkeit, auch die zwölf *Nidanas* genannt, bezeichnet wird.

Die zwölf Nidanas sind zwar eine philosophische Erklärung des Vorgangs der Geburt, sie beschreiben jedoch auch den Prozeß, den wir in jedem Moment erleben, wenn wir fühlen, Unterschiede machen und eine Auswahl treffen.

Unwissenheit wird als das grundlegende Gift betrachtet, das wir erleben, und sie verursacht eine dualistische Trennung zwischen uns und der Welt, weil uns ein klares Verständnis fehlt. Auf einer bestimmten Ebene ist dieses mangelnde Verständnis sozusagen unschuldig, da es aus Unreife entsteht. Wenn es jedoch mit der Zeit verstärkt wird, kann es ein aktiver Prozeß werden, bei dem wir die Wahrheit ignorieren, die direkt vor unserer Nase ist. An diesem Punkt kommt zu unserer Unwissenheit noch Stolz hinzu. Stolz wird als *Klesa*, das heißt als geistige Verunreinigung, betrachtet.

Aufgrund von Unwissenheit erkennen wir die klare und unbegrenzte Natur unseres Geistes nicht. Etwas beginnt sich herauszubilden. Die Tantras lehren, daß Formen aus der dynamischen Leere entstehen, die die wirkliche Natur unseres Geistes ist, wenn dieser vollständig erkannt wird. Diese Formen sind nichts anderes als Projektionen des Geistes. Dies wird im bekannten Herz-Sutra folgendermaßen ausgedrückt:

»Oh Sariputra, Form ist Leere, und die Leere ist Form; Leere unterscheidet sich nicht von Form, Form unterscheidet sich nicht von Leere; was Form ist, ist Leere, und was Leere ist, ist Form, das gleiche gilt für Gefühle, Wahrnehmungen, Impulse und Bewußtsein ...«[2]

Auf dieser Erkenntnis beruhen die tibetischen Tantras der Heilkunde. Dies ist zwar eine geniale Aussage, die man erst nach jahrelangen philosophischen Überlegungen und nach jahrelanger Meditation erfassen kann, es gibt jedoch keine größere Leistung des menschlichen Bewußtseins, als diese Aussage im Bewußtsein und im Handeln umzusetzen.

Aus Unwissenheit heraus bewirkt die entstehende Eigenbeschränkung eine Identifizierung mit dem, was im Geist erscheint, als wäre diese Erscheinung vom Geist selbst getrennt. Der Inhalt des Geistes sind die Eindrücke aus vergangenem Karma. So bildet sich das heraus, was wir als uns selbst betrachten, und das, was wir als außerhalb von uns selbst betrachten.

Aus der dualistischen Unterscheidung zwischen uns selbst und dem Anderen entsteht ein Gefühl des »Ichs«, das als permanent erscheint. Dies wird als Bewußtsein, der dritte Nidana, bezeichnet (die ersten beiden Nidanas sind Unwissenheit und diese Identifizierung, die als Bildung bezeichnet wird und die erste dualistische Vorstellung darstellt). Laut dem Ehrwürdigen KHENPO KARTHAR RINPOCHE ist das Bewußtsein das Produkt des zuvor angesammelten Karma, die Gefühle, die mit diesem Karma verbunden sind, mit denen wir uns identifizieren, und ein Funke an Intelligenz, der uns potentiell die Möglichkeit gibt, unsere Fixierungen in der Zukunft aufzulösen, falls wir uns dafür entscheiden.[3]

Obwohl wir vielleicht von den Nebenprodukten unseres früheren Verhaftetseins, unserer früheren Aggression und Unwissenheit beeinflußt sind, enthält dieser Funke an Intelligenz eine Sehnsucht nach Erleuchtung. Diese Sehnsucht, auch wenn sie vielleicht durch Verhaftetsein, Aggression und Unwissenheit verschleiert ist, wird das erkennen, was notwendig ist, um das ins Sein zu brin-

gen, von dem wir denken, daß wir es sind, so daß der Prozeß der
Entfaltung des Potentials für die Erleuchtung fortgesetzt wird.
Am einfachsten ausgedrückt heißt dies, daß sich das Bewußtsein
zu Eltern hingezogen fühlt. Wenn wir uns zur materiellen Bildung,
dem vierten Nidana, hinbewegen, findet unsere Zeugung statt.
Und mit der Zeugung bilden sich unsere Sinne – Hören, Riechen,
Tasten und Schmecken – sowie unsere Gefühle und Gedanken.
Diese sechs Fähigkeiten werden als die sechs Sinneskräfte, der
fünfte Nidana, bezeichnet.

Bis zu diesem Punkt war alles, das geschehen ist, die direkte
Folge früherer Erfahrungen oder des vergangenen Karma. Unsere
früheren Versuche, die drei Gifte aufzulösen, führten uns dazu,
unsere physische Manifestation und die zugehörigen Sinnesfelder
in einer bestimmten Weise zu erfahren. Es werden also ebenso wie
bei der Betrachtungsweise der medizinischen Wissenschaft des
Westens unsere grundlegenden physischen, mentalen/emotionalen
und spirituellen Anlagen (unser Rang-Zhin) zum Zeitpunkt der
Zeugung gebildet.

Unser Körper und unsere Sinne sind von Verhaftetsein, Aggression und Unwissenheit beeinflußt, und zwar in dem Maße, in dem
wir diese Gifte in früheren Zeiten nicht aufgelöst haben. Und
doch besteht unser Verlangen nach Erleuchtung weiter, unabhängig davon, wie stark es durch die Illusionen verschleiert wird, die
aus den drei Giften entstehen. Und obwohl wir ein Produkt unseres vergangenen Karma sind, besitzen wir eine Intelligenz, die die
Notwendigkeit zur Manifestation erkennt, um eine Möglichkeit
zu schaffen, das zu lösen, was wir noch nicht gelöst haben. Dies
bedeutet, daß wir zum Zeitpunkt der Zeugung vollständig funk-
tionsfähige werdende Wesen sind, die damit beginnen, mit der
Welt umzugehen, in der wir uns befinden. Die Entwicklung der
sechs Sinneskräfte ist der Abschluß dessen, was von vergangenem
Karma hervorgerufen wurde. Denn zu diesem Zeitpunkt nehmen
wir Kontakt zu unserer gegenwärtigen Realität auf und beginnen,
unser zukünftiges Karma zu entwickeln.[4] Wir besitzen nun die
körperliche Fähigkeit, offen auf weitere Gedankenformen und
Eindrücke zu reagieren, die in unserem Geist und in unserer
Embryo-Umgebung entstehen. Die Interaktionen zwischen innerer und äußerer Realität haben schon immer stattgefunden, da
diese Realitäten dasselbe sind: Produkte des Geistes, die als Dinge
innerhalb von »mir« und außerhalb von »mir« eingeteilt sind.
Über diese grundlegende Einteilung und über die Art und Weise

hinausgehend, wie wir mit diesen Erscheinungen als Ergebnis der drei Gifte interagieren, haben wir nun die Gelegenheit, diese Erscheinungen weiter einzuteilen. Der siebte Nidana wird als das Gefühl bezeichnet, also der Zeitpunkt, an dem wir beginnen, gefühlsmäßige Reaktionen auf die Erfahrungen zu haben, die wir mit unseren sechs Sinneskräften machen. Welches Gefühl ruft etwas bei uns hervor? Mögen wir es oder mögen wir es nicht? Macht es uns glücklich, traurig, oder haben wir keinerlei Meinung darüber?

Die nächste Stufe, der achte Nidana, besteht darin, daß wir unterscheiden, was wir möchten und was wir vermeiden möchten. Nun beginnen wir, eine Wahl zu treffen und offene Reaktionen zu haben. Jede schwangere Frau wird bestätigen, daß sie sowohl psychisch als auch körperlich fühlen kann, ob ein Embryo etwas, das in seine Umgebung gelangt, mag oder nicht mag, ob es sich dabei nun um Nahrung oder einen anderen Aspekt der Umgebung handelt.

Mit der Stärke der Unterscheidung entsteht ein Verlangen, das zu bekommen, das man mag, und das auszuschalten, das man nicht mag. Dies bedeutet jedoch nicht, daß alles, nachdem wir ein Verlangen spüren, auch gut für uns ist. Wir können sogar ein Verlangen nach etwas haben, das schädlich für uns ist, aber aufgrund von Unwissenheit und Verhaftetsein sehen wir die Wahrheit nicht. KHENPO RINPOCHE lehrt auch, daß das Verlangen aus der Angst entstehen kann, nichts zu haben. Dies ist der Ursprung von Abhängigkeit und Sucht.[5]

Je mehr wir in dem gefangen sind, nachdem wir ein Verlangen haben, desto stärker sind wir hypnotisiert. Wir entwickeln einen psychischen Zustand des Anhaftens, der neunte Nidana, in dem wir so stark gebannt sind von dem, was wir begehren, daß wir tatsächlich glauben, wir könnten ohne es nicht existieren. Wenn wir unsere Absichten auf diese Weise konzentrieren, schaffen wir einen Kontext, in dem wir durch unsere Handlungen sicherstellen, daß wir unsere Begierden auch befriedigen. Unsere Absicht ist der zehnte Nidana; es gibt dann keine andere Wahl als die Manifestation der Dinge in Übereinstimmung mit unseren Reaktionen auf Erscheinungen, die auf unseren Anlagen basieren. Hier stellt sich die Frage, ob wir die drei Gifte verschlimmert oder in irgendeiner Weise gelöst haben.

Der elfte Nidana wird als »Werden« oder Geburt bezeichnet. Dies bezieht sich sowohl auf eine psychologische Erfahrung als auch auf die physische Geburt, da die Nidanas in jedem Moment unserer Existenz wirken, wenn Dinge in unserem Bewußtsein geboren werden und sich auflösen. Wir haben schließlich das erreicht, was wir uns vorgenommen hatten. Alle unsere Begierden bringen uns zu einem Punkt, bei dem der nächste logische Schritt ist, das leben zu müssen, was geschaffen wurde. Im Gegensatz zu der Auffassung, wir seien ein unbeschriebenes Blatt, entstehen wir als Wesen mit ziemlich stark festgelegten Gewohnheiten und Vorlieben. Wir haben uns selbst ein Dilemma geschaffen, mit dem wir nun als unabhängig funktionierende Wesen zurechtkommen müssen.

Der zwölfte Nidana betrifft das Gesetz von Ursache und Wirkung. Was geschaffen wird, hat Grenzen. Alle Dinge manifestieren sich, altern und sterben. Die emotionalen Höhen und Tiefen, die Krankheiten, die wir erleben, unsere Interaktionen mit der Welt, die uns umgibt, schließlich sogar unser Tod – alle diese Dinge haben wir selbst in Gang gesetzt. Wir sind uns vielleicht der Tragweite unseres Lebens nicht ganz bewußt, aber wir können niemand anderes für das Dilemma verantwortlich machen, in dem wir uns befinden.

Da die zwölf Nidanas ein Vorgang sind, den wir erleben, wenn wir fühlen, unterscheiden und eine Wahl treffen, können wir uns auch dieses Vorgangs stärker bewußt werden. Wenn wir diesen Vorgang nicht erkennen, wird unsere Welt immer massiver und scheinbar unlösbarer, und um so stärker haben wir den Eindruck, von der Welt getrennt zu sein. Je materialistischer wir werden, um so mehr betrachten wir uns selbst als Maschinen. Und so kann es leicht geschehen, daß wir – medizinisch ausgedrückt – glauben, es sei nichts dabei, Organe herauszuschneiden, Transplantationen durchzuführen, künstliche Organe oder Substanzen einzusetzen oder unsere Gefühle zu unterdrücken, indem wir Drogen und Medikamente nehmen.

Andererseits kann das Erkennen der zwölf Nidanas befreiend sein, wenn wir beginnen, uns dabei zu ertappen, daß wir fixiert, geistesabwesend oder aggressiv werden. Auch wenn wir die zwölf Nidanas nicht ausschalten können, da sie der natürliche Vorgang des Geistes sind, so können wir doch geistlose gewohnheitsmäßige Reaktionen, die negative Ergebnisse haben, durch bewußte Reaktionen ersetzen, die Raum für positive Handlungen und Ergebnisse schaffen.

THEORIE DER DREI NYEPAS

Wie bei vielen anderen Philosophien der Welt werden auch im
Ayurveda in seiner traditionellen indischen und tibetischen Form
die kosmischen und natürlichen Kräfte, die die Grundlage für alle
Manifestationen des Lebens bilden, in eine Triade eingeteilt. Jeder
Zweig dieser Triade steht mit bestimmten allgemeinen physischen
Eigenschaften und Tendenzen in Zusammenhang. Diese Eigen-
schaften und Tendenzen werden folgendermaßen zusammenge-
faßt:

trocken	schmierig	klebrig
beweglich	fließend	träge
zart	stechend	stabil
hart	flüssig	fest
rauh	glänzend	feucht
leicht	leicht	schwer
kühl	heiß	kühl
weit		
eindringend		

Alle Erscheinungen – sowohl belebter als auch unbelebter Art –
weisen diese Eigenschaften und Tendenzen in unterschiedlichem
Maße auf. Durch die Kombination dieser Eigenschaften erhalten
alle Erscheinungen eine Struktur oder einen unterschiedlichen
Grad an Solidität, einen unterschiedlichen Grad an Dynamik und
einen unterschiedlichen Grad an Molekularbewegung. Daher verfügen alle Dinge über eine Struktur, über das Potential, auf
bestimmte Weise zu handeln, und über Bewegung (ob sichtbar
oder unsichtbar). Diese Attribute sind als eine Funktion der oben
aufgelisteten Eigenschaften eingeteilt.

ATTRIBUT	Bewegung	Dynamik	Solidität
DER		(Stärke)	(strukturell)
BEWEGUNG			

In den asiatischen Kulturen werden dieser Urtriade von Eigenschaften, Tendenzen und Attributen archetypische Namen zugeordnet. In
allen drei Traditionen werden diese drei archetypischen Energiefor-
men als die drei »Temperamente« bezeichnet. In der folgenden

Übersicht entspricht die Reihenfolge dieser Temperamente der Reihenfolge der zuvor dargestellten Spalten.

(TIBETISCH)	LUNG	TrIPA	BEKAN
	(Aussprache: lung)	(Aussprache: tii-paa)	(Aussprache: beigahn)
(INDISCH BZW. SANSKRIT)	Vata	Pitta	Kapha
(CHINESISCH)	Chi	Yang	Yin

Als Übersetzung der tibetischen Temperamente oder Nyepas (LUNG, TrIPA und BEKAN) in physische und psychische Tendenzen von belebten Kreaturen (wie z. B. Menschen) haben tibetische und westliche Autoritäten für tibetische Medizin den Ausdruck »Wind« für LUNG, »Galle« für TrIPA und »Phlegma« für BEKAN verwendet. Diese einzelnen Substanzen geben jedoch nicht das gesamte Spektrum dessen an, wofür das jeweilige Temperament in unserer Konstitution steht.

Alle Dinge in der Natur werden gezeugt und geboren, sie bewegen sich durch ihren Lebenszyklus und sie sterben. In Asien wird dieser Prozeß als fünf voneinander getrennte Wandlungsphasen oder Elemente im Prozeß des Lebens betrachtet: Äther, Luft, Feuer, Wasser und Erde. Jedem Temperament werden zwei dieser Elemente des Lebens zugeordnet, deren Namen in den östlichen und den westlichen Traditionen gleich sind.

LUNG = Äther und Luft
TrIPA = Feuer und Wasser
BEKAN = Wasser und Erde

Jedes Paar der Elemente setzt sich aus Gegensätzen zusammen.

Äther wird kreativem Potential zugeordnet. Er ist der Raum, in dem das Leben gezeugt wird. Er ist der Impuls. Er hat die Eigenschaft, nicht greifbar zu sein, und umfaßt daher alle Potentiale. Luft wird der Reife zugeordnet, dem Leben in seiner ganzen Fülle. In diesem Element findet das ganze Leben seine vollständige Manifestation. Äther (Raum) wird mit Luft gefüllt. Diese beiden Elemente schaffen eine dynamische Spannung zwischen Sein und Nichtsein, die in den physischen Eigenschaften und Tendenzen von LUNG zum Ausdruck kommt. LUNG wird als die nicht gegenständliche Lebenskraft betrachtet, die in allen belebten Dingen vorhanden ist.

Feuer wird mit Reifung und Schwangerschaft in Verbindung gebracht. Es ist der Funke des Lebens; was entsteht, ist voller sichtbarer Dynamik. Dieses Element wird mit einer Knospe verglichen, die in ihrer kleinen, festen Struktur das gesamte Potential besitzt, das sich bald entfalten wird. Das Wasser wird mit dem Tod oder einem Zustand in Zusammenhang gebracht, in dem sich das Leben zurückzieht. Wie der Winter, wenn die Bäume ihren Saft zurück in die Wurzeln zurückziehen, ist diese Phase eine Zeit der Stille. Das Leben ist ein Prozeß, bei dem etwas wächst und dann zerfällt. Eine Analogie ist, daß Wasser das Feuer auslöschen kann. Diese beiden Elemente in Kombination schaffen eine dynamische Spannung – wie auch bei einem Dampfkochtopf –, die geballtes Potential und Überlebenswillen ausdrückt. Dies sind die Elemente von TrIPA.

Erde wird mit Formstabilität in Zusammenhang gebracht. Sie stellt das Leben in seiner dichtesten, massivsten Form dar. Diese Stabilität bietet Schutz und die Gewißheit, daß man, wenn man auf die Reife zugeht, die Stärke hat, den auflösenden Kräften standzuhalten und sich zu versorgen. Wasser steht für Fließendes. Das Wasser bewirkt, daß alles, das lebt, sich wieder in seine Bestandteile auflöst, deren Potential irgendwann in der Zukunft wiederbelebt werden wird. Erde absorbiert Wasser. Dies ermöglicht die festgelegte Geschwindigkeit, in der das Leben kommt und geht. Diese beiden Elemente schaffen eine dynamische Spannung, die in physischen Eigenschaften und Tendenzen zum Ausdruck kommt, die BEKAN zugeordnet werden.

Die archetypischen Kräfte LUNG, TrIPA und BEKAN sowie die ihnen zugeordneten Elemente stellen mehr dar als nur grobe physische Tendenzen und Merkmale oder Metaphern des Lebens. Diese Kräfte und ihre Elemente sind die unsichtbaren energetischen Kräfte der Schöpfung, die sich in den Systemen, Strukturen und Funktionen unseres physischen Körpers, unseres psychologischen Charakters und unserer emotionalen Veranlagung sowie in spirituellen Interessen und Neigungen manifestieren.

In der folgenden Tabelle ist dargestellt, wie alle unsere körperlichen und geistigen/emotionalen Eigenschaften und Tendenzen gemäß den drei Temperamenten, also den Nyepas, eingeteilt sind.

EINTEILUNG DER EIGENSCHAFTEN NACH DEN DREI NYEPAS

HUMOR:	LUNG	TrIPA	BEKAN
ELEMENT:	Äther Luft	Feuer Wasser	Erde Wasser
PSYCHISCHE	Form und	Empfängnis und	Gefühl und
FÄHIGKEIT:	Bewußtsein	Wahrnehmung	Wahrnehmung
GEFÜHLS-			
ZUSTÄNDE:	kreativer Impuls,	Freude, vorsichtige	Mitgefühl, Sorge,
(ausgeglichen)	reflektierendes Interesse,	Aufmerksamkeit	vorsichtige Aufmerk-
	Erregbarkeit		samkeit
(unausgeglichen)	Reizbarkeit, Nostalgie,	Besorgnis, Furcht,	Mitleid, Furcht,
	Frustration, starres	Paranoia, zu starkes	Paranoia, zu starkes
	Denken, Wut,	Beteiligtsein, Hysterie	Beteiligtsein, Co-
	passive Aggression		Abhängigkeit
KÖRPERTYP:			
(westliche			
Einteilung)	leptosom	athletisch	pyknisch
ZUGEORDNETER			
KÖRPERBEREICH:	unterer	mittlerer	oberer
KÖRPERSYSTEME:	neurologisches	endokrines System,	Verdauungssystem,
	und psychisches	Gefäßsystem	Flüssigkeitssysteme
	System		(d. h. lymphatisches
			System)
FÖRDERT:	geistige	Immunität und	körperliche Stabilität
	Gesundheit und	Dynamik	und Reinigungssystem
	Bewußtheit		
ZUGEORDNETE			
ORGANE:	Nervensystem, Herz,	Dünndarm, Leber,	Magen, Milz/Bauch-
	Lunge, Dickdarm, Haut,	Gallenblase, Venen,	speicheldrüse, Nieren,
	Gelenke	Arterien, sekretorische	Blase, Lunge, Lymphe
		Organe, Fortpflanzungs-	und Lymphbahnen
		organe	
ART DER	kalte Krankheiten	heiße Krankheiten,	kalte Krankheiten,
ERKRANKUNGEN	(Symptome, die durch	Infektionen, Fieber,	Schleim und Stauun-
(Beispiele	den Körper wandern),	akute Schmerzen,	gen, Lethargie, leichte
körperlicher	chronische Probleme	endokrine Probleme und	und anhaltende
Krankheiten):	des unteren Verdauungs-	Gefäßprobleme, Probleme	Schmerzen, Probleme
	trakts (Verstopfung),	des oberen Verdauungs-	der zugeordneten
	Probleme der	trakts (Durchfall),	Organe
	zugeordneten Organe	Probleme der	
		zugeordneten Organe	
HAUPTURSACHE	Verhaftetsein (auf etwas	Aggression (zu an-	Unwissenheit (lethar-
DER STÖRUNG:	fixiert oder von etwas	spruchsvoll, kritisch oder	gisch oder gleichgültig
	besessen sein)	defensiv sein)	sein)

ANMERKUNGEN

EINLEITUNG:
1. Terry Clifford, *Tibetan Buddhist Medicine and Psychiatry*. York Beach, Maine: Samuel Weiser 1984, S. 48.
2. Yeshe Donden und Kelsang Jhampa, *Tibetan Medicine* (*The Ambrosia Heart Tantra*). Neu Delhi, Indien: Library of Tibetan Works and Archives 1977, Vorwort.
3. Donden und Jhampa, *Tibetan Medicine*, S. 11. Es heißt, daß der Weise Yile Kye den Weisen Rigpe Yeshe fragte, aus was das Ambrosia-Herz-Tantra bestünde. Der Weise Rigpe Yeshe zählt die Bestandteile auf und erläutert anschließend die acht Zweige, elf Prinzipien, fünfzehn Kategorien und vier Zusammenstellungen, die die Grundlage der tibetischen Medizin bilden. Das erste, das Wurzel-Tantra, befaßt sich mit den acht Zweigen, die auf die verschiedenen Beschwerden eingehen, die Menschen zu bestimmten Zeiten ihres Lebens und in verschiedenen Umständen erfahren können. »Diese sind: (1) körperliche Beschwerden, (2) Beschwerden von Kindern, (3) Beschwerden von Frauen, (4) Beschwerden von Männern, (5) [Beschwerden, die von] Geistern [verursacht werden], (6) [Wunden, die von] Waffen [stammen], (7) [Störungen] alter Menschen und (8) Sterilität.« Im zweiten, dem erklärenden Tantra, geht es um die elf Prinzipien, die dazu beitragen, daß man von Krankheiten verschont bleibt. Erläutert werden Themen wie Anatomie und Physiologie, vernünftige Ernährungs- und Lebensweisen und die Rolle und das richtige Verhalten eines Arztes. Das dritte, das Tantra der mündlichen Tradition, zählt fünfzehn Kategorien für den Einsatz bestimmter Heilmethoden bei bestimmten Krankheiten auf. Das letzte, das spätere Tantra, befaßt sich mit gründlicher Diagnose und medizinischen Eingriffen, wie z.B. Methoden zur Einleitung der verschiedenen Formen körperlicher Ausscheidung, Moxibustion, sogar Chirurgie. Terry Clifford schreibt in ihrem Buch *Tibetan Buddhist Medicine and Psychiatry*, daß der *Gyud-Zhi* 156 Kapitel mit detaillierten medizinischen Informationen umfaßt.
4. Clifford, *Tibetan Buddhist Medicine and Psychiatry*, S. 48.
5. Leon Hammer, *Dragon Rises, Red Bird Flies*. Barrytown, N.Y.: Station Hill Press 1991.

KAPITEL 1: ERMITTLUNG DES EIGENEN KONSTITUTIONSTYPS

1. Die drei Gifte werden in anderen zuverlässigen Quellen für tibetische Medizin und Philosophie auch mit anderen Namen bezeichnet. Für das Verhaftetsein werden ebenfalls die Ausdrücke Begierde, Leidenschaft, Anhaften und sogar Sinneslust verwendet. Aggression wird auch als Abneigung, Haß oder Wut bezeichnet. Unwissenheit wird als Illusion, Verblendung oder Verwirrung bezeichnet. Diese unterschiedlichen Namen bezeichnen aber stets den gleichen Nyepa. Informationen hierzu erhalten die Bücher *Health through Balance* von Dr. Yeshe Donden, *Tibetan Medicine* von Dr. Tom

Dummer und *Tibetan Buddhist Medicine and Psychiatry* von Terry Clifford.
2. Siehe auch die Tabelle auf Seite 238.
3. Wenn ein tibetischer Arzt den Rang-Zhin eines Patienten bestimmen soll, setzt er voraus, daß im Idealfall die folgenden Bedingungen erfüllt sind:
(1) Der Patient muß für die Dauer von zwei Wochen eine normale natürliche Lebensweise ohne außergewöhnliche Ereignisse d. h. ohne Reisen, Feiern usw., einhalten.
(2) Der Patient nimmt eine einfache Kost aus Reis, Dahl und Gemüse zu sich. Dies dient dazu, den Körper zum einen zwar mit Nahrung zu versorgen, zum anderen aber eine Überreizung durch z. B. Fleisch und Alkohol zu vermeiden.
(3) Nachdem er die Anweisungen für Lebensweise und Kost, die unter den Punkten 1 und 2 aufgeführt sind, befolgt hat, macht der Patient einen schriftlichen oder mündlichen Test, mit dem seine psychischen Veranlagungen und persönlichen Gewohnheiten beurteilt werden.
(4) Am Tag der medizinischen Untersuchung sammelt der Patient nach dem Aufstehen eine Probe seines Mittelstrahlurins in einem sauberen Gefäß, damit der Arzt den Urin untersuchen kann. Der Patient darf vor der Untersuchung keinerlei Nahrung zu sich nehmen.
(5) Bei der Untersuchung prüft der Arzt sorgfältig den Körperbau des Patienten, seine Physiognomie, Zunge, Augen und Fingernägel. Der Urin wird auf Farbe, Geruch, Geschmack und Schaum hin untersucht. Es wird sogar ein Weissagungsverfahren mit dem Urin durchgeführt.
(6) Astrologische Daten werden studiert.
(7) Die Krankengeschichte des Patienten wird ermittelt, wobei auch die Krankheiten der nächsten Familienangehörigen (Eltern und Großeltern) berücksichtigt werden. Der Patient beschreibt auch seine alltägliche Lebensweise.
(8) Der Arzt fühlt die verschiedenen Pulsarten, um den dominierenden Nyepa, den Zustand der verschiedenen Organe und den Nyepa zu ermitteln, der die Funktion dieser Organe beeinflußt.
(9) Der Arzt ermittelt auf der Grundlage der erfaßten oben genannten Daten den Rang-Zhin des Patienten.
In der modernen Welt könnten nur wenige von uns einen tibetischen oder ayurvedischen Arzt finden oder wären in der Lage, diese idealen Voraussetzungen zu erfüllen. Natürlich lohnt sich die Mühe durchaus, den eigenen Rang-Zhin auf diese Weise exakt ermitteln zu lassen.
4. Yeshe Donden, *Health Through Balance*. Ithaca, N.Y.: Snow Lion Publications 1986, S. 77.
5. Ib., S. 80.
6. Dr. Vasant Lad, Vortragsreihe 1987.
7. Tai Situ Rinpoche, *Relative World, Ultimate Mind*. Boston – London: Shambhala Publications 1992.

KAPITEL 2: ERNÄHRUNG

1. Ivan Illich, *Medical Nemesis – The Expropriation of Health*. New York: Pantheon Books 1976.
2. Yeshe Donden und Kelsang Jhampa, *Tibetan Medicine (The Ambrosia*

Heart Tantra). Neu Delhi, Indien: Library of Tibetan Works and Archives 1977, S. 90
3. Lino Stanchich, *The Power Eating Program.* Miami, Florida: Healthy Products 1989.
4. Rechung Rinpoche, *Tibetan Medicine.* Berkeley – Los Angeles: University of California Press 1976, S. 63.
5. Yeshe Donden, *Health Through Balance.* Ithaca, N.Y.: Snow Lion Publications 1986, S. 170.
6. Ib.
7. John Robbins, *Diet for a New America.* Walpole, N.H.: Stillpoint Publishing 1987.
8. Hazel R. Parcells, *For Better Health.* Albuquerque, New Mexico: Parcells System of Scientific Living, Inc. 1989.
9. Ib., S. 6
10. Khenpo Karthar Rinpoche, *Medicine Buddha Commentary.* Woodstock, New York: Karma Triyana Dharmachakra 1984, S. 50.
11. Rechung Rinpoche, *Tibetan Medicine,* S. 61.
12. Ib.
13. Ib.
14. Ilza Veith, *Yellow Emperor's Classic of Internal Medicine.* Berkeley – Los Angeles – London: University of California Press 1972.
15. Tom Dummer, *Tibetan Medicine and Other Holistic Health-Care Systems.* London – New York: Routledge 1988, S. 97.
16. Ib., S. 57 f.
17. Amadea Morningstar, *The Ayurvedic Cookbook.* Santa Fe, N.M.: Lotus Press 1990, S. 29.
18. Ib.
19. Amadea Morningstar, Vortrag beim Ayurvedic Institute 1987.
20. Dr. Lobsang Rapgay, Vortragsreihe 1988.
21. Rechung Rinpoche, *Tibetan Medicine,* S. 63.
22. Donden, *Health through Balance,* S. 154.

KAPITEL 3: KÖRPERTRAINING
1.Yeshe Donden und Kelsang Jhampa, *Tibetan Medicine (The Ambrosia Heart Tantra).* Neu Delhi, Indien: Library of Tibetan Works and Archives 1977, S. 85.
2. Terry Clifford, *Tibetan Buddhist Medicine and Psychiatry.* York Beach, Maine: Samuel Weiser 1984, S. 212.
3. Yeshe Donden, *Health Through Balance.* Ithaca, N.Y.: Snow Lion Publications 1986, S. 182.
4. Tarthang Tulku, *Kum Nye Relaxation, Part 1: Theory, Preparation, Massage.* Berkeley, Calif.: Dharma Publishing 1978, x.
5. Ib., S. 7 f.
6. Unveröffentlichtes Essay »Exercise and Ayurveda« von Melanie Sachs.
7. Peter Kelder, *Ancient Secrets of the Fountain of Youth.* Gig Harbor, Wa.: Harbor Press 1985 (siehe auch: *Die Fünf Tibeter.* Wessobrunn: Integral).
8. Christopher S. Kilham, *Inner Power: Secrets from Tibet and the Orient.* Tokyo – New York: Japan Publications 1988.

9. Ib., S. 78.
10. Kelder, *Fountain of Youth*, S. 24.
11. Unveröffentlichtes Manuskript von Dr. Lobsang Rapgay, S. 117.
12. Dr. Lobsang Rapgay, Seminar 1988.

KAPITEL 4: RICHTIGES VERHALTEN

1. Yeshe Donden und Kelsang Jhampa, *Tibetan Medicine (The Ambrosia Heart Tantra)*. Neu Delhi, Indien: Library of Tibetan Works and Archives 1977, S. 84.
2. Terry Clifford, *Tibetan Buddhist Medicine and Psychiatry*. York Beach, Maine: Samuel Weiser 1984, S. 99.
3. Donden, *Tibetan Medicine*, S. 85.
4. Vasant Lad, *Ayurveda: The Science of Self Healing*. Santa Fe, N.M.: Lotus Press 1984, S. 100.
5. Rechung Rinpoche, *Tibetan Medicine*. Berkeley – Los Angeles: University of California Press 1976, S. 54.
6. Clifford, *Tibetan Buddhist Medicine and Psychiatry*, S. 141.
7. Gedun Chopel, *Tibetan Arts of Love*. Ithaca, N.Y.: Snow Lion Publications 1992, S. 230.
8. Nik Douglas und Penny Slinger, *Sexual Secrets*. Vermont: Destiny Books 1979, S. 251.
9. Kalu Rinpoche, *The Gem Ornament of Manifold Oral Instructions*. San Francisco: KDK Publications 1986, S. 99.
10. Yeshe Donden, *Health Through Balance*. Ithaca, N.Y.: Snow Lion Publications 1986, S. 143.
11. Dharmaraksita, *The Wheel of Sharp Weapons*. Neu Delhi, Indien: Library of Tibetan Works and Archives 1981, S. 17.
12. Donden, *Tibetan Medicine*, S. 89.
13. Ib., S. 93.

KAPITEL 5: MEDITATION UND SPIRITUELLE LEBENSWEISE

1. Dr. Lobsang Rapgay, Vortrag 1988.
2. Bob Sachs, *The Complete Guide to Nine-Star Ki*. Shaftesbury, England: Element Press 1992.
3. Ib., S. 93.
4. Ib., S. 85.
5. Ib., S. 77 f.
6. Ib., S. 70.
7. Ib., S. 62.
8. Ib., S. 55 f.
9. Ib., S. 48 f.
10. Ib., S. 43.
11. Ib., S. 37.
12. Chogyam Trungpa Rinpoche, *Shambhala: Sacred Path of the Warrior*. Boulder, Colo.: Shambhala Publications 1973, S. 60.

KAPITEL 6: ENTGIFTUNG UND VERJÜNGUNG

1. Chogyam Trungpa Rinpoche, Vortrag in der Stadthalle Woodstock 1979.
2. Ayurvedic Learning Center, Santa Fe, New Mexico, Broschüre 1991.
3. Dr. Lobsang Rapgay 1988 in einem Gespräch.
4. Dr. Sunil Joshi, Vortrag Herbst 1990.
5. Hara Shiatsu International Newsletter (Winter 1988–1989), S. 7.
6. Ib.
7. Dr. Patrick Hanaway im Herbst 1992 in einem Gespräch.
8. Terry Clifford, *Tibetan Buddhist Medicine and Psychiatry.* York Beach, Maine: Samuel Weiser 1984, S. 185.
9. Dr. Sunil Joshi, Vortrag Herbst 1990.
10. Dr. Lobsang Rapgay, Vortragsreihe 1988.
11. Khenpo Karthar Rinpoche, Präsentation 1990.
12. Yeshe Donden, *Health Through Balance.* Ithaca, N.Y.: Snow Lion Publications 1986, S. 207–213.

KAPITEL 7: ZEIT UND ORT

1. Tai Situ Rinpoche, *Relative World, Ultimate Mind.* Boston–London: Shambhala Publications 1992, S. 108.
2. Ib., S. 8 f.
3. Sarah Rossbach, *Feng Shui: The Chinese Art of Placement.* New York: E. P. Dutton 1983.
4. Tai Situ Rinpoche, *Relative World, Ultimate Mind,* S. 97.
5. Matrix Software, Seminar über tibetische Astrologie, Vorbemerkungen.
6. Dr. Lobsang Rapgay, Vortragsreihe 1988.

ANHANG 1

1. Tai Situ Rinpoche in einem Vortrag am Maitreya Institut.
2. Herz-Sutra.
3. Khenpo Karthar Rinpoche, Vortrag 1978.
4. Ib.
5. Ib.

GLOSSAR

BEKAN (tibetisch; Sanskrit: *Kapha*): Temperament bzw. *Nyepa* des Phlegmas, einer der drei Hauptbestandteile des Körpers. Im Chinesischen wird dieses Temperament der Kraft Yin zugeordnet. BEKAN bezieht sich auf alles Klebrige und Feste im Körper, d. h. im Grunde auf die Strukturen und die Schmierflüssigkeiten. Der Sitz von BEKAN ist der Magen. BEKAN wird dem geistigen Gift der Unwissenheit zugeordnet, aus dem, wenn es transformiert wird, der weite Geist der Erleuchtung wird.

Dzub-nyin (tibetisch; japanisch: *Shiatsu*): Massage, die der Akupressur ähnlich ist.

Jamsi (tibetisch; Sanskrit: *Basti*): Therapeutisches Klistier, das der Reinigung und Verjüngung des Dickdarms dient.

Kar-tse (tibetisch): Astrologie. Ein Astrologe ist ein *Kar-tsepa*.

Kyuk (tibetisch; Sanskrit: *Vomina*): Brechmittel.

Len Nga (tibetisch; Sanskrit: *Pancha Karma*): Die wörtliche Bedeutung ist »fünf Handlungen«. Diese Behandlung soll den Körper von übermäßig vorhandenen Substanzen befreien, das Gleichgewicht wiederherstellen und den Alterungsprozeß verlangsamen oder sogar umkehren. Die Behandlung umfaßt Massagen, Dampfanwendungen, Reinigungsverfahren für den Verdauungstrakt, Verabreichung von Substanzen über die Nase und andere spezielle Methoden.

LUNG (tibetisch; Sanskrit: *Vata*): Temperament bzw. *Nyepa* des Windes, einer der drei Hauptbestandteile aller Formen, die entstehen. Wird auch als Lebenskraft bezeichnet (chinesisch: *Chi* bzw. *Qi*), die alle Substanzen bewegt und die Quelle aller Vorgänge im Körper ist. Der Sitz von LUNG ist im Dickdarm, und LUNG bezieht sich insbesondere auf das Nervensystem und die Psyche. LUNG wird dem geistigen Gift des Verhaftetseins zugeordnet, das nach seiner Transformation zu Mitgefühl wird und uns ermöglicht, den Geist als unbegrenzt zu erleben.

Marma (Sanskrit): Neurolymphatische Punkte, die bei verschiedenen Arten von Massage in Indien und in Tibet verwendet werden. Die wörtliche Übersetzung von *Marma* bedeutet: »Ein Punkt, der töten kann«. Einige dieser Punkte sind in den Kampfkünsten bekannt. Die für die Heilung eingesetzten Punkte werden ganz sanft berührt und haben tiefgehende Wirkungen auf die Organe und Funktionen, mit denen sie in Zusammenhang stehen. Wenn diese Punkte durch Verletzungen oder chirurgische Eingriffe geschädigt werden, können sie chronische unheilbare gesundheitliche Beschwerden verursachen, die ständiger Aufmerksamkeit bedürfen.

MEWA (tibetisch): Die wörtliche Bedeutung ist »Muttermal«. Dies ist ein Aspekt der tibetischen Astrologie. Der jeweilige *Mewa* wird durch eine Zahl und ein zugehöriges Element dargestellt. Jedem Jahr wird ein Mewa zugeordnet, und seine Eigenschaften sind wichtig, wenn man den Charakter und die spirituellen Neigungen einer Person verstehen möchte.

Na Jong (tibetisch; Sanskrit: *Nasya*): Die Verabreichung von Ölen oder Kräutern über die Nase.

Netra Basti (Sanskrit): Das Baden der Augen in geklärter Butter.

Nyepa (tibetisch; Sanskrit: *Dosha*): »Temperament« des Körpers, das von einem der drei Gifte (Unwissenheit, Verhaftetsein, Aggression) dominiert wird. Jedem Nyepa sind Funktionen, Gewebe und psychische Veranlagungen zugeordnet.

Pho thut (tibetisch; Sanskrit: *agni*): Verdauungsfeuer.

Rang-Zhin (tibetisch; Sanskrit: *Prakruti*): Konstitution, grundlegende Stärken und Schwächen, die bei der Zeugung festgelegt werden. Der Rang-Zhin ist relativ unveränderlich und bestimmt, welche gesundheitlichen und spirituellen Methoden für unser Wachstum und unsere Entwicklung am besten geeignet sind.

Sache (tibetisch; chinesisch: *Feng Shui*): Geomantie, d. h. die Kunst der richtigen Ortswahl; hierbei geht es darum, zu verstehen, wie die Position von Gegenständen und Merkmalen in der natürlichen und der vom Menschen gemachten Umgebung unser Wohlbefinden beeinflussen können.

Shirodhara (Sanskrit): Eine therapeutische Methode der Len-Nga-Behandlung, bei der warmes Sesamöl langsam auf den Scheitelpunkt des Kopfes gegossen wird, während der Behandelte sitzt (tibetische Version); bei der indischen Version liegt der Behandelte auf dem Rücken, und das Öl wird auf den Bereich des dritten Auges gegossen.

Sok-lung (tibetisch; Sanskrit: *Prana*): Der feinstoffliche, aber notwendige Aspekt unserer Lebenskraft.

Drei Gifte: Die drei dominanten geistigen Störungen (Unwissenheit, Verhaftetsein und Aggression), die die Ursache alles – geistigen und körperlichen – Leidens sind. Die drei Gifte sind die Wurzeln jeder manifesten Form, einschließlich des menschlichen Körpers, und Ziel der tibetischen Medizin ist es, ihre Manifestation in ein Gleichgewicht zu bringen, damit die Gifte durch eine spirituelle Lebensweise in erleuchtete Bewußtheit und erleuchtetes Handeln transformiert werden können.

TrIPA (tibetisch; Sanskrit: *Pitta*): Einer der Nyepas, d. h. der Temperamente, der häufig als Feuer oder Galle bezeichnet wird und einen der drei Hauptbestandteile aller Dinge, die entstehen, darstellt. Im Chinesischen wird TrIPA der Kraft Yang zugeordnet. Dieser Nyepa wird allem zugeordnet, das im Körper und Geist transformiert wird. Häufige Zuordnungen sind der Stoffwechsel, endokrine Funktionen und alle Organe, die mit diesen Vorgängen in Zusammenhang stehen. Sein Sitz ist der Dünndarm. Das geistige Gift, das diesem Nyepa zugeordnet ist, ist die Aggression, die, wenn sie transformiert wurde, Sinnesklarheit und Freude verleiht.

Zwölf Nidanas: Die buddhistische Lehre des Entstehens in gegenseitiger Abhängigkeit, einem Prozeß, bei dem Gedanken aufkommen und zu Manifestationen und Keimen für zukünftige Gedanken und nachfolgende Manifestationen werden; besser bekannt als »Karma«.

ADRESSEN

TIBETISCHE ÄRZTE UND MEDIZINISCHE AUSBILDUNG

Dr. Yeshe Donden
»Ashok Niwas«
McLeod Ganj.
Dharamsala,
Dist. Kangra,
H.P. India

Dr. Tenzin Chodhak and Staff
Physicians
Tibetan Medical and Astro
Institute
Khara Danda Road
Dharamsala
Dist. Kangra
(Himal Pradesh)
India

Dr. Lobsang Rapgay
2206 Benecia Avenue
Westwood, California 90064
(530) 282-9918

Chakpori Tibetan Medical
Institute
(Dr. Trogawa)
Trogawa House
P.O. North Point
Darjeeling 734 104
W.B. India

Dr. Barry Clark
c/o Library of Tibetan Works
and Archives
Gangchen Kyishong
Dharamsala
Dist. Kangra,
H.P. India

Shakya Dorje
(416) 234-9199

Diamond Way Health
Associates
(Preventive Health-Care Education: Robert Sachs)
214 Girard Boulevard N.E.
Albuquerque, New Mexico
87106
(505) 265-4826

New World Medical Center
Dr. Marsha Woolf
416 West 23rd, Suite 1D
New York, New York 10011
(212) 741-2727/
(508) 336-8787

Chakpori Institute
(Principal physician:
Dr. Trogawa)
151-31 88th Street, Box 2 D
Howard Beach, New York
11414
(718) 641-7323

AYURVEDA-AUSBILDUNG
Ayurvedic Living Workshops
P.O. Box 188
Exeter, Devon EX4 5AB
England

The Ayurvedic Institute and
Wellness Center
P.O. Box 23445
Albuquerque, New Mexico
87192-1445
(505) 291-9698

The Ayurvedic Center of
Santa Fe
1807 Second Street, Suite 20
Santa Fe, New Mexico 87501
(505) 983-8898

Lotus Ayurvedic Center
4145 Clares Street, Suite D
Capitola, California 95010
(408) 479-1667

Natural Therapeutics Center
»Surya Daya«
Gisingham, Nr. Iye
Suffolk, England

Wise Earth Institute
Attn. Bri Maya Tiwari
27–29 Taxoma Place
Asheville, North Carolina
28800

BEZUGSQUELLE FÜR TIBETISCHE KRÄUTER UND KOSTBARE PILLEN

Karma Herbs
c/o Dr. Lobsang Rapgay
2206 Benecia Avenue
Westwood, California 90064
(530) 282-9918

Tibetan Medical and Astro
Institute
Khara Danda Road
Dharamsala – 176215
Dist. Kangra
H.P. India

Kunphen Tibetan Medical
Hall and Clinic
15/22 Chhetrapati
Kathmandu, Nepal

Diamond Way Health
Associates
214 Girard Boulevard N.E.
Albuquerque, New Mexico
87106
(505) 265-4826

BEZUGSQUELLE FÜR
AYURVEDISCHE KRÄU-
TER UND HEILMITTEL

The Ayurvedic Institute and
Wellness Center
11311 Menaul N.E., Suite A
Albuquerque, New Mexico
87112
(505) 291-9698

Ayush Herbs, Inc.
10025 N.E. 4th Street
Bellevue, Washington 98004
(800) 925-1371

Bazaar of India Imports, Inc.
1810 University Avenue
Berkeley, California 94703
(510) 548-4110

Hervalvedic Products
P.O. Box 6054
Santa Fe, New Mexico 87502

Lotus Brands, Inc.
P.O. Box 6054
Santa Fe, New Mexico 87502

Lotus Herbs
1505 42nd Avenue, Suite 19
Capitola, California 95010
(408) 479-1667

KONTAKTADRESSE FÜR
TIBETISCHES TAI-CHI

Garuda School Tibetan
Tai Chi
10900 Menaul N.E.
Albuquerque, New Mexico
87112
(505) 292-6868
(Instructor — Marilyn Feeney)

KUM-NYE-AUSBILDUNG

Nyingma Institute
2425 Hillside Avenue
Berkeley, California 94704

YANTRA-YOGA-
AUSBILDUNG

Dzogchen Gemeinde Öster-
reich
c/o Irmgard Pemwieser
Krimhildplatz 1/17
A-1150 Wien

Dzogchen-Gemeinde Schweiz
Haus Fontana 12
CH-3920 Zermatt

Dzogchen-Gemeinde Deutsch-
land
c/o Helga Betz
Lindemannstraße 12
D-40237 Düsseldorf

British Dzogchen Community
Cheh Goh
28 West Park
GB-Bristol BS8 2 LT

Comunita Dzogchen Merigar
I-58031 Arcidosso (GR)

Dzogchen Community
Holland
De Kempemaerst 62
NL-1051 CR

Dzogchen Community Poland
Cezary Wozniak
Ul. Rakowicka 21/3
PL-31-510 Kraków

BEZUGSQUELLE FÜR
TIBETISCHE
HOROSKOPE

Tibetan Astrological Service
P.O. Box 7
Hay-on-Wye
Hereford, HR3 5TU
England

HOROSKOPE NACH DEM
NEUN-STERN-KI-
SYSTEM

Robert Sachs
Diamond Way Health Associates
214 Girard Boulevard N.E.
Albuquerque, New Mexico
87106
(505) 265-826

Astrologische Materialien und
Kalender nach tibetischer
Tradition:
Matrix Software
315 Marion Avenue
Big Rapids, Michigan 49307

REGISTER

Dr. med. Paula Maas/Deborah Mitchell
Endlich frei von Kopfschmerzen
Das umfassende Praxisbuch der natürlichen Heilmethode

Ein umfassendes Standardwerk, das Kopfschmerzgeplagte jeden Typs über mögliche Ursachen informiert und mit allen verfügbaren natürlichen Heilmethoden bekannt macht: Entspannungsverfahren, Bewegungstherapien, Akupunktur, Massagetechniken, Physikalische Therapie, Ernährungsumstellung, Pflanzenheilkunde, Aromatherapie, Homöopathie sowie schulmedizinische Verfahren.

386 Seiten, gebunden, ISBN 3-7205-2008-0

Robert Dehin
Gesund und schön mit Aloe vera
Anwendung – Rezepte – Selbstheilung

Aloe vera ist als Heilpflanze und für die Schönheitspflege vielfältig nutzbar. Dieses Buch zeigt, wie man Heil- und Schönheitsmittel aus Aloe vera selbst herstellt. Es informiert über die Züchtung und Pflege der Pflanze in Haus und Garten sowie über die eigene Aufbereitung für den Gebrauch und stellt die vielfältigen kosmetischen und therapeutischen Einsatzmöglichkeiten vor.

255 Seiten, kartoniert, ISBN 3-7205-1979 1

Dr. med. Helmut Golz
Kombucha
Ein altes Teeheilmittel bringt neue Gesundheit

Es gibt kaum ein Leiden, kaum einen Schmerz, bei dem in Ostasien nicht Kombucha empfohlen wird. Auf der Grundlage alter asiatischer Rezepte und der jahrelangen Forschungsarbeit von Dr. Rudolf Sklenar hat der Autor dieses Lehr- und Anwendungsbuch erarbeitet, das uns die vielfältige Heil- und Stärkungskraft von Kombucha wieder zugänglich macht. Das Teeheilmittel aktiviert körpereigene Abwehrkräfte, stabilisiert das Immunsystem und hilft seelisch-nervliche Tiefs zu überwinden.

128 Seiten, kartoniert, ISBN 3-7205-1596-6

Alle diese Bücher erhalten Sie in jeder Buchhandlung.
Ein farbiges Büchermagazin mit den lieferbaren Titeln des Ariston Verlages
senden wir Ihnen auf Wunsch gerne zu.

ARISTON VERLAG · KREUZLINGEN/MÜNCHEN

Hauptstraße 14, CH-8280 Kreuzlingen, Tel. 071/672 72 18, Fax 071/672 72 19
Karl-Theodor-Straße 29, D-80803 München, Tel. 089/38 40 68-0, Fax 089/38 40 68-10